JN493777

미용인을 위한

소독 및 감염병학

Disinfection and Communicable Diseases

염승선 · 장선엽 공저

光文閣
www.kwangmoonkag.co.kr

오늘날 지구는 극심한 기후 변화로 인해 지구 환경에 대한 위기가 고조되고 있는 것이 현실이다. 인류는 각자의 생존을 위해 각 국가별로 경제 발전을 추구하는 가운데 환경을 지키기 위한 다양한 활동으로 무분별한 개발을 최소화하려는 포용적인 경제 환경 구축을 함과 동시에 환경을 지속적으로 보전해야 한다. 이러한 환경을 현 세대에서 다 소비하는 것이 아니라 이를 잘 보존하여 우리의 후손들에게 물려 주려는 지속 가능한 지구 환경을 보존하여 새로운 성장 동력을 만들어 인간의 번영과 자연과의 조화로운 삶을 위해 지구 환경의 온전한 보전을 통해 인간의 삶이 자유로운 환경을 만들어 지구상의 모든 인류가 풍요로운 환경에서 건강을 유지시킴과 동시에 건강을 증진시킬 수 있는 환경이 조성되어야 할 것이다.

이러한 환경 보전의 힘은 인간이 건강하게 살아갈 수 있는 기틀이 되기 때문에 환경의 보존이 곧 인간의 보건과 감염병의 근원이 되기 때문이다. 따라서 건강 교육에 앞서 환경 교육을 의무화시키는 것에 대해 모두가 공감을 하고 있는 것이다.

본 저서는 이러한 환경을 고려한 현재 감염 병에 의한 경제적 손실과 공동 생활을 할 수 없는 위기에서 누구나 알고 실천할 수 있도록 교육하는 것이 가장 우선시 되어야 하며 취약한 환경에서 집단 감염으로 인해 질병으로 고통받는 사람들이 없도록 많은 질병을 예방하는 기본 내용으로 구성되었다.

1장은 미생물의 이해를 위한 미생물의 정의와 역사, 병원 미생물의 특징, 세균과 미생물 증식에 영향을 미치는 요인에 대해 기술하였다.

2장은 소독의 개요 및 멸균법으로 구성되었으며, 3장은 감염과 역학으로 질환의 진행 과정과 역학의 정의, 감염 질환의 분류 1,2로 나누어 감염병 관리 1에서 법정 감염병 종류, 감염병 관리 2로 구분되었다.

4장에서는 피부 진균학으로 피부 진균의 종류, 진균감염증 예방과 치료, 피부질환으로 인한 진균감염증을 예방할 수 있는 치료에 관하여 다루었다.

5장은 미용과 소독으로 위생관리를 위한 환경위생과 공중위생 그리고 소독법을 제시하고 미용위생관리를 위한 물리적, 화학적 소독법으로 구성하였다.

6장에서는 미용소독과 실내환경 위생관리를 위한 방법을 제시했으며, 7장은 개인위생과 제품관리 방법 등으로 마무리되었다.

인간의 활동 중에 공동 집단생활을 하는 것은 필수적이기 때문에 항상 전염병과 감염병이 노출되어 우리에게 미치는 영향은 매우 치명적이다. 나 한 사람뿐만 아니라 모든 사람이 감염병에 대한 이해와 기초 교육이 이루어져 예방과 철저한 관리에 도움을 주고자 교육에 필요한 기초 자료와 사례로 작성되었다.

끝으로 이 책의 발간에 노고를 아끼지 않고 많은 도움을 주신 광문각출판사 박정태 회장님과 임직원, 그리고 선배 제현들의 성원과 격려에 감사드립니다.

2021년

저자 일동

CHAPTER 1

미생물의 이해

학습목표

- 미생물애 대해 이해하고 역사 흐름에 대한 이해
- 미생물 분류에 대한 이해
- 병원성 바이러스에 대한 이해

CHAPTER 1. 미생물의 이해

1-1 미생물학의 이해

1) 미생물의 정의

미생물은 육안으로 관찰할 수 없는 것으로 0.1mm 이하의 아주 작은 크기인 단세포와 다세포로 나뉜다. 세포 간의 형태 또는 기능적으로 분화가 어려워 대부분 단세포이며, 독립적으로 살아가기 위해 숙주(host)에 붙어서 기생 생활을 한다.

지구상에는 많은 생물이 서식하고 공생하며 생태계를 형성하고 있다. 미생물도 환경 정화, 자연의 순환에 중요한 역할로 한 영역에 속해 있지만, 일부 미생물은 사람이나 동·식물에 질병을 일으키고 반대로 질병으로부터 지켜 주기도 한다. 이러한 미생물을 이용하여 감염증 치료제인 항생물질(抗生物質, antibiotic)로 이용되기도 한다.

세포성 미생물은 그 구조의 차이에 따라 두 종류가 있다. 크기가 작고 핵과 세포 소기관에 없는 미코플라스마(ycoplasma), 리케차(rickettsia), 클라미디아(chlamydia) 등의 세균으로 현대의 분자 계통 분류인 진정세균(eubacteria)과 원시세균(archaebacteria)이며, 원핵생물(prokryote)이다. 반대로 크기가 크고 핵과 세포 소기관이 있는 원충(protozoa), 조류(algae), 곰팡이류는 진핵생물(eukryote)이라 한다. 감염체(Infectious agents) 중 생물과 무생물의 특징을 가진 바이러스(virus)는 유전물질인 핵산(DNA or RNA)을 가지고 동물, 식물, 세균의 세포에 기생하여 증식한다. 일반적으로 미생물은 기생충(밀리미터 · mm), 바이러스(나노미터 · nm)를 제외하고는 마이크로미터(μm)로 측정되며, 대부분 무해하고 질병을 일으키는 미생물은 상대적으로 적은 편이다.

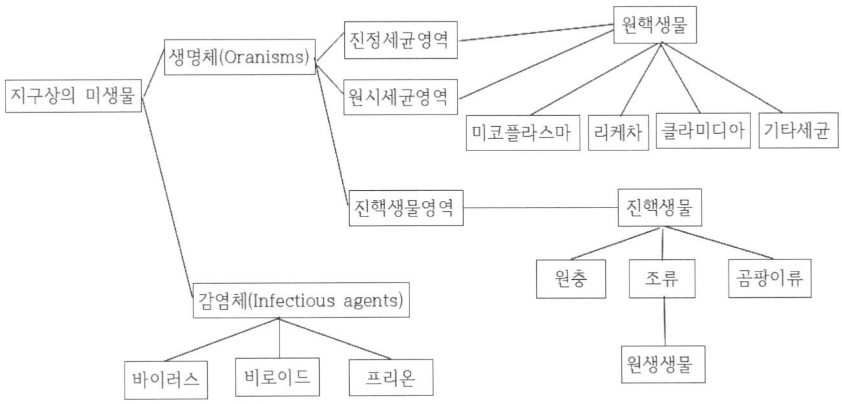

[그림 1-1] 미생물의 분류

미생물은 연구 대상과 목적에 따른 학문으로 응용미생물학(applied microbiology), 수의미생물학(veterinary microbiology), 식물미생물학(plant microbiology)으로 구분된다.

응용미생물학(applied microbiology)은 미생물을 효과적으로 적용을 연구하는 항생물질의 발견, 개발, 발효 산물을 식품, 음료 등으로 이용되며, 수의미생물학(veterinary microbiology)은 가축, 물고기 등과 같은 동물에 감염을 일으키는 미생물을 연구하고 식물미생물학(plant microbiology)은 농산물 등의 식물 감염을 일으키는 미생물을 연구한다.

눈에 보이지 않는 미생물이 다양한 환경에서 증식과 사멸을 반복하는 것을 연구하는 학문이 미생물학(microbiology)이며, 세균학(bacteriology), 진균학(mycology), 원충학(protozoology), 바이러스학(virology)이 이에 포함된다. 이처럼 다양한 미생물로 세균만 해도 약 6,000종이 등록되어 있으며, 곰팡이, 원충, 바이러스를 포함하면 그 수는 헤아리기가 힘들다. 그러므로 각 미생물의 성질이나 다른 생물과의 관계를 살펴야 한다. 미생물의 형태 · 구조 · 증식과 대사 · 유전 등 미생물의 자연계의 생태와 사람과의 관계 등을 연구하는 것을 기초미생물학(basic microbiology)이며, 분자생물학(molecular biology), 면역학(immunology), 생화학(biochemistry), 환경과학(environment science) 등이 있다.

미용 분야 미생물학(microbiology)은 사람과 동물에 감염되어 질병을 일으키는 병원성 미생물학(pathogenic microbiology)을 다루며, 이는 소독과 감염병 예방을 위해서는 병원성 미생물을 이해하여야 한다. 특히 2019년 중국 우한에서 처음으로 발생한 코로나바이러스감염증-19(COVID-19)처럼 우리가 인지하지 못한 바이러스(virus) 및 세균이 존재한다. 특히 미용산업 현장에서는 대상자가 사람이므로 고객 서비스 및 미용업 종사자들을 위해 위생적인 환경을 조성하여야 한다.

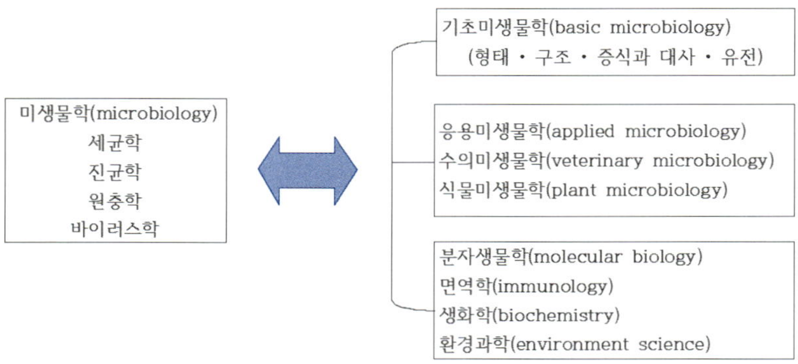

[그림 1-2] 미생물학의 연구 분야

2) 미생물의 역사

미생물이 지구상에 존재한 것은 사람이 생존하기 이전인 약 35억 년 전으로 추정된다. 특히 감염병은 고대로부터 '신의 벌'이라고 여겨졌던 지진, 홍수 등의 재해 후에 발생한다는 점에서 공기 오염이 역질(疫疾)을 유발한다는 '미아즈마 설'을 주장한 히포크라테스(hippocrates, B.C. 459~377)는 질병 발생이 온도와 습도, 주거지의 조건, 계절 등과 연관이 있음을 역설하였고 이미 옛적부터 질병과 감염병이 환경 요인과 관련됨을 알고 있었다. 하지만 14~15세기 유럽에서는 두창, 페스트(흑사병), 매독 등이 유행하면서 비과학적으로 신뢰하지 못했던 전염설(傳染說)을 받아지게 된다.

16세기 중엽에는 이탈리아 의사인 프라카스토론(girolamo fracastoron, 1483~1553)는 전염설(傳染說)로 병원 미생물이 발견되기 이전부터 '살아있는 전염원이 존재'한다고 믿었고 직접 접촉 · 매개물 · 공기를 통한 전염을 주장하였다. 인류는 미생물의 존재를 알기 이전부터 질병이 사람과 동물 사이에서 감염된다는 것을 알고 있었다.

(1) 현미경의 최초 발견

미생물 존재를 알게 된 것은 현미경의 발명 이후이다. 미생물 존재에 대한 비과학적인 외설 등으로 의문을 품었던 시대에 현미경은 미생물학 발전에 큰 역할을 하였다.

현미경의 최초 발견자는 상인이였던 네덜란드의 레벤후크(antonie van leewenhock, 1632~1723)로, 렌즈 연마 기술과 금속 세공 기술을 익혀 렌즈를 갈아서 최대 266배의 배율 현미경을 만들어 최초로 미생물을 관찰 · 기록하였으며, 1673에는 근육의 가로무늬, 곤충의 겹눈, 모세혈관과 사람의 정자의 물결치는 모습을 발표하여 미생물의 특징을 널리 알리면서 '현미경으로 밝혀진 자연의 비밀'이 출간되었다. 이 밖에 조류, 간균(막대균), 구균, 효모, 나선균 등을 발견하였고 이를 비교 연구하기 위해 현미경 400여 개를 만들고 널리 보급하여 활발한 연구가 지속되었다.

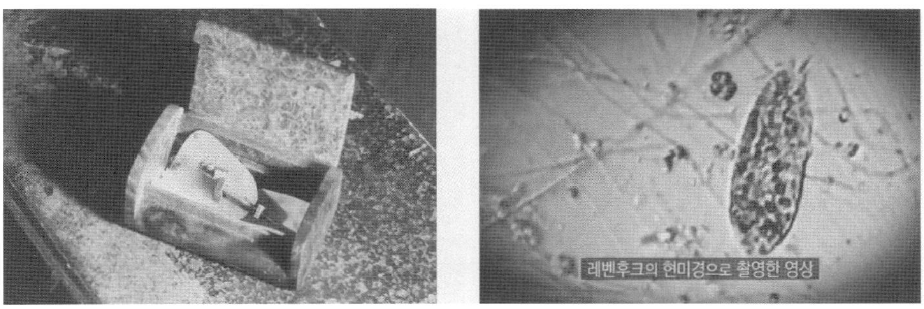

[그림 1-3] 레벤후크 현미경과 촬영한 영상 [출처: EBS(사이틴) 레벤후크의 현미경]

(2) 루이스 파스퇴르

프랑스의 루이스 파스퇴르(louis pasteur, 1822~1895)는 미생물의 아버지로 불린다. 특히 미생물의 자연 발생설(1864)을 부정하였으며 "생물은 무생물로부터 발생하는 것이 아니라 생물은 생물로부터 발생한다."라는 점을 실험으로 미생물 오염 때문인 것을 증명하였다. 이 유명한 실험은 플라스크가 S자 형태로 백조의 목과 같아 '백조 목 프라스크의 실험'이라 불렀다. 플라스크 안에 육즙을 넣고 끓어 자비멸균을 하고 플라스크가 S로 구부려져 있어 안과 바깥이 차단되어 오랜 시간이 지나도 공기와 오염에 접촉하지 않아 미생물이 발생하지 않는다. 이와 반대로 플라스크를 흔들어 공기와 접촉을 시키니 부패가 진행된다는 것을 확인하였고 공기에 미생물이 존재한다는 것을 솜, 면섬유의 여과로 수집한 먼지 속에 있는 세균을 입증하여 자연 발생설의 논쟁을 잠재울 수 있었다.

파스퇴르(louis pasteur)는 현시대에 사용되고 있는 우유 저온살균과 미생물 발효 연구를 활발히 진행하였다. 발효 연구 중 포도주와 맥주에서 효모를 만드는 미생물 외의 다른 미생물이 부패를 일으키며, 이 미생물은 열에 약하다는 점을 발견하여 저온 살균법(pasteurization)이 고안된 것이다. 또한, 견사병(silkworm disease; 누에의 미립자병)의 병원체를 규명하였고 발효 현상에 대한 생세포 원인설(biogenesis), 실험실에서 계대배양(subclture) 하는 방법, 탄저 · 광견병의 백신을 개발하여 많은 업적을 세웠다.

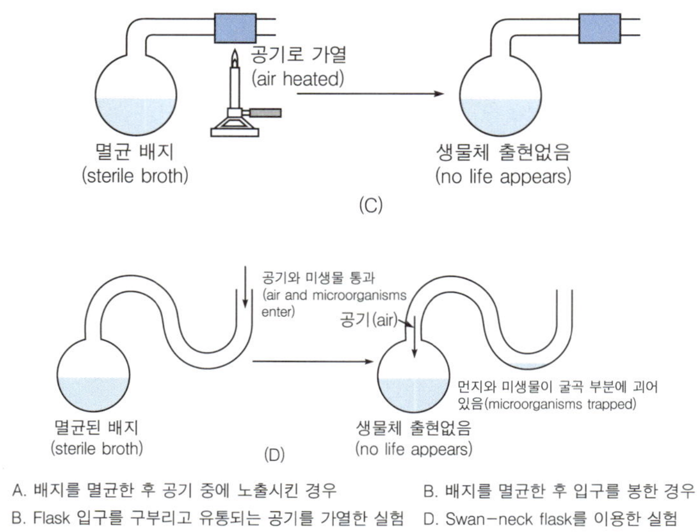

[그림 1-4] 파스퇴르의 부패에 관한 실험

(3) 로버트 코흐

독일의 로버트 코흐(robert koch, 1843~1910)는 세계적 세균학자로 세균의 염색 배양(1872)에 이어 탄저균, 세균 염색법과 각종 감염병에는 특정한 전염병이 있는 것을 알았고, 1881년에는 세균학의 새로운 연구를 창안하였으며, 결핵균(1882), 콜레라균(1883)을 발견하였다. 이후 결핵 치료제(1885)인 투베르쿨린(Tuberkulin)을 만들었으며 세균 · 예방의학 발전에 크게 이바지하여 노벨 생리 · 의학상(1905)을 받았다.

1. 코흐의 4대 원칙

코흐는 탄저병에 걸린 동물로부터 순수 배양한 탄저균을 다른 동물에 접종하여 탄저병을 발병시켜 탄저균이 탄저병의 원인임을 증명하기 위한 기법을 완성한 것이 4대 원칙이 성립되었다. 오늘날에는 모든 병원체에 적용할 수는 없지만 19세기 말부터 20세기 초에 걸쳐 병원 미생물의 발견에 큰 영향을 주었다. 이를 코흐의 4대 원칙(코흐의 가설, koch's postulates)이라 하며 다음과 같다.

- 병원균은 동일한 질병 증상을 나타내는 개체들로부터 똑같은 미생물을 분리한다.
- 분리된 병원균을 순수 배양을 할 수 있어야 한다.
- 순수 배양한 병원균을 건강한 개체에 감염시켰을 때 동일한 증상의 질병을 일으켜야 한다.
- 배양된 병원균을 실험적으로 감염된 개체로부터 동일한 원인균이 발견되고 다시 분리 배양되어야 한다.

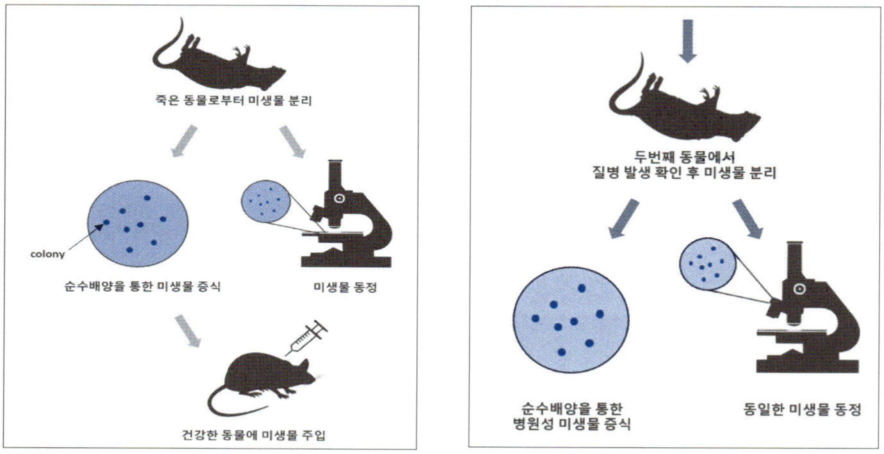

[그림 1-5] 코흐의 공리
(출처: https://blog.naver.com/sanigen/22182732098)

(4) 병원균의 발견

병원균의 발견은 레벤후크에 의해 현미경으로 관찰되었고 1876년 코흐에 의해 세균의 염색법과 배양법이 개발되어 탄저균, 결핵균, 콜레라균을 발견하였다. 이외에 여러 학자의 활발한 연구가 진행되면서 에스케리키아(theodor escherich, 1857~1911)는 대장균(escherichia coli)을, 시가와 크루제(1876)는 이질균을, 예르신(alexander ej. yersin, 1863~1943)은 페스트균이 대표적이다.

(5) 바이러스(virus) 발견

병원균 발견이 계속되는 가운데 세균이 생산하는 독소 연구도 함께 진행되면서 비슷한 시기에 바이러스도 발견되었다. 세균 배양액으로부터 세균을 여과하는 세균 여과기(bacillus filter)가 개발되었는데 이 여과기를 통과한 액체는 무균으로 여겨졌으나 어느 감염증에선 광학현미경으로도 관찰이 되지 않는 것을 발견하여 여과기를 통과하는 병원체의 존재에 대해 의구심을 가지게 되었다.

러시아의 미생물학자 이바노프스키(DA. lwanowski, 1864~1920)는 1892년에 담배모자이크병을 일으키는 물질이 세균 여과기를 통과할 수 있다는 것을 확인함으로써, 세균보다 매우 작아 담배모자이크 바이러스(tovacco mosaic virus)라 한다. 일반적으로 바이러스는 전자현미경으로만 관찰되며, 동물 바이러스의 경우 장기에 침입하여 병적 증상을 나타내는 장기 친화성을 가지고 있다. 간염 바이러스를 제외한 바이러스는 30분 정도 가열하면 감염력을 상실하기도 한다.

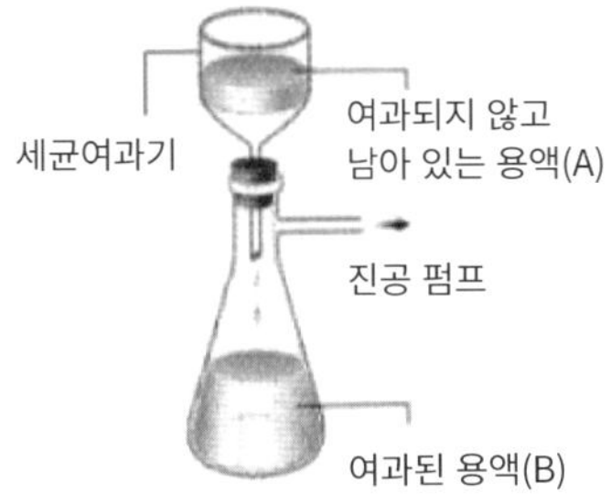

- 세균 여과기-

바이러스는 통과하고 세균은 걸러냄

A - 질병(세균)을 일으킴

B - 질병(바이러스)을 일으킴

즉, 세균이 바이러스보다 크다.

[그림 1-6] 세균여과기

(출처: https://m.blog.naver.com/mecapyo/90030634694)

(6) 병원성 미생물의 발전 과정

병원성 미생물의 감염병은 많은 사람의 인명을 희생시킨 클레라, 페스트 등은 오늘날 의료 기술과 위생적인 환경, 감염 예방의 노력과 면역, 치료요법의 발달로 거의 없어지거나 감염률이 낮아지고 있다. 하지만 모든 병원성 미생물에 안전하다고 볼 수 없다. 레지오넬라증, 중증급성호흡기증후군(SARS), 중증열성혈소판감소증후군(SFTS) 등과 같이 알려지지 않았던 미생물과 변종 된 미생물에 의해 질병이 발병되고 있으며, 세계의 여러 나라를 오가는 사람들에게 바이러스, 세균 등 감염병 위험에 노출되어 사스, 메르스, 코로나19(COVID-19) 등 생명에 위협받고 있다. 특히 후진국으로 갈수록 개선되어야 할 위생적인 환경 식량 문제, 면역력 저하, 열악한 의료 서비스 등의 원인으로 콜레라, 장티푸스, 이질 등 감염병이 종종 발생하기도 한다. 이는 한 나라의 문제가 아니라 세계가 하나 되어 병원성 미생물에 대해 더 많은 연구와 예방은 계속되어야 한다.

[표 1-1] 병원성 미생물의 역사

연 대	발전 과정
BC 459-377	Hippocrates: 독기설(miasma theory) · 홍수, 지진, 화산 폭발로 인한 공기오염
BC 384-322	Aristoteles: 악역설(pest theory)
BC 96-55	Lucreitus: 종자설(atomistic seed theory)
131-201	Galen: 점염설 주장
1261-1280	Bacon: 돋보기를 이용한 빛의 굴절 현상 발표
1341-1360	유럽에서 pest 유행
1441-1460	Gutenberg: 인쇄술 개발
1500-1520	영국에서 하수처리 시설
1483-1553	Fracastorius: 접촉 점염설 (contagion theory)
1632-1723	Antony van Leeuvenhoek: 단안현미경(one lens)개발 세균, 원충, 조류 등 미생물을 최초로 관찰
1626-1697	Francesco Redi: 자연 발생설 부정
1713-1781	Needham: 자연 발생설 주장
1729-1799	Spallanzani: 자연 발생설을 과학적으로 실험하여 생물은 생물로부터 발생 입증
1850	Schroeder & Dusch: 솜마개가 미생물 오염 방지 발견
1820-1893	John Tyndall: 간헐멸균법 개발
1749-1823	Jenner: 천연두 예방 백신 방법 도입
1822-1895	Louis Pasteur: 발효연구, 고압증기멸균법, 세균배양법, 저온살균법, 광견병 백신, 탄저균, 견사병균 발견 Lister: 무균수술법
1841-1860	Darwin: 자연 도태설
1843-1910	Robert Koch: 세균염색법, 동물실험법, 고형배지 개발, 순수배양법, 결핵균 발견, 콜레라균 발견, 코흐의 정의 정립
1866	Haeckel: 원생생물계 주장
1873	Hansen: 나균 발견 (한센병)
1879	Neisser: 임균 발견, 지석영: 우두 시술
1884	Metchnikoff: 식균작용 발견, Gram: 그람염색법 창안
1887	Petri: 배양 접시 개발, Smith: 진드기의 원충 전파 발견
1892	Ivanovski: 담배모자이크 바이러스 발견
1881-1899	Winogradsky: 항독소 발견, 동물 · 식물 바이러스 발견, 보체 발견
1900-1920	Ehrlich: 화학요법 연구, 박테리오파지 발견, 바이러스가 암 유발 가능성 발견

1900	Landsteiner: 사람 혈액형(ABO group) 발견
1906	Wassermann: 매독혈청 반응 청시
1908	Ehrlich: 매독 치료제 Salvarsan 제조
1910	Rous: 닭의 육종암 바이러스 발견
1915-1917	Twort & Herelle: 박테리오파아지(bacteriophage) 발견
1928	Griffith: 세균의 형질 전환
1929	Fleming: 최초의 항생제 페니실린 발견
1933	Ruska & Borries: 전자현미경 개발
1935	Domagk: 설파제 개발
1941	Florey & Chain: 페니실린 발견 및 생산
1942	Coons: 형광항체법 개발
1944	Lederbrg & Tatum: 세균의 유전 현상 규명 Waksmann: 스트렙토마이신 발견
1947	Ouchterlony: 겔 확산법 창안
1953	Watson & Crick: DNA 이중나선 구조 설명
1954	Salk: polio 백신
1957	Isaacs & Lindenmann: Interferon 발견
1959-1960	Edelman & Porter: 항체의 구조 연구
1970	Term & Baltimore: 역전사 효소 발견
1972	Berg: 시험관 내 재조합 DNA 제조
1973	Boyer & Cohen: plasmid를 이용한 clone
1975	H. Temin: RNA 종양바이러스에 의한 RNA 의존성 DNA 합성 발견(RNA 종양 바이러스 증식) Milstein, Kohler & Jerne: 단클론 항체 제조 방법
1976	B. Blumberg: B형감염 바이러스의 기원 및 전파기전 발견
1977	R. Yalow: 방사성 면역 분석법의 개발
1978	H. O. Smith: 제한효소의 발견
1979	세균에서 유전공학 기술에 의한 insulin 합성
1980	B. Benacerraf: 제조합 DNA의 개발(DNA 염기 서열 결정 방법)
1982	Hepatitis B virus 백신 개발 A. Klug: 바이러스와 핵산단백질 복합체의 구조 규명
1983	Montagnier & Gallo: HIV(human immundeficiency virus) 분리
1987	S. Tonegawa: 항체 다양성의 유전학 연구(노벨상 수상)

1988	G. Elison: 종양 치료제의 개발
1989	Bishop, Huber & Michel: 암 유전자(oncogene) 발견 J. M. Bishop: 촉매성 RNA의 발견
1990	유전자 치료 시행
1991	사람의 헤모글로빈을 생산하는 동물 개발
1994	최초 유전자로 조작된 식품인 토마토 FDA에 의해 인정
1995	법정에서 DNA실험은 O.J.S imson 재판으로 명성을 얻음
1997	양 돌리 복제(영국의 로슬린 연구소)
1998	성인의 핵에서 쥐의 3세대가 클론됨
1999	22번 염색체의 유전자 정보 해독, 21번 염색체 거의 해독
2000	인간 게놈 계획(Human genome project) 완성

3) 피부와 미생물

사람의 피부는 체중의 약 16%를 차지하며 성인의 피부를 펼쳤을 때는 약 1.6~2 ㎡ 정도이고 출생 시 약 7배가 된다. 피부의 두께는 0.5~6㎜로 부위마다 차이가 있다. 손·발바닥은 대체로 두껍고 고막과 눈꺼풀은 가장 얇은 부위이며, 남성의 피부보다 여성이 피부가 얇다. 피부는 외부 환경과 상호작용을 하고 외부로부터 세균 등 유해물질과 자외선의 침입을 막아 신체 내부를 보호해 주는 보호막 기능, 감각자극, 각종 물질 배출, 체온조절을 담당한다.

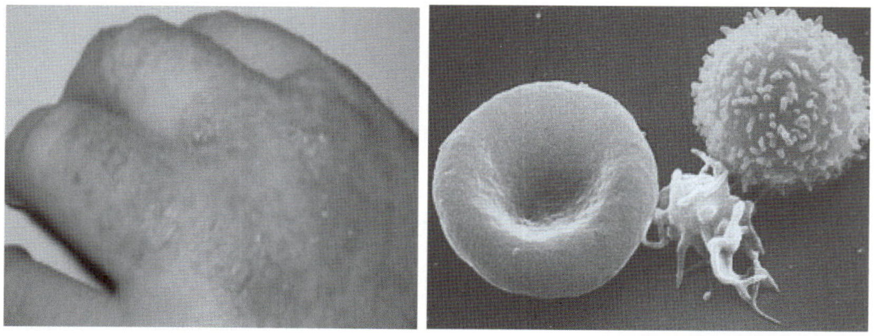

[그림 1-7] 피부에 서식하는 미생물(왼쪽)과 피부의 습진(오른쪽) (출처: 위키피디아)

미생물은 습하고 따뜻한 곳에서 서식하는데 사람의 피부는 자주 마르기 때문에 미생물의 서식지로는 안성맞춤은 아닐 것 같지만 그렇지 않다. 사람의 전체 피부에는 약 1조에 가까운 미생물이 존재하며, 약 1,000여 종이 살고 있다. 이 중 사람에게 해롭거나 치명적이며 질병을 일으키는 원인 중 아직 밝혀지지 않은 미생물도 존재한다. 어떤 미생물은 오히려 피부에 침입한 병원체를 막기도 하고 면역력에 따라 신체의 보호 기능이 달라지기도 한다. 이처럼 미생물은 눈으로 볼 수 없으나 피부와 밀접한 관계가 있다. 신체의 부위나 피부의 습한 정도에 따라서 미생물의 서식지도 달라지는데 보통 피부는 1㎠에 약 100개, 등은 1㎠에 약 1000개, 피부에 습기가 많은 땀샘, 성기, 겨드랑이 그 주위에만 1㎠에 1000만 개 이상의 미생물이 살고 있다. 특히 습한 날씨, 청결하지 못할 때, 운동, 계절에 영향을 받아 미생물이 더 많이 증식하기 때문에 쾌적한 환경을 만들도록 노력하여야 한다.

(1) 피부의 구조

피부는 인간관계에 있어 첫인상을 결정하는 중요한 역할과 여러 기능을 담당하고 있다. 크게 3층의 구조로 되어 있으며, 가장 위에 있는 층이 표피층, 중간에는 진피층, 가장 아래에 있는 피하조직이 있다. 신체를 덮고 있는 피부는 사람의 몸에서 2.5~3.5㎏의 가장 무거운 기관으로 뇌의 2배가 된다.

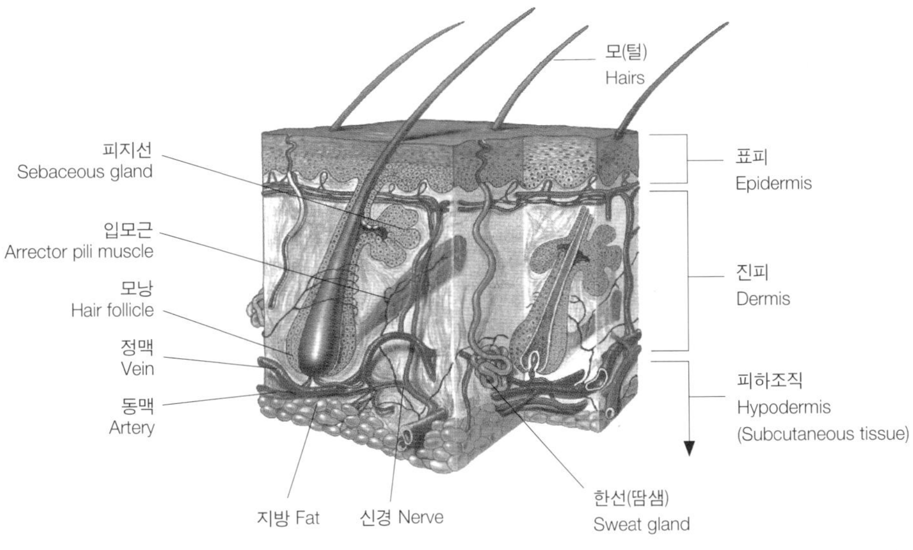

[그림 1-8] 피부의 구조

1 표피층

표피층(epidermis)은 여러 세포층으로 구성된 조직으로써 두꺼운 피부에서는 0.8~1.4㎜이고, 얇은 피부는 0.1~0.2㎜이다. 이 표피는 상피조직으로 혈관이 분포되어 있지 않으며, 편평상피세포(squamous epithelial cell)가 종첩 되어 각화되는 매우 얇은 조직이다. 상피의 최외각층은 케라틴(keratin)이라는 단백질을 함유한 죽은 세포(dead cell)로 대부분의 미생물은 케라틴을 물질대사화 할 수 없어 피부가 보호벽 역할을 하게 된다. 또한, 상피는 수분이나 전해질을 비롯한 유기분자 등과 같은 살아 있는 신체 내부의 구성물의 손실을 막아준다. 따라서 피부에 상처가 생겼을 때는 피부 항상성(continuity of skin)이 파괴되어 미생물이 침입하는 통로가 된다.

표피층은 피지 공을 통하여 피지가 흘러나오고 한 공을 통하여 땀이 흘러나오는데 피부 외각층의 모양은 다양한 함몰 구조이다. 이 구조는 피부 줄무늬(소릉과 소구) 모양으로 주름 따라 표피를 파이게 되는데 이는 나이와 개인에 따라 다르고 주름 사이에는 미생물이 서식하며, 땀과 피지, 각질화 과정에서 분비되는 산은 사람 피부의 산성도가 pH 4.0~6.8이 된다.

피부는 건조하고 소금기가 많으며 표피가 떨어지기 때문에 미생물들이 서식하기에 좋지 않은 환경이지만, 대부분의 미생물은 비교적 습기가 많은 피부의 땀샘이나 그 주변에 주로 증식하며 산다. 모낭 주변의 피지선을 통해 분비되는 땀은 미생물의 성장에 영양이 되는 물과 아미노산, 지방질이 많아 모낭은 미생물에게는 더없이 좋은 서식처를 제공하게 된다.

① 각질층

피부의 표면으로 편평한 작은 비늘 모양의 세포로 구성된 무핵이다. 이 각질세포는 평균 15~20층이며, 발바닥은 수백 층으로 신체 부위에 따라 다른 것을 알 수 있다. 각질세포는 케라틴으로 채워져 있고 원형질막이 두꺼우며 박리층에서 사라진 교소체(desmosome)가 나타난다. 케라틴 섬유들 사이에는 시멘트에 해당하는 섬유 간 매트릭스(interfilament matrix)들로 단단히 결합되어 있다.

② 과립층

과립층은 짙은 띠의 형태로 편평한 각질형성세포들이 3~5층 정도로 쌓인다. 세포질에는 케라토하이알린(keratohyaline) 과립 형태가 장원세섬유와 결합되어 있으며, 층판소체(odland body)는 과립세포의 바깥층의 세포원형질막 가까이에 존재한다. 과립세포들은 세포 사이 공간에 자신의 내용물을 방출하는데 이것은 첫 번째 각질층과 과립층의 경계 역할을 한다. 손 · 발바닥에서는 과립층의 바로 위에 투명층이 존재하며 밝은 띠의 형태를 하고 있다. 투명층과 과립층 사이에는 수분 증발 저지막(Rain membrance, barrier membrane)이 있어 피부의 수분을 보호하고 외부로부터의 이물질 통과를 막아 피부염이나 피부 건조를 방지하는 역할을 하며 약산성이다.

③ 유극층

핵이 있는 세포로 5~6층이며, 가시 모양의 돌기가 있어 기저세포와 연결되어 있는데 이 유극층과 기저층을 합하여 말피기층으로 분류되기도 한다. 유극층의 세포 주변에는 세포질의 세포간교(intercellular bridge)가 여러 개가 존재하여 유극세포라는 이름을 갖는다. 이 세포간교들은 교소체을 이용하여 세포의 동일한 세포간교와 연결되며 유극층에 매우 강한 응집력을 갖는다. 또한, 유극세포와 세포 사이에는 림프액이 순환하고 있어 피부의 회복 및 영양 공급과 혈액순환에 관여하여 피부 건강과 미용에 중요한 역할을 한다.

④ 기저층

표피의 가장 깊은 층으로 한 개의 단층이며 기저세포 또는 배아세포라고 불린다. 이 세포는 큰 핵을 가지는 일반 세포의 구조로 유일하게 세포분열을 할 수 있는 표피세포이다. 기저세포들은 진피유두와 접촉하고 있는 얇은 기저막 위에 자리잡고 있으며, 이 층은 횡단면에서 보면 물결모양을 띠며 지문 형성의 원이 되기도 한다. 기저층에서의 각질형성세포가 혈액을 통해 영양소와 산소를 공급받아 세포 분열하여 유극층, 과립층을 거쳐 표피의 가장 바깥층인 각질층까지 이동하는 데는 14일 정도가 소요된다. 또한, 기저층에서 형성된 각질형성세포가 신체에서 완전히 탈락되는 과정을 각화 과정(keratinization)이라 하며, 평균 28일로 표피의 재생하는 기간이기도 하다. 각질형성세포와 멜라닌색소 형성세포로 세포질 안에는 멜라닌 알갱이들인 멜라노좀(melanosome)이 존재하며, 산소와 영양분을 흡수하여 이산화탄소와 노폐물 배출을 도우며, 기저층이 상처를 받으면 세포의 재생이 어려워져 흉터가 생기기 쉽다.

2 진피층

진피층은 싱피 안쪽의 두꺼운 피부층을 말하며, 조밀한 섬유 결체조직으로 구성된다. 진피는 혈관, 림프관, 말초신경 모낭, 한선 등이 대량으로 분포되어 있으며 한선에서 분비되는 땀이 피부에서 증발할 때 체온을 낮춰주는 작용을 한다. 모낭과 한선은 미생물이 피부 조직층을 침투하여 몸속으로 들어오는 침입구 역할을 하며 진피층에서 다른 두 개의 구조층을 구분할 수 있다.

① 유두진피

진피의 상부층은 유두층으로 형성되며 교원섬유(다발성)과 탄력섬유는 가늘고 느슨한 조직으로 이들 섬유는 수직으로 자리 잡고 있고 노화가 진행될수록 평평해진다. 탄력섬유의 한 종류인 옥시탈란(oxytalan) 섬유들은 진피-표피 경계에 고정되어 있다. 유두진피에는 기질(ground substance)이 풍부하고 많은 세포로 모세혈관과 림프관, 신경관, 한선, 피지선, 입모근이 밀집되어 있으며 신체의 탄력적 균형을 유지한다.

② 망상진피

망상진피는 진피 전체 두께의 4/5를 차지하며, 교원섬유들이 물결 모양으로 밀도가 높은 결합조직이다. 피부의 망상진피는 콜라겐과 엘라스틴으로 구성되며 신축성이 있고 탄력성이 있는 조직으로 나이가 어릴수록 많고 노화와 관련이 있다.

3 피하조직

피하조직은 지방조직으로 신체 장기들 주변에서 나타나며 지방은 피하조직에 주로 축적된다. 피하조직은 지방엽(fat lobe)으로 구성되며, 이는 진피에서 나온 교원

섬유로 구성된 중격(septum)으로 나누어진다. 이것은 피부의 움직임을 방지하기 위함이며, 뼈의 골막이나 근육의 건 막에 붙어 있다.

이러한 중격은 진피로 가야 할 신경과 혈관들의 통로가 되고 지방엽은 그 자체가 지방소엽(fat lobule)로 나누어지며, 연결조직에 의해 생긴 작은 방들로 지방세포(adipocyte)로 채워진다. 여기에서 피하조직은 진피가 있는 부위에 따라 두께가 형성되는데 이는 근육이나 골격에 따라 변하며 지방층의 분포는 남자와 여자의 성별에 따라서도 달라진다.

- 남성형(android) 경우: 배꼽 위쪽의 복부에 가장 많이 분포
- 여성형(gynoid) 경우: 배꼽 아래쪽 부위의 골반, 엉덩이, 허벅지 등에 분포

  피하조직의 지방조직들은 나이, 성별, 영양 상태에 따라 몸의 곡선을 형성하며, 원활한 신진대사, 완충기의 역할, 체온조절 작용을 한다.

(2) 피부의 정상세균총(Normal bacterial flora)

① 피부의 정상균무리

정상균무리(Normal flora of the skin)는 건강한 사람의 피부, 구강, 소화관, 호흡기 등에 상주하는 미생물들이 사람과 공생관계로 외부와 직접 또는 간접으로 접하는 장소에 정착한다. 정상균무리는 신체 부위에 따라, 개인, 연령, 성별, 음식과 약물 복용, 위생 상태 등에 영향을 받아 구성 균총과 균 수에 따라 변화되기도 한다.

정상균무리는 신체에 대체로 해를 미치지 않으면서 서식하는 미생물 집단으로써 정상적인 세균으로 신체를 이롭게 하는 병원성 미생물(pathogenic microorganism)의 침입을 막아주는 역할을 한다. 또한, 병원균에 대해 항균물질을 직접 생성해 배출하며, 병원균의 성장을 억제하거나 영양분에 대해 경쟁 관계에 있어 신체를 병원균으로부터 방어 역할을 해준다.

건강한 피부의 정상균무리는 우리에게 유익하지만 피부가 상처를 입으면 병원균이 진입하는 통로로 감염을 일으켜 질병의 원인이 된다. 피부에 해를 미치는 가장 흔한 미생물은 황색포도상구균(Staphylococcus aureus)으로 보통 항생제를 써도 잘 죽지 않는다. 또한, 박테로이드에 의한 골반염, 패혈증, 복막염, 유산균·뮤

탄스균에 의해 발생되는 차아유식증과 치주염 등이 발병되기도 한다. 특히 면역력이 약한 환자나 노약자, 어린이들에게는 더욱더 취약하여 상처 부위를 청결하게 유지하여야 한다.

② 두피의 정상균무리

두피의 정상균무리(normal flora of the scalp)는 다른 피부보다 세균 오염에 더 많이 노출되어 있다. 그것은 한선, 피지선, 모낭이 다른 피부보다 집중적으로 모여 있어 병원성 미생물이 서식하기 좋다. 두피에 가장 흔한 미생물은 그람양성구균인 포도상구균(Staphylococcus)과 그람양성간균인 디프테로이드(diphtheroids), 효모(yeasts) 등이 있는데 이들 균종은 신체의 저항력이 약한 사람에게 질병을 일으킬 수 있다.

피부에 손상을 입거나 면역 체계가 결핍된 AIDS환자, 노약자 등에게는 기회 감염으로 병원성을 일으키므로 주의하여야 하며, 항상 청결하고 습하지 않게 관리하여야 한다. 디프테로이드균은 땀에 포함되어 있는 무취의 물질을 분해해 몸에 냄새를 발생시킨다. 예를 들면 발가락 사이의 습한 세균이 서식하여 휘발성 지방산을 만들어 고약한 냄새가 나는 것이 그러하다.

디프테로이드균 중에서 피부에 가장 많이 분포하는 것은 프로피오니박테리움 에크니(Propionibacterium acnes)이다. 이는 사람의 피부세포와 조직을 파괴하는 효소를 만들어 면역 체계와 상호작용을 통해 여드름(acne)을 유발한다. 에크니(acne)는 프로피오니박테리움 에크니(Propionibacterium acnes)와의 연관성 때문에 여드름을 에크니(acne)라고 부르게 되었다. 이 균은 산소가 없는 모낭 안에서 서식하고 피지의 분비에 따라 성장하며, 피지선이 많이 분포되어 있어 두피에 지루성 피부염을 일으키고 얼굴, 등, 가슴에 많이 나타난다. 특히 사춘기의 성호르몬과 피지분비 증가, 스트레스로 인한 염증을 유발할 수 있어 청결과 식이요법, 적절한 운동 등 균형 있는 관리가 필요하다.

Learning Point

1) 병원 미생물학의 정의

- 대부분 단세포이며, 독립적으로 살아가기 위해 숙주(host)에 붙어서 기생 생활
- 미생물은 환경 정화, 자연의 순환에 중요한 역할
- 병원성 미생물은 사람이나 동식물에 질병을 일으킴

2) 미생물 학자

- 히포크라테스(hippocrates)- 질병의 발생이 온도와 습도, 주거지의 조건, 계절 등 관련성 주장
- 네덜란드의 레벤후크(antonie van leewenhock)- 현미경을 만들어 최초로 미생물을 관찰
- 루이스 파스퇴르(louis pasteur)-생물은 생물로부터만 발생한다는 것을 실험적 증거 제시(백조 목 플라스크의 실험)
- 로버트 코흐(robert koch)- 세균염색법을 발견(코흐의 4대 원칙)
- 러시아의 미생물학자 이바노프스키(DA. Iwanowski)- 담배모자이크 바이러스(tovacco mosaic virus)

3) 병원 미생물학의 역사

- 미생물 지구상 존재 약 35억 년 전으로 추정
- 히포크라테스(hippocrates, B. C. 459~377)는 질병의 발생이 온도와 습도, 주거지의 조건, 계절 등 관련되었음을 역설
- 14-15세기에 유럽에서 두창, 페스트(흑사병)이 유행하였고 매독까지 퍼지면서 비과학적으로 신뢰하지 못했던 감염설을 받아들임
- 16세기 중엽에는 이탈리아의 의사 프라카스토론(girolamo fracastoron, 1483~1553)는 전염설(傳染說)로 살아 있는 점염원이 존재하는 것으로 믿음

4) 피부와 미생물

사람의 피부는 외부 환경과 상호작용, 외부의 세균 등 유해물질과 자외선의 침입을 막아 신체 보호

Quiz

1. 현미경의 최초로 발견한 네덜란드 학자는?

① 로버트 코흐(robert koch) ② 루이스 파스퇴르(louis pasteur)
③ 레벤후크(antonie van leewenhock) ④ 프라카스토론(girolamo fracastoron)
⑤ 히포크라테스(hippocrates)

정답: 3
해설: 레벤후크(antonie van leewenhock, 1632~1723)는 렌즈를 최대 266배의 배율의 현미경을 만들어 최초로 미생물을 관찰한 학자이다.

2. 바이러스를 발견한 것으로 담배모자이크병이 세균여과기를 통화한 것을 증명한 학자는?

① 이바노프스키(DA. Iwanowski) ② 루이스 파스퇴르(louis pasteur)
③ 레벤후크(antonie van leewenhock) ④ 페스트(흑사병)
⑤ 히포크라테스(hippocrates)

정답: 1
해설: 러시아의 미생물학자 이바노프스키(DA. Iwanowski, 1864~1920)는 1892년에 담배모자이크병을 일으키는 물질이 세균 여과기를 통과할 수 있다는 것을 확인하였다.

3. 피부 중 가장 많은 미생물이 발생하는 곳이 아닌 것은?

① 겨드랑이 ② 두피 ③ 성기 주변 ④ 땀샘 ⑤ 청결한 손

정답: 5
해설: 피부에 습기가 많거나 피부가 겹쳐진 부분으로 마찰이 일어나는 곳으로 땀샘, 성기 주변, 겨드랑이나 그 주변 피부의 1㎠에 1000만 개 이상의 미생물 서식한다.

1-2 병원 미생물의 특성

1) 병원 미생물의 분류 1

(1) 미생물의 분류 기준

사람이 살아가는 자연 생태계의 미생물은 다양하게 존재한다. 특히 일상생활의 환경 내에서 서식하는데 인체, 물, 공기, 음식, 식물, 동물 등에서 발견된다. 눈에는 보이지 않는 미생물 존재는 비병원성으로 자연계의 항상성을 유지하는 역할을 하지만 그중 일부분은 사람과 동물 등 감염을 일으켜 질병을 유발하는데 이런 미생물을 병원성 미생물(pathogenic microbes)이라 한다.

병원성 미생물은 분류 체계(classification system)의 미생물학의 기초가 되는 중요한 부분으로 지금까지 알려진 총 세균 수는 1,700여 종 이상으로 이들을 완전한 분류방식은 아직은 미흡하지만 여러 학자를 통해 분류되고 있다.

[1] 분류학의 목적

분류의 기본 단위로 자연에 존재하는 유사한 생물 분류의 기초가 되는 집단으로 분류군을 결정하기 위한 편의적인 개념이다. 생물의 분류 체계는 생물 상호 간의 유연 관계와 진화의 계통을 밝히는데 있으며, 가장 상위 단계인 Kingdom(계)에서부터 phylum(문), class(강), drder(목), family(과), genus(속), 그리고 기본 단위인 species(종) 7단계로 구성되어 있다. 일반적으로 종의 분류는 형태, 생리, 유전, DNA 염기서열 및 그 외의 구조 등과 같이 이들의 유연 관계를 분류하며, 각 단계의 정확한 범주로 간주하기 어려운 경우는 아(sub) 체계를 사용한다.

[2] 분류학의 관련 학자

① 린네

스웨덴 생물학자인 린네(Carolus Linne, 1707~1778)는 근대 분류학의 창시자이며 이명법을 고안하였다. 또한, 2계 분류 체계를 제시한 것으로 생물을 동물계, 식물계 2계로 분류하였으며, 1735년 '자연의 체계(Systema Naturae)'를 출판하였고

1737년에는 비판적 식물학을 통해 새로운 명명법을 제안하였다.

② 에른스트 헤켈

19세기 후반 독일의 생물학자인 에른스트 헤켈(Ernst Haeckel, 1834~1919)은 생물을 동물계, 식물계, 원생생물계의 3계로 분류하였으며, '생태학'이란 말을 1866년(일반 형태론, Generelle Morphologie der Organismen, 1866 Berlin)에 에른스트 헤켈이 처음 사용하였다. 또한, 찰스 다윈의 진화론을 확산시켰으며, '반복 발생설'을 주장하기도 하였다.

③ 로버트 휘태커

20세기 중반 미국의 식물 생태학자 로버트 휘태커(Robert Harding Whittaker 1920~1980)는 다세포 진핵생물을 부분적으로 영양분의 섭취를 기준으로 식물계, 균계, 동물계로 구분하여 생물을 원핵생물계, 원생생물계, 균계, 식물계, 동물계 5계 분류 체계를 만들었다. 5계 분류 이전에는 균류가 광합성을 하지 않아도 식물처럼 이동할 수 없다는 점 때문에 식물로 분류되었지만, 세균류와 남세균을 원핵생물계로 분리하고 광합성을 하지 않는 곰팡이와 버섯을 식물계로부터 균계로 분리하였다.

④ 칼 리처드 우즈

미국의 미생물학자이자 생물리학자 칼 리처드 우즈(Carl Richard Woese, 1928~2012)는 1977년 16S 리보솜 RNA의 계통 분류를 통해 새로운 분류군인 고세균을 처음 정의하였다.

생물을 진정세균, 고세균, 진핵생물역의 3역으로 분류하였고, 분자생물학적 정보가 추가되면서 세균과 함께 원핵생물계에 속해 있던 고세균이 세균보다 진핵생물과의 관계가 밀접한 것으로 밝혀져 원핵생물계를 진정세균과 고세균으로 나누었다. 또한, 원생생물계, 식물계, 균계, 동물계를 진핵생물역으로 묶어 분류하였으며, 균계는 식물계보다 동물계와의 관계가 가까운 것으로 구분하였다.

3역 6계 분류 체계는 RNA 유전자 서열 비교에 근거를 두어 1977년 RNA 세계 가설을 처음 주장한 것으로 유명하다. 이처럼 다양한 종을 비교하여 관련이 있는 종끼리 묶어 체계적으로 정리한 것으로 분류 체계는 과학이 발전하면서 계속 변화되고 있다.

⑤ 그 밖의 관련 학자

영국의 생물학자인 다윈(dawin)은 종의 기원(1859)과 식물의 교배에 관한 연구 등이 있고 독일의 엥글러(engler)는 식물의 분류를 체계화시켰으며, 세균학의 창시자인 콘(cohn)은 세균의 형태에 따라 분류하여 체계화하였다.

[표 1-2] 분류 체계의 변화

<table>
<tr><th>린네
(1707~1778)</th><th>에른스트 헤켈
(1834~1919)</th><th colspan="2">로버트 휘태커
(1920~1980)</th><th colspan="2">칼 리처드 우즈
(1928~2012)</th></tr>
<tr><td>2계 분류</td><td>3계 분류</td><td colspan="2">5계 분류</td><td colspan="2">3역 6계 분류</td></tr>
<tr><td>동물계</td><td>동물계</td><td colspan="2">동물계</td><td rowspan="4">진핵생물역</td><td>동물계</td></tr>
<tr><td rowspan="2">식물계</td><td rowspan="2">식물계</td><td colspan="2">식물계</td><td>식물계</td></tr>
<tr><td colspan="2">균계</td><td>균 계</td></tr>
<tr><td rowspan="3"></td><td rowspan="3">원생생물계</td><td colspan="2">원생생물계</td><td>원생생물계</td></tr>
<tr><td rowspan="2">원핵생물계</td><td>세균류</td><td>진정세균역</td><td>세균(진정)계</td></tr>
<tr><td>남세균</td><td>고세균역</td><td>고세균계</td></tr>
</table>

3 미생물의 분류 방법

미생물을 분류하는 데는 다음과 같은 기본적인 미생물의 특징을 신중하게 고려하여 분류하여야 한다.

① 크기와 모양

② 균의 배열 관계 및 포자 형성 유·무

③ 염색성- 그람염색, 항산성염색, 기타 특수 염색

④ 대사 관계- 혐기성, 호기성, 산소, 영양 요구, 온도, 삼투압, pH, 소독제에 대한 저항성, 감수성 반응, 대사산물의 생산 유·무 등

⑤ 운동 방식-편모, 섬모, 축성 필라멘트

⑥ 아포의 유·무

⑦ 독소 생산능력 및 항원성 존재

⑧ 집락의 형태, 색소 생산 능력

⑨ 파아지(phage typing)에 대한 감수성 유·무

⑩ DNA 염기 조성(%) 및 분자량의 차이

일반적으로 세균의 분류는 많은 방법이 있지만 여러 형태학적 특징을 비롯하여 각종 물질대사에 수반되는 생리학적 다양한 특징과 핵산물질과 염기의 조합비, 면역학적 특징과 병원성의 유무 등의 기준으로 한다.

세균의 분류와 동정에 대한 대표적인 안내서로 버지의 《세균분류학 편람(Bergey's Manual of Systematic Bacteriology)》은 세계 각국에서 많이 이용되고 있는 분류법이 있으며, 현대에 이르러서는 컴퓨터의 발전으로 모든 물질의 구조적, 기능적 특성의 자료를 입력하여 분류하는 방법과 고전적인 분류 방법, 분자 유전학적인 방법 등이 있다.

(2) 원핵생물과 진핵생물

모든 생물은 세포로 구성되며, 진핵생물(eukryote)과 원핵생물(prokryote)은 크게 2가지로 나누어진다. 핵이란 세포에 있어서 생명을 유지하는데 필요한 단백질을 합성하는 설계도(DNA, 게놈)를 넣어두는 중심 부분으로 핵막의 유무, 염색체 수, 리보솜의 크기, 세포벽의 조성 등이 다르게 나타난다.

핵막은 핵질과 세포질을 나누는 막으로, 이 핵막은 진핵생물에는 존재하며, 원핵생물에는 없다. 또한, 염색체는 DNA 유전정보를 염기배열이 있는 구조물, 리보솜은 DNA 유전정보에 의해 단백질을 합성하는 장치이며, 소포체는 그 단백질에 당이나 지질을 더해서 세포 안으로 운반하는 장치의 역할을 한다. 진핵생물에는 핵막이 있어 미토콘드리아와 소포체 등 세포 내 소기관을 가지고 있지만 반대로 원핵생물은 핵막이 없고 미토콘드리아, 소포체, 세포 내 소기관을 거의 가지고 있지 않다(표 1-3). 이러한 원핵세포와 진핵세포 사이의 차이점은 세균성 감염 치료에 쓰이는 항생제의 원리에 사용되기도 하며, 원핵세포를 가지고 있는 미생물은 세균이므로 세균 내의 원핵세포에 선택적으로 독성을 나타내는 것이 항생제이다. 진핵세포의 세

포핵, 핵소체, 미토콘드리아, 리보좀이 나타나 있다. 원핵세포에는 DNA가 존재하는 핵양제 및 세포막, 세포벽, 피막, 리보솜, 편모이 나타나 있다(그림 1-9).

[표 1-3] 진핵생물과 원핵생물의 비교

	진핵생물	원핵생물
세포막 주성분	글리세롤, 지방산	글리세롤, 지방산
핵막	있음	없음
염색체 수	복수	1
유사분열	있음	없음
염색체 분리	방추사	세포막
리보솜	있음(80s)	있음(70s)
세포벽	원충: 없음 곰팡이: 있음	있음 (마이코플라즈마: 없음)
세포벽 조성	키틴, 글루칸, 만난	펩티도글리칸
운동기관	편모 or 섬모	편모, 섬모 or 축사체

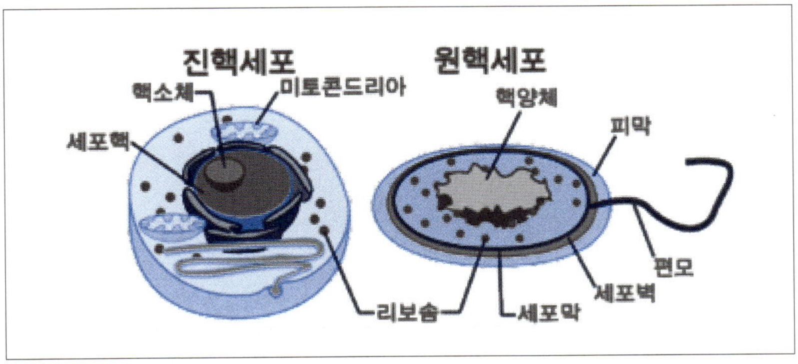

[그림 1-9] 진핵세포와 원핵세포 (출처: 위키피디아)

(3) 바이러스

바이러스(Virus)는 생명체의 기본 단위의 세포가 없는 핵산으로서 DNA와 RNA 중 하나만을 가진 생명의 설계도의 유전자를 가지고 있는 특별한 형태의 생물이다. 바이러스는 전자현미경으로만 관찰할 수 있는 20~240nm의 아주 작고 간단한 구조로 되어 있으며, 감염성이 있는 상태의 바이러스 입자(virus particle)를 비리온(virion)이라 불린다. 또한, 숙주세포 내에서는 활성이 있으나 세포 밖에서는 활성이 없는 대분자이다.

바이러스의 기본 구조는 중심부의 핵산과 단백외각으로 되어 있으며, 에너지 생산에 관여하는 효소를 가지지 않는다. 따라서 세균, 원충, 진균, 조류, 식물, 동물 등의 살아 있는 세포 내에서만 증식 하는 편성세포 내 기생체이다. 즉 '세포 밖에서는 무생물이지만 세포에 기생하면 생물이 되는 것'으로 세포의 종류가 일정한 성질을 숙주 특이성(host specificity)이라 한다.

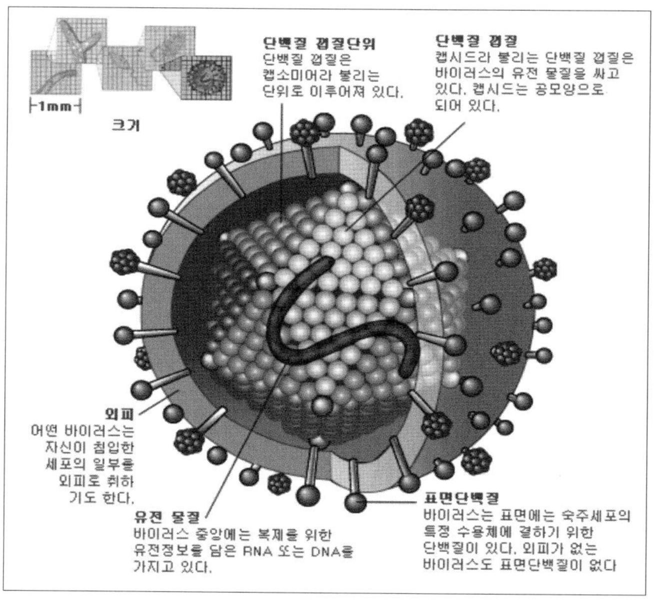

[그림 1-10] 바이러스의 구조
(출처: http://www.snuh.org/health/encyclo/view/4/2.do, 서울대학교병원 의학백과사전)

바이러스에 감염된 세포는 크게 두 가지의 형태로 경과를 보이는데, 첫 번째는 바이러스가 증식하여 세포의 변성을 일으켜서 세포가 제 기능을 못 하는 경우이며, 두 번째는 바이러스에 감염된 세포가 무질서한 증식을 하는 경우로 암(癌)이 나타나기도 한다. 한 예를 들면 인유두종 바이러스에 의해 발병하는 자궁경부암 등을 말한다.

대부분의 바이러스는 60℃에서 30분 동안에 쉽게 사멸되지만(혈청간염바이러스는 예외) pH 5~9에서 안정된다. 자외선 파장 260nm의 자외선조사(ultra violet)는 바이러스의 핵산에 장해를 주어 유전자로서 기능을 못 하지만 유기용매(ether, alcohol 등)는 바이러스를 불화시킨다. 바이러스는 세균과는 달리 항균물질에 대한 감수성이 없으며 감염증 치료와 예방법으로 인체 세포에서 자연적으로 생산되는 인터페론(interferon)이나 핵산 억제물질 등이 있다.

1 바이러스의 형태와 구조

바이러스는 기본 단위로 세포가 없는 핵산으로서 DNA or RNA 중 하나만을 가진 유전자로 그것을 감싸고 있는 단백질 껍질(캡시드)로 되어 있다. 이 캡시드(capsid)는 캡소머(capsomere)라고 불리는 구조 단위로 이루어지는데 일정한 법칙으로 배열하여 캡시드를 구성하며 이것을 통틀어 뉴클레오캡시드(nucleocapsid)라고 한다.

뉴클레오캡시드(nucleocapsid)는 보통 입방대칭형, 나선대칭형, 일정한 구조가 없는 복잡한 구조로 나누며, 대표적인 바이러스는 박테리오파지(bacteriophage), 담배모자이크 바이러스(tobacco mosaic virus), 폴리오바이러스(poliovirus), 토마토 황화 위축 바이러스(tomato yellow leaf curl virus) 등이 있다.

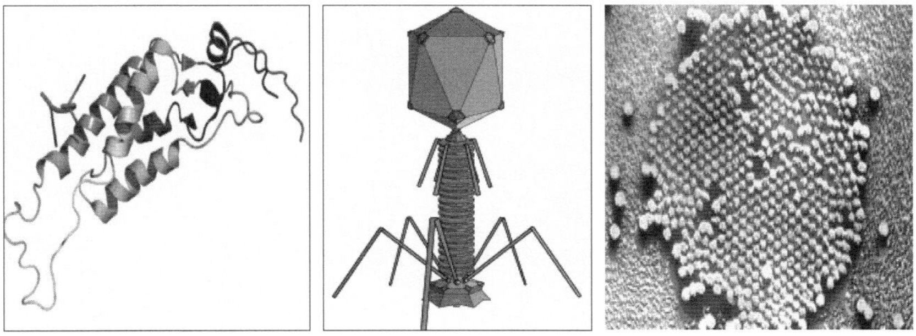

[그림 1-11] 대표적인 바이러스 (출처: 위키피디아, MSN Encarta)

2 바이러스의 분류

바이러스 분류는 원칙적으로 생물학적, 물리화학적 특성인 외피의 유무, 핵산의 종류, 캡시드의 유형을 기초로 하여 과, 속, 종의 순으로 분류되며, 숙주세포의 종류인 식물, 동물, 세균(박테리오파지) 바이러스로 분류된다. 또한, 표적 장기나 조직인 신경, 피부, 내장의 친화성과 범친화성 바이러스와 역학인 호흡, 장관, 절지동물 매개 바이러스에 따라 분류할 수 있다. 증식의 기본인 핵산의 종류에 따라 DNA · RNA 바이러스로 나누며, DNA 바이러스는 천연두, 수두를 일으키고 RNA 바이러스는 유행성 이하선염, 광견병, 소아마비, 일본뇌염, 홍역 등이 해당된다.

[표 1-4] 병원성 바이러스

핵산종류	균 명	주요질병
DNA	아데노 바이러스(Adeno Virus) 파포바 바이러스(Papova virus) 헤르페스 바이러스(Herpes virus) 폭스 바이러스(Pox virus)	인두결막염, 유행성각결막염 급성열성인두염, 상피종양, 사마귀 단순포진, 대상포진, 수두, 대상포진
RNA	인플루엔자 바이러스(Influenza virus) 아레나 바이러스(Arena virus) 분야 바이러스(Bunya virus) 코로나 바이러스(Corona virus) 폴리오 바이러스(polio virus) Human Immunodeficiency Virus(HIV)	독감 라사열, 수막염 뇌염, 신증후군 출혈열 감기 소아마비 후천성 면역결핍증

3 바이러스의 증식

바이러스는 생세포에 침입하여 숙주세포의 바이러스의 기본 성분을 합성하도록 지시하고 새로운 바이러스 입자를 만들어 세포 외로 배출한다. 감염 후 세포 내 바이러스는 암흑기로 일단 감소해 보이지만 일정 시간 경과 후 급속히 증가한다. 감염된 바이러스가 흡착–침입–복제–성숙–방출되기까지 5단계로 나뉘며, 바이러스 증가 시작까지의 시간을 잠복기라 한다.

(3) 세균(Bacteria)

일반적인 세균(bacteria)은 0.1~2.0㎛의 크기로 미세한 단세포 생물로 세포벽과 생체 유지에 필요한 간단한 구조이며, 2분열법으로 증식한다. 보통 엽록소가 없어 성장하려면 적당한 환경과 증식(growth)을 위해서는 외부로부터의 땅속, 물속, 공기 속, 인체 속 등에서 기생하여 각종 영양소와 이를 분해하여 얻는 에너지로 성장할 수 있는 것이 특징이다.

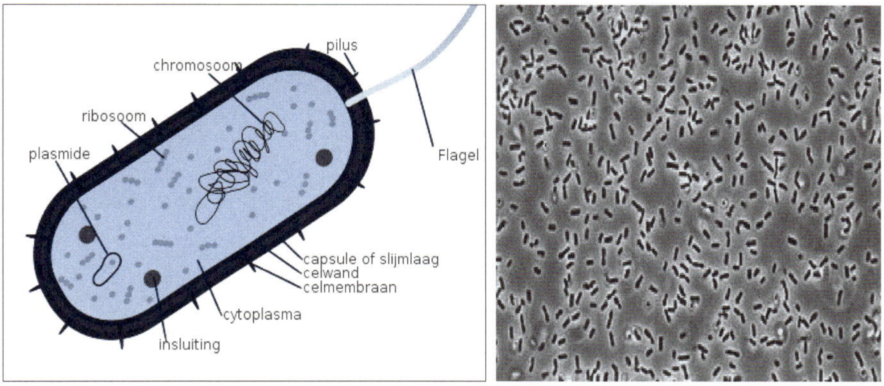

[그림 1-12] 세균 내부 구조와 현미경 사진 (출처: 위키피디아)

세균의 크기, 형태, 배열은 세균의 종에 따라 다르며, 항생제(antibiotics)에 의해 세균의 증식이 억제되거나 사멸되며 외형에 따라 구형 모양의 구균(cocci), 막대 모양의 간균(bacilli)과 나사 모양의 나선균(spirilla)로 분류된다.

구균은 둥근 모양으로 특정한 배열이 없는 단독 존재하는 단구균(mono coccus), 쌍으로 붙어 있는 쌍구균(diplo cocci), 분열 방식에 따른 사슬 모양인 연쇄상구균(streptococcus), 포도상구균(staphylococcus), 사련구균(tetrads), 팔련구균(sarcina), 등 세균마다의 독특한 모양과 배열에 따라 달리 분류한다. 그 외에 간균의 모양으로 방추간균, 콤마간균 등이 있다. 또한, 이런 모양에 따른 분류에 염색상에 따른 분류로 흔히 사용되는 세균 동정으로 초기단계인 그람염색법을 이용하여 그람양성균(gram positive)과 그람음성균(gram negative)으로 나누어진다.

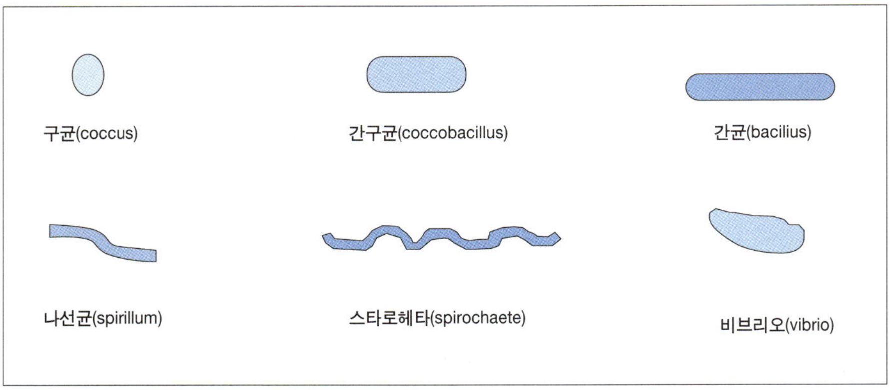

[그림 1-13] 대표적인 세균의 형태

1 세균에 의한 질병

사람에게 나타나는 세균성의 다양한 질병과 감염을 일으키는 대표적인 균으로 다음과 같다.

① 탄저균(Bacillus anthracis)은 사람의 피부, 동물, 음식을 통해 전염되며 세균성 질병으로 사람에게 치명적일 수 있다.

② 보툴리누스(Clostridium botulinum)는 덜 익은 음식이나 상처를 통해 감염되며, 급성 중독을 일으키기도 한다.

③ 클라미디아(Chlamydia infection)는 사람의 요생식기(尿生殖器)에 감염되며, 눈과 호흡기로 번질 수 있는 성병이다.

④ 콜레라(cholera)는 수인성 전염병이며, 감염되면 설사와 탈수 현상이 동반되는데 사람에게 치명적이다. 인구 밀집, 위생 상태가 불량일 때 더 많이 나타난다.

⑤ 디프테리아(diphtheria)는 외독소에 의한 급성 감염 질환으로 위 막의 염증 유발, 비인두염, 후두기관지염에 나타나며 호흡기 디프테리아 및 피부 디프테리아로 사람 접촉에 전염된다.

⑥ 한센병(Hansen's disease; HD)은 사람과 야생 아르마딜로 피부의 만성적 감염을 일으킨다. 특히 동남아시아에서 많이 발병한다.

⑦ 흑사병(yersinia pestis)은 야생 설치류에 기생하며 벼룩, 쥐와 다람쥐 등에서 발병하였으며 미 서부 야생 설치류들의 풍토병이기도 하다.

⑧ 결핵(Tuberculosis)은 사람의 폐, 림프, 뇌척수막의 급성 세균으로 감염률이 높으며 항생제에 내성을 갖는 새로운 균주가 발생이 되어 문제가 되고 있다.

⑨ 장티푸스(typhoid fever)는 세균성 질병으로 오염된 물, 음식을 통해 전염된다. 발진티푸스(typhus fever)는 위생이 좋지 않은 환경에서 주로 발병하며, 이, 쥐, 벼룩 등 사람에게 전염시키며 치명적이다.

2 세균에 영양과 환경 인자

세균이 증식하는데 필요한 영양소는 탄소원, 질소원, 무기물, 발육 인자 등이 있다. 또한, 환경 인자로는 물, 온도, 산소, 삼투압, pH 등이 있으며, 이러한 인자들은 미생물 증식에 많은 영향을 미친다. 세균이 성장에 필요한 영양소와 물리적 환경 조성이 필요하며, 이러한 환경 인자는 세균에 따라 다양하게 고려하여야 한다. 특히 환경인자 중 산소 요구에 따른 분류는 다음과 같다.

① 미호기성균- 미량의 산소 상태(2~10%)로 증식이 잘 되는 균으로 고농도의 산소는 독소로 작용한다.

② 절대호기성균- 산소가 절대적으로 필요하며, 이 세균은 발효, 호기성 호흡에 의해 에너지를 얻는다. 결핵균 같은 절대호기성세균은 폐처럼 높은 산소 압력이 있는 곳에만 증식하여 발견된다.

③ 통성혐기성균- 대부분의 많은 균으로 산소의 존재 여부와 상관없이 자라는 균으로 이들은 산소가 없을 때는 호흡으로, 없을 때는 발효 과정을 통해 에너지를 획득한다. 대표적으로 대장균, 이질균, 장티푸스균 등이 있다.

④ 절대혐기성균- 산소 존재가 되면 더 이상 생존할 수 없는 세균으로 발효, 혐기적 호흡에 의해 에너지를 획득한다. 이러한 세균은 산소는 효소를 파괴하여 독성물질을 생성하여 세균의 생장을 저해한다. 탄저균(Bacillus anthracis)과 가스괴저(Gas Gangrene)는 산소에 민감한 병원체로 혐기적인 조건의 상처는 감염을 유발한다,

⑤ 산소내성 혐기성균- 산소가 있어도 살 수 있지만 이를 이용하지 못하고 발효에 의해서만 에너지를 생성하는 균이다. 이처럼 세균은 산소와 호흡과 관계가 있으

며 물질을 산화 또는 분해하여 활동에 필요한 에너지를 사용한다. 또한, 동화작용(anabolism)은 미생물이 증식하기 위해 세포 외에서 영양분을 흡수하여 생체 내의 효소작용(enzymatic action)에 의해 화학적으로 세포 성분을 흡수하는 작용을 말하며, 이화작용(catabolism)으로 생체 내에 섭취된 저장물질을 분해하여 간단한 분자로 변화시키는 과정을 말한다.

2) 병원 미생물의 분류 2

(1) 진균류(Fungi)

진균(fungi)은 진핵세포를 보유한 미생물의 일종으로 자연에 널리 분포된 진핵동물로 엽록소를 가지고 있지 않아 뿌리, 줄기, 잎 등에서는 분화되지 않는 단순한 영양 구조로 되어 있으며, 유기물을 이용해 살아가는 종속영양생물이다. 약 10만여 종이 존재하며, 300여 종만이 동물이나 식물의 병원성과 연관되어 진다. 이 중 인체에 미치는 질병은 100여 가지의 진균증(mycosis)으로 독성이 있는 진균류(true fungi)와 숙주의 저항력이 떨어졌을 때 감염되는 기회주의적 진균류(opportunistic)에 의해 병원성을 가진 질환을 일으킨다.

진균은 사람에게 병원성의 질병을 일으키기도 하지만 유익한 것이 많은 것으로 곰팡이, 버섯, 효모 등이 대표적이며, 식품에서 흔히 생기는 곰팡이나 맥주, 빵 등의 발효에 이용되는 생물의 일종으로 진균은 포자(spore)라는 생식세포를 형성하여 증식하는 데 예를 들면 포자가 비대해져서 생긴 버섯을 들 수 있다.

이처럼 포자(spore)를 이루는 진균류의 번식 단위는 무성생식과 유성생식에 의한 포자이며, 세포벽은 키틴(chitin), 셀룰로스(cellulose) 성분으로 구성된다. 주로 죽은 식물이나 동물체를 분해하여 영양분을 흡수하거나 일부는 살아 있는 식물과 동물체에 기생하여 질병을 일으키기도 한다. 진균류의 적정 온도는 25℃이며, 질병을 일으키는 병원성은 37℃의 인체에도 번식한다. 또한, pH는 5~6 약산성을 띠며, 무(無)산소에 번식이 가능하다.

1 진균의 형태

진균은 체세포의 형태학적으로 크게 두 가지로 나뉘는데 실 모양으로 자라서 포자를 생산하여 증식하는 사상 진균인 이들의 집합체를 균사체라고 한다. 또 다른 진균은 구형, 타원형, 레몬형 등의 모양을 하고 있는 단세포로 출아(budding)에 의해 증식하는 효모성 진균이다. 진균은 출아(budding)를 통해 낭세포(daughter cell)를 형성하는 효모는 단세포로 전체적인 균사체를 구성하는 균사에 비해 매우 단순하지만 미세한 구조는 균사와 같다.

진균의 형태의 두 가지를 모두 갖춘 진균은 실온에서는 사상균, 동물 체내에서는 효모균으로 나타내는 것으로 환경의 조건에 따라 교대로 나타난다. 이런 진균들은 대개 전신진균증과 심부진균증을 일으키기도 하며, 조건에 따라 바뀌는 진균을 이형성 진균(dimorphic fungi)이라 한다.

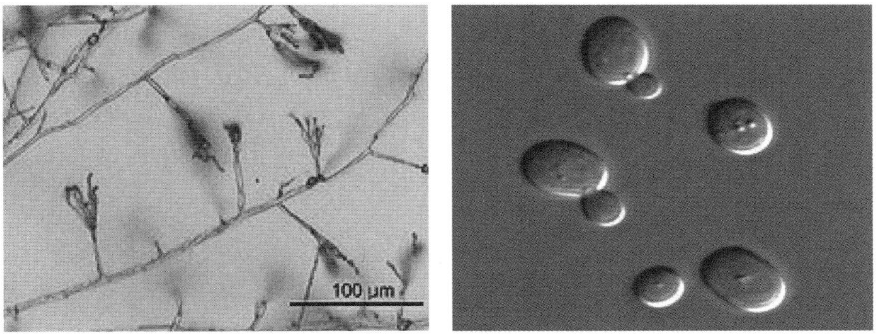

[그림 1-14] 푸른곰팡이 균사(왼쪽)과 효모(오른쪽) 현미경 사진
(출처: 위키피디아)

2 진균의 증식

진균은 종속영양생물로서 광합성을 하지 않는 생물로 식물과 동물체의 사체 또는 이들이 분해되어 생긴 유기·배설물 등에서 영양분을 얻어 내어 증식하는 부생성(saprophyte)과 살아 있는 식물과 동물체에서 그 조직을 파괴하고 질병을 일으키며 사멸시키는 기생성(parasite)과 서로의 적응도가 증가하는 것으로 상호작용하는 공생성(mutualism)인 3가지 방법으로 증식한다.

진균의 생식은 크게 유성생식(sexual reproduction)과 무성생식(asexual

reproduction)으로 구별된다. 유성생식은 감수분열인 성이 다른 단상의 핵을 가진 생식세포가 합체하여 복상의 핵을 가진 2배 체를 생성하는 진균을 완전 진균(perfect fungi)이며, 무성생식은 핵의 분절이 없는 포자를 형성하거나 영양체를 생식하는 출아에 의한다. 병원성을 가진 진균 대부분은 무성생식을 형성하며, 불완전균류(fungi imperfecti)에 속한다.

3 진균의 분류

진균은 유성 포자의 특징에 따라 조균류(phycomycetes)와 순정균류(mycomycetes)로 나뉜다. 조균류에는 난균류(oomycetes)와 접합균류(zygomycetes)로 두 가지가 있다. 물곰팡이로 불리는 난균류로 물이나 토양 중의 식물, 동물체에 부생과 기생으로 영양을 공급받고 배수체로 생활하며 세포벽에 키틴(chitin)이 결여되어 있는 것이 특징이며, 또 다른 접합균류는 빵의 곰팡이로 일상생활에 익숙한 균이다.

순정균류에는 자낭균류(ascomycotina), 버섯의 대부분이 속한 담자균류(basidiomycotina), 불완전 균류(deuteromycotina, fungi imperfecti)가 있다.

(2) 원생동물(Protozoa)

원생동물(protozoa)은 일명 원충이라 한다. 이것은 단세포로 이루어진 지핵생물로 약 6만 5천 종 이상으로 존재하며 단세포성 비광합성 미생물이며 기능면에서는 후생동물과 큰 차이가 없다. 또한, 진균과 달리 세포벽이 없고 동물세포의 성격을 가진 원생동물로 운동기관을 가지고 있는 것이 특징이다. 특히 병원성을 나타내는 원생동물은 동물에 기생 생활을 하는 '기생충'으로, 인체 기생충은 '원충'과 '연충'으로 구별하여 분류한다.

원생동물은 핵, 편모, 섬모, 근족의 등으로 구형, 원추형, 엽상형 등의 다양한 형태로 보이며, 증식의 최적 온도는 20~30℃로 신체에 질병을 일으키기도 한다.

1 원생동물의 종류

원생동물은 형태와 운동기관의 방법 등에 따라 크게 4가지로 다음과 같은 분류를 한다.

① 근족충류(rhizopoda)

위족(pseudopdium)을 이용하여 운동과 영양을 통해 증식하고 생활 조건이 불리해지면 포낭을 형성하여 환경에 적응력이 뛰어나며, 일반적으로 아메바(ameba)라 한다. 병원성인 것은 이질아메바가 있다.

a) 이질아메바

이질아메바는 세계 각지에 여러 분포도를 가지며 열대와 아열대 지방에서 발병된다. 특히 비위생 지역에서 자주 발생된다. 주로 대장과 맹장에 기생하며, 설사, 점액성 혈변, 복통 등의 증상으로 대장염을 일어나기도 하는데, 심하면 2차로 폐, 뇌 등에도 전이하여 농양을 형성하는 경우가 있다.

② 포자충류(sporozoa)

다양한 생활 양식을 가지고 있는 것으로 유성생식과 무성생식을 반복하면 곤충이나 사람과 같은 2종 숙주가 필요하며, 포자충류는 모두 기생 생활을 하는 것이 특징이다. 또한, 인체에서는 적혈구 내외에 곤충은 장관(gut)의 상피세포에 기생하며 포자를 형성하고 비운동성을 가지고 있다. 병원성인 것은 말라리아, 크립토스포리듐, 톡소플라스마 등이 있다.

a) 말라리아(플라스모듐, plasmodium sp.)

말라리아의 병원체는 원충으로 세계적으로 연간 3~4억 명이 걸리고 150~270만 명이 사망하며, 주로 열대, 아열대 지역에서 발생한다. 감염원은 말라리아 환자에게 모기가 혈액을 먹고 감염된 모기가 다시 사람에게 흡혈을 통해 감염된다. 사람 간 사이에서는 감염되지 않지만, 주사기의 재사용 등에 의한 감염은 일어날 수 있다.

b) 크립토스포리듐(cryptosporidium parvum)

전 세계에 널리 분포되어 있으며, 수질, 수돗물, 수영장, 식품 위생관리가 좋지 않을 때 발생하는 경우로 특히 개발도상국에서 많이 나타난다. 수질을 통해 감염되며 설사, 복통, 권태감, 메스꺼움, 구토를 동반되기도 한다. 면역력이 약한 환자, 노약자에게는 취약하며 사망한 예도 있다. '제4군 감염병'으로 지정되어 있다.

c) 톡소플라스마(toxoplasma)

전 세계에 분포된 것으로 열대, 아열대, 유럽, 남북아메리카에 주로 나타난다. 고양잇과의 동물은 종숙주, 사람 등의 포유류, 조류가 중간숙주가 되며, 인수공통감염증인 톡소플라스마증(톡소포자충증)을 일으킨다.

③ **편모충류**(flagellata)

영양형 시기에는 운동기관으로 하나 또는 여러 개의 편모를 가지며, 일부분은 파동 막을 가지고 있다. 병원성 원충으로 람블편모충, 질트리코모나스(질편모충), 트리파노소마(파동편모충), 리슈마니아(리슈만편모충) 등이 있다.

a) 람블편모충(giardia lamblia)

람블편모충은 전 세계적으로 널리 퍼져 있으며, 열대와 아열대 지역에 많고 비위생적인 지역에서 감염률이 높고 온대지역에서는 7~10월경에 주로 발생한다. 감염 증상으로는 설사를 동반하는 것으로 지알디아증을 일으키기도 하며, 메스꺼움 식욕부진, 상복부 동통 등의 소화기 증상이 나타난다. 감염 경로는 음식이나 물, 손을 통해 감염되기도 하며, 특히 지알디아증은 인수공통감염증이며, 수인성 전염병으로 성행위나 음료수를 통해 감염될 수 있다.

b) 질트리코모나스(trichomonas vaginalis)

질트리코모나스(질편모충)은 전 세계적으로 널리 있으며, 산부인과 질환을 가진 환자에게서 약 20%로 감염된 것으로 보고되고 있다. 성행위, 목욕탕 등을 통해 감염되고 여성의 질, 요도, 방관에 기생하여 악취와 외음부의 가려움증이 동반되며, 남성의 요도, 전립샘 등에 증식되고 요도염 등이 나타나기도 한다.

c) 트리파노소마(trypanosoma sp.)

트리파노소마(파동편모충)은 편모를 가진 트리파노소마증을 일으키는 병원성을 가진 질병이다. 곤충의 매개체로 곤충이 서식하는 열대, 아열대에 분포되어 있다.

d) 리슈마니아(leishmania sp.)

리슈마니아(리슈만편모충)은 전 세계적으로 분포되어 열대, 아열대 지역에서 주로 나타난 것으로 사람에게 감염되며, 나방 파리 등에 곤충의 흡혈과 물림 등을 통해 분뇨, 콧물 등이 비말이 되어 기도, 경구 감염을 일으킨다.

④ 섬모충류(ciliata)

세포 표면에 많고 섬모로 운동을 하며, 원충류 중에서 가장 크다. 대핵과 소핵을 가지고 있으며, 대핵은 신진대사를, 소핵은 번식에 관여하며 짚신벌레(paramecium)가 있다. 병원성으로 이질을 일으키기도 하는 대장발란티듐(대장섬모충)이 있다.

a) 대장발란티듐(balantidium coli)

대장발란티듐(대장섬모충)은 전 세계적으로 열대, 아열대 지역에 분포된 것으로 돼지를 통해 기생하며, 돼지의 사료, 매개체의 파리 등을 통해 감염되기도 한다.

(3) 리케차(Rickettsia)

1909년 병리학자 H. T. 리케츠(howard taylor ricketts)가 록키산열 환자의 혈액 속에 일종의 세균양 소체를 발견하고 R. M. 와일드와 함께 발진티푸스 환자의 혈액과 그 환자에게 붙어 있던 장관도말표본에도 같은 미생물이 발견하였다. 이 병원체를 연구하던 중 감염된 리케츠의 이름에서 유해하여 리케차(rickettsia)라 불리게 되었다. 이는 일반 세균과 달리 세포 내에서 증식하며 인공배지에서는 증식하지 못하는 것으로 바이러스에 가깝다.

리케차는 단단한 세포벽으로 둘러싸여 있는 막대 모양의 간균으로 스스로 영양성분을 만들지 못하며, 진핵생물로 세포 내에서 기생을 한다. 또한, 인체에 질병을 일으키는 균으로 그람음성막대균이나 알균의 다양한 형태를 지니며, 대부분 절지동물과 공생 관계에 있으며 벼룩, 이, 진드기 등의 매개체로 음식을 통해 감염된다. 리케차에 감염되면, 발진성, 열성이 주로 나타나는데, 발병되는 질병은 발진티푸스, 록키산홍반열, 큐열이 대표적이다.

① 발진티푸스(epidemic typhus)

발진티푸스는 전쟁이나 기아 등 환경 요건이 비위생적인 요인에 나타난다. 이 병은 급성 열성질환으로 이가 사람의 몸에 기생하면서부터 생긴 질병이며, 인류역사상 많은 영향을 미쳤다. 또한, 감염된 몸에 물리거나 가려움을 동반하는 것으로 인해 상처를 통해 대변 속에 있는 균에 감염될 수 있으며, 두통, 발열, 발진 등 증세가 나타난다. 위생 환경이 열악한 아프리카에서 발생되기도 하며, 날다람쥐가 '리케차'를 보유하고 있다는 보고가 있다.

② **록키산홍반열**(rocky mountain spotted fever)

성인보다 대부분 어린이에게 발생되며 증상이 심하게 나타나는 편이다. 록키산의 인디언에게 처음 발생하여 록키산홍반열(rocky mountain spotted fever)이라고 명명하였으나 실제로는 미국의 동부지역 캐나다 남미 등에서 주로 발생한다. 매개체는 진드기로 치료 시기를 놓치면 사망률이 약 20%에 달한다.

③ **큐열**(Q fever)

큐열(Q fever)은 호주의 1937년 데리크(derrick)에 의해 퀸스랜드에서 처음 발견된 질병이다. 일반적인 감염 경로는 열에 대한 반응 등이 다른 리케차 병과 다르게 Q열은 발진성이 아닌 여과성으로 공기 접촉에 의해 감염된다. 또한, 폐렴을 일으키기도 하며 치사율은 높지 않다.

(4) 클라미디아(Chlamydia)

클라미디아(chlamydia)는 과거에 바이러스로 알고 있었으나 리케차에 가까운 미생물로 세포 내에서만 증식하는 기생체이다. 이 균은 형태적으로 모양이 다양하고 작으며, 그람음성 염색상을 나타내는 것으로 리케차와 매우 비슷하다. 질병을 일으키는 병원성은 앵무새병(psittacosis), 성병성림프육아종증(lympogranuloma venereum), 트라코마(trachoma), 비임균성 요도염(nongonococcal urethritis) 등이 있다. 클라미디아에 의한 감염증으로 남성은 요도, 부고환염을 일으키며 여성은 자궁경관염이 발생한다. 성행위를 통해 감염되고 비임균성 요도함을 유발시키기도 하며, 임신 중 감염 시 신생아에게도 감염되어 20%가 무열성 폐렴과 40%의 눈결막에 '트라코마'를 일으켜 위험성에 노출된다.

① **앵무새병**(psittacosis)

조류병의 원인균으로 감염된 조류를 통해 사람에게 전파되며, 앵무새에게 옮겨지면 앵무새 병, 그 외의 조류에서 오면 조류병이라 한다. 과거에는 사망률이

20% 정도였으나 현재는 심한 정도가 다양해졌다. 이런 증상은 발열, 근육통, 두통 등이 보이며 가볍게 회복되거나 증상이 심한 경우 인플루엔자, 비세균성 폐렴, 장티푸스 등 증상이 나타난다. 간혹 신경계를 침입하여 뇌염, 혼수, 경련 등이 일어나기도 한다.

② **성병성림프육아종증**(lympogranuloma venereum)

주로 화농성 서혜부 림프절염을 일으키는 것으로 성행위을 통해 전파되며 열대와 온대지방에서 많이 발생한다. 남성은 서혜부 림프절이 침범되고, 여성은 회음부의 림프액 순환이 직장 부위의 림프절을 통하여 발생하기도 한다. 국내에서 감염되는 경우는 거의 볼 수 없고 해외여행 후나 외국인 선원에게서 발견된 보고가 있다.

③ 트라코마(trachoma)

트라코마는 이집트 문헌에도 기록되어 있는 아주 오래된 질환이다. 사람에게만 병을 일으키는 것으로 특히 성행위로 감염되며, 아프리카, 개발도상국 등에 나타나는 것으로 현재에는 보기 드문 질환이다. 감염자가 사용한 수건 등을 통한 2차 감염될 수 있으며 전 세계적으로 600만 명이 실명된 것으로 보고되고 있다.

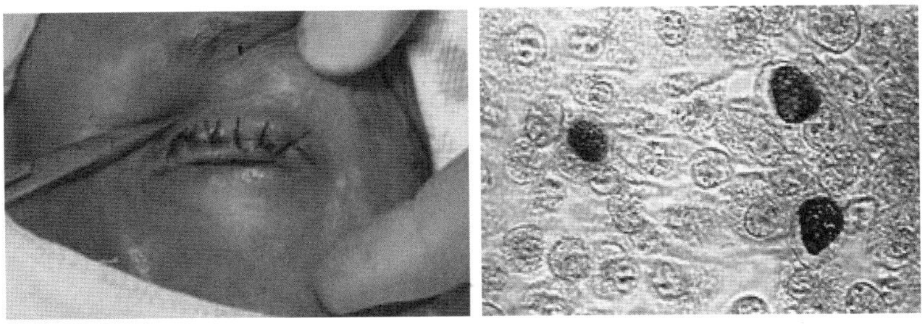

[그림 1-15] Chlamydia trachomatis(왼쪽) 현미경 사진과 수술 장면(오른쪽)
(출처: 위키피디아)

Learning Point

1. 병원 미생물의 분류 2

1) 진균류(fungi)

진균(fungi)은 진핵세포를 보유한 미생물의 일종으로 자연에 널리 분포되어 있는 진핵동물로서 효모, 사상균, 버섯 등이 이에 속함

(1) 진균의 증식

부생성(saprophyte), 기생성(parasite), 공생성(mutualism)의 3가지 방법으로 증식

진균의 생식 - 유성생식(sexual reproduction)과 무성생식(asexual reproduction)

(2) 진균의 분류

조균류 - 난균류(oomycetes), 접합균류(zygomycetes)

순정균류 - 자낭균류(ascomycotina), 담자균류(basidiomycotina),
불완전 균류(deuteromycotina, fungi imperfecti)

2) 원생동물의 종류

원생동물은 형태와 운동기관의 방법 등에 따른 4가지로 분류

① 근족충류(rhizopoda)

② 포자충류(sporozoa)

③ 편모충류(flagellata)

④ 섬모충류(ciliata)

3) 리케차(rickettsia) - 리케츠(howard taylor ricketts)에 의해 발견

발병되는 질병 - 발진티푸스, 록키산홍반열, 큐열

4) 클라미디아(chlamydia)

질병을 일으키는 병원성은 앵무새병(psittacosis),
성병성림프육아종증(lympogranuloma venereum), 트라코마(trachoma),
비임균성 요도염(nongonococcal urethritis)

Quiz

1. 진핵동물로서 효모, 사상균, 버섯 등에 나타나는 것은?

① 비임균성 요도염(nongonococcal urethritis)
② 진균(fungi)
③ 편모충류(flagellata)
④ 리케차(rickettsia)
⑤ 앵무새병(psittacosis)

정답: 2
해설: 진균(fungi)은 진핵세포를 보유한 미생물의 일종으로 자연에 널리 분포되어 있는 진핵동물로서 효모, 사상균, 버섯 등이 이에 속한다.

2. 다음 중 원생동물의 종류가 아닌 것은?

① 근족충류(rhizopoda)
② 포자충류(sporozoa)
③ 편모충류(flagellata)
④ 섬모충류(ciliata)
⑤ 자낭균류(ascomycotina)

정답: 5
해설: 자낭균류(ascomycotina)는 진균(fungi)의 분류 중 하나이다.

3. 다음 중 클라미디아(chlamydia)의 질병을 일으키는 것이 아닌 것은?

① 앵무새병(psittacosis)
② 트라코마(trachoma)
③ 성병성림프육아종증(lympogranuloma venereum)
④ 큐열(Q fever)
⑤ 비임균성 요도염(nongonococcal urethritis)

정답: 4
해설: 큐열(Q fever)은 호주의 1937년 데리크(derrick)에 의해 퀸스랜드에서 처음 발견된 것으로 리케차의 질병의 분류이다.

1-3 미생물의 증식

1) 세균의 증식

세균의 원형질 증식(growth)은 세균 수가 증가되는 것으로 성장 과정은 새로운 세포를 만들기 위해 필요한 영양소와 환경 조건이 조성되어야 하며, 이로 인해 증식되는 세균의 이분열은 세포가 그들의 유전자를 복제하여 새로운 세포벽과 세포질 막을 형성하게 된다. 또한, 세균은 종에 따라 환경과 영양의 공급이 다르며, 특정한 환경,요인에 의해서 크게 규제를 받는다.

환경의 요건에 따른 인자로 온도, pH, 수분, 방사선, 가스 등에 따라 다르며, 온도에 따라 호냉성, 호중온성, 오열성 미생물로 구분된다. 따라서 대부분의 유해 미생물은 호기성이지만 세균은 산소 요구에 따라 호기성에서 절대 혐기성까지 매우 다양하다.

한 개의 세균이 둘이 되는 자손세포(daughter)를 만드는 데 걸리는 시간을 2분열로 증식하여 2배가 되기까지를 세대시간(generation time)이라 한다. 이러한 세균은 종류에 따라 달라지지만, 대장균(E.coli)은 세대시간이 약 20분, 고초균(bacillus subtilis)과 포도상규균은 약 30분, 젖산균(streptococcus lactis)은 약 25분, 결핵균(Mycobacterium tuberculosis)은 약 24시간이 소요된다.

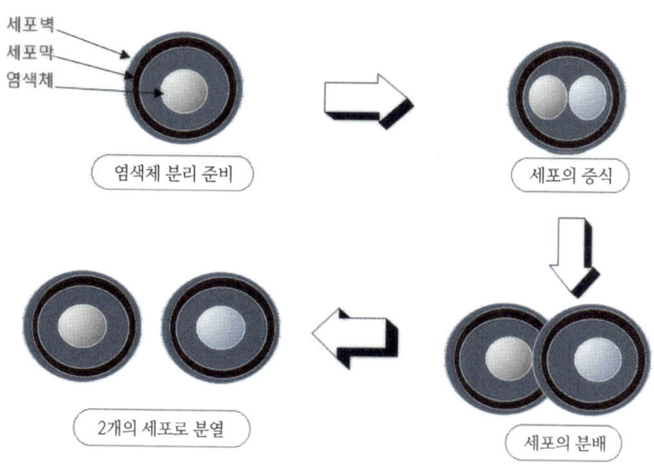

[그림 1-16] 세균의 이분열 증식 과정

2) 세균의 증식 곡선 (The growth cycle)

세균의 증식 곡선은 세균을 용액에 희석한 후 소량을 평판배지(한천배지) 표면에 도말하여 적절한 조건에서 배양하여 시간에 따라 생균 수 측정(viable count)한 것이다. 보통 하루 정도면 육안으로 볼 수 있는 세균덩어리가 생성된다. 이것을 집락(colony)이라 하며, 하나의 세균 세포가 하나의 집락을 형성한 것으로 하나로 시작한 세포가 몇십억 개로 증식한 것을 확인할 수 있다.

세균의 증식 과정을 더 자세히 볼 수 있는 것으로 그래프로 나타낸 것이다. 세균 증식 곡선은 4단계로 유도기 · 대수기(대수 증식기)-정상기(정지기)-사멸기(감소기)로 나누어진다.

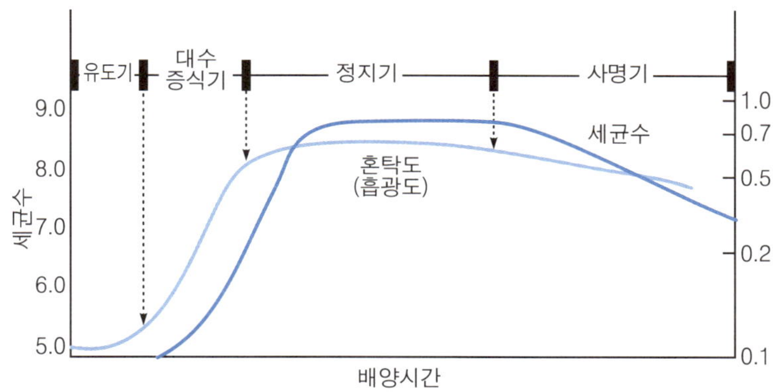

[그림 1-17] 미생물의 증식 곡선

(1) 세균의 증식 4단계

① 유도기(잠복기, induction phase)

유도기는 증식을 위한 준비 단계로 효소대사의 합성과 생소한 환경에 대한 적응 기간을 말하며, 세균은 분열하지 않고 세포 구성 성분이 증가되며 DNA와 세포 분열에 필요한 효소들이 증식을 준비한다. 이 시기는 접종균의 상태나 배지 조건에 따라 달라지며, 물질대사가 활발할 때는 유도기가 짧아지고 그렇지 못할 때는 길어질 수밖에 없다.

② 대수기(대수 증식기, exponentinal phase)

세균들이 환경에 적응하여 신진대사가 활발해져 이분열이 일어나고, 세균의 증식이 기하급수적으로 증가한다. 이 시기는 증식 곡선상에서 일직선인 상승되며, 물리 ·화학적 성상 등이 가장 왕성한 시기이다. 소독, 멸균, 화학요법, 기타 제제에 대한 감수성이 높고 특히 원핵세포가 진핵세포보다 증식이 빠르게 나타난다.

③ 정상기(정지기, stationary phase)

정상기는 세균 수가 최대로 증가하여 배지의 독성물과 대사산물이 축적되어 pH가 변화되어 성장이 멈추는 시기이다. 즉 대수 증식기에서 세균이 왕성하게 증식하여 영양분의 소실, 부족, 노폐물의 축적 등으로 세균으로 분열 속도가 저하되고 일부 세균이 사멸하게 되어 정지에 이르게 된다. 이때 증가 균 수와 사멸균 수는 평형을 이루며 증식률이 '0'이 된다.

④ 사멸기(감소기, death phase)

배양 시험관 내의 영양물질이 소모되고 대사산물이 축적되어 산소분압이 낮아져 세균이 사멸해 가는 시기로 보통 지수적 성장보다는 더 느리게 진행되는데 수일 또는 수개월 동안 세포들이 유지되기도 한다. 그러나 새로운 배양액을 보충하면 증식이 가능하다.

(2) 세균 수의 측정법

세균 수의 측정법은 크게 2가지로 나뉘어 전 균 수를 측정하는 방법과 생균 수를 측정하는 방법이 있다. 전 균 수를 측정하는 방법은 균수 계산판법, 비탁법, 중량법, 생균 수 측정법은 한 개의 세균이 한 개의 집락을 만든다는 가정 아래 세균 수를 측정하는 방법인 혼합희석평판배양법, 평판도말법, 박막 필름(membrane filter)법 등이 있다.

① 균수 계산판법

세균용 계산 판에 균 액을 한 방울을 일정한 구획 내의 세균을 현미경을 보면서 계산하는 방법으로 400배로 검경하며, 생균, 사균을 포함해 측정하는 방법이다. 현미경 대신해 쿨터 계수기(coulter counter)를 이용하여 측정할 수 있다.

② **비탁법**

균액의 혼탁도에 따라 균수를 측정하는 방법이다. 효모나 세균을 균체가 균일하게 현탁 되는 것으로 흡광도와 균체량 사이에 직선 관계가 인정되기 때문에 분광광도계(spectrophotometer)를 사용하여 탁도를 측정함으로써 균체량을 산출할 수 있다.

③ **중량법**

세균 하나의 무게를 9~10mg으로 하고 균 전체의 무게를 측정하여 세균의 수를 측정하는 방법이다.

④ **혼합희석평판배양법**

균액을 10배 단계로 희석하여 일정량을 43~45℃로 보온으로 배양하여 발생한 집락 수에 의해 생균 수를 계산하는 방식이다. 이 방법은 결과가 나올 때까지 오랜 시간이 걸리는 것이 흠이다.

⑤ **평판도말법**

한천평판을 사용하여 희석한 균 액의 일정량을 균등하게 도말한 다음 배양하여 집락 수에 생균수를 계산하는 방식이다.

⑥ **정밀 여과막**(membrane filter)

세균을 통과시키지 않고 이용하는 생균 수을 측정하는 방법으로 균 수가 적은 재료의 균 수를 측정할 때 사용하며 해수, 음료수 등의 수질검사로 세균 수를 구할 때 사용한다.

3) 미생물 증식에 영향을 미치는 환경 요인

미생물은 생활에 적합한 환경에 따라 세균이 성장하기 위해서는 영양소 외에 주어진 환경 요인이 세균에 따라 다르며 다양하게 고려된다. 즉 인위적으로 특정 미생물에게 적합한 환경을 만들어 세균이 왕성하게 증식시켜 유익하게 이용할 수 있으며, 병원균의 증식을 억제하거나 사멸하는 조건을 이용할 수 있다. 방부, 살균의 목적을 효율적으로 사용할 수 있는 화학적, 물리적, 생리적 요인으로 다음과 같다.

- 화학적 요인: 물, pH, 산소, 식염, 화학물질 등
- 물리적 요인: 온도, 압력 삼투압, 광선 등
- 생물적 요인: 공생 관계, 길항(拮抗) 등

(1) 온도

온도는 미생물의 증식과 사멸에 있어 매우 중요한 요인으로 미생물 증식 및 생존 가능한 온도 범위는 보통 0℃~70℃이지만 저온도(-10℃)와 고온도(100℃)에서도 서식하는 균이 존재한다. 미생물이 증식하기 좋은 적절 온도를 최적 발육온도라 하며, 단시간 내에 세대시간을 활용하여 최대 증식률을 이룰 수 있는 온도를 말한다. 최고 온도는 사멸을 초래하며, 최저온도는 신진대사가 이루어지지 않는 것으로 정지된 상태를 말한다. 또한, 해수균은 저온균, 온천에 사는 고온균, 인체 병원균의 대부분을 차지하는 중온균 등으로 미생물 증식에 필요한 환경과 온도는 밀접한 관계가 있다. (표 1-5)

[표 1-5] 증식에 적합한 온도에 따른 세균 분류

분류	온도 범위	세균의 예
고온균	40~100℃	Bacillus stearothermophilus Bacillus coagulans
중온균	20~40℃	Escherichia coli Haemophilus influenzae Staphylococcus aureus Neisseria gonorrhoreae
저온균	-10~20℃	Bacillus globisporus Micrococcus cryophilus

(2) 산소

미생물이 증식하기 위해서는 미생물의 종류에 따라 다르며, 산소의 농도와 산소 유, 무에 따라 다음과 같이 5가지로 구분된다.

① 절대호기성균(obligate aerobes)

무(無)산소로 증식하기 어려운 세균은 호기성 호흡을 통해 에너지를 얻는다. 대기 산소분압은 약 21%의 산소에서 증식하며, 산소 분압이 대기보다 높아도 잘 견딜 수 있는 것이 특징이다.

② 절대혐기성균(obligate anaerobes)

무(無)산소로 존재하며, 발효 또는 혐기적 호흡(嫌氣的呼吸)에 의한 에너지를 공급받는다. 이러한 세균에서 산소는 효소를 파괴하거나 독성물질을 생성하여 세균 증식을 저해한다. 대표적으로 탄저균과 가스괴저균이 있다.

③ 통성혐기성균(facultative anaerobes)

산소의 존재와 상관없이 증식하는 것으로 장내세균이 이에 속한다. 이들 중 산소가 있을 때 더 빨리 증식되며, 대장균과 포도상구균이 대표적이다.

④ 산소내성 혐기성균(microaerophiles)

산소가 있어도 살지만 이를 이용하지 못하며, 발효에 의해서만 에너지를 생성하는 균이다.

⑤ 미호기성균(microaerophiles)

정상적인 산소 분압에서 견디질 못하고 대기 수준보다 낮은 5% 정도의 산소가 있는 조건에서 잘 자란다. 고농도의 산소는 독소로 작용한다.

(3) 물

미생물이 증식하기 위해서는 수분이 필요한 존재이다. 세균의 균체 성분 중 75~85%가 수분으로 이루어진 세포로 물이 세포 화학적 성분에 용매이며, 효소작용을 한다. 또한, 세포 외부 일정량의 수분은 영양소와 세포 증식에 필요한 요인이다.

물은 식품에 미생물 부패를 일으켜 식중독 등 해로운 균이 양산되기도 한다. 따라서 식품을 용기에 담아 밀봉 후 식품에 미생물이 활성화되는지 식품 용기 내의 상대습도를 조절하여 평형을 유지한다. 이를 평형상대습도, 수분활성(water activity)이라 하며, Aw로 표시한다.(표 1-6)

[표 1-6] 부패 미생물 증식 가능 최저 Aw

미생물	최저 Aw
세균	0.91
효모	0.88
곰팡이	0.80
호염 세균	0.75
내건성 곰팡이	0.65
내압 효모	0.60

(4) 수소이온 농도

세균이 최대한 성장할 수 있도록 수소이온 농도를 맞추어야 한다. 일반적으로 병원성 미생물은 pH가 중성인 6.5~7.5와 사람 혈액의 pH 7.4에서도 증식이 잘 된다. pH 5.0 이하의 산성과 pH 8.5 이상의 알칼리성에서 증식이 억제되어 염기성에서는 사멸된다.

(5) 삼투압

미생물은 견고한 세포막이 형성되며, 내부의 침투 농도와 이온 농도를 조절하는 능력이 있다. 세균의 증식 조건에서 염과 당분 중 염은 고농도의 염도를 요구하는 세균을 호염성 세균이라 한다. 당분의 농도가 높으면 미생물로부터 수분이 빠져나와 원형질 분리 현상으로 미생물이 사멸된다. 절임, 잼 등은 삼투압(osmotic pressure)을 이용한 미생물의 증식 억제시켜 일상생활에서 많이 사용된다.

[표 1-7] 세균 증식에 적합한 염농도와 세균의 예

분류	허용되는 염농도(%)	세균의 예
초호염균	5~36	Halococcus morrhuae
호염균	2~25	Vibrio costicolus
바다 호염균	0.2~5	Vibrio parahemolyticus
비호염균	0~4	Escheichia coli

(6) 이산화탄소

모든 세균 증식에 필요한 이산화탄소(CO_2)는 임균(Neisseria gonorrhoeae), 용혈성 사슬알균(hemolytic streptococcus) 등과 같이 일부 세균은 CO_2 농도 3~10%에서 더 잘 형성하는 것이 혐기성균의 특징이다.

(7) 영양소

미생물은 에너지 생산 요구와 생합성 능력이 다르다. 대부분의 병원성 미생물은 화학반응 에너지를 이용하여 화학 합성계 세균(chemotrophy)과 비생산의 숙주세포의 에너지를 이용하는 기생영양증 세균(paratrophy)으로 나뉜다. 이처럼 미생물을 최상으로 증식시키기 위해서는 세포의 생합성에 필요한 물질을 부여하는데 이러한 물질을 영양소라고 한다.

Learning Point

1. 미생물의 증식 과정

1) 세균의 증식
세균의 원형질 증식(growth)은 세균 수가 증가되는 것으로 성장 과정은 새로운 세포를 만들어 필요한 영양소와 환경 조건(온도, pH, 수분, 방사선, 가스 등)이 조성되어야 함.

2) 세균의 증식 곡선 4단계
유도기 – 대수기(대수증식기) – 정상기(정지기) – 사멸기(감소기)

3) 세균 수의 측정법
세균 수의 측정법은 크게 2가지로 나뉘어 전균 수를 측정하는 방법과 생균 수를 측정하는 방법

4) 미생물 증식에 영향을 미치는 환경 요인
미생물은 생활에 적합한 환경에 따라 세균이 성장하기 위해서 영양소 외에 주어진 환경 요인으로 세균에 따라 다르며 다양하게 고려해야 함.

- 화학적 요인: 물, pH, 산소, 식염, 화학물질 등
- 물리적 요인: 온도, 압력 삼투압, 광선 등
- 생리적 요인: 공생 관계, 길항 등

Quiz

1. 다음 중 세균 증식 4단계가 아닌 것은?

① 유도기
② 대수기(대수 증식기)
③ 정상기(정지기)
④ 사멸기(감소기)
⑤ 정착기

정답: 5
해설: 세균 증식 4단계: 유도기- 대수기- 정상기- 사멸기이다.

2. 미생물 증식에 영향을 미치는 화학적 요인인 것은?

① 물
② 온도
③ 길항
④ 압력
⑤ 광선

정답: 1
해설: 화학적 요인은 물, pH, 산소, 식염, 화학물질 등이 있다.

3. 산소의 존재와 상관없이 증식하는 것은?

① 절대호기성균(obligate aerobes)
② 절대혐기성균(obligate anaerobes)
③ 통성혐기성균(facultative anaerobes)
④ 산소내성 혐기성균(microaerophiles)
⑤ 미호기성균(microaerophiles)

정답: 3
해설: 통성혐기성균(facultative anaerobes)은 장내세균이 이에 속하며 대표적으로 대장균, 포도상구균 등이 있다.

미용실-네일숍 유해물질 노출 위험

미용실과 네일숍이 병원균과 유해 화학물질에 노출돼 있다는 조사 결과가 나왔다.

미국 럿거스 대학 연구팀이 뉴저지 지역 미용실과 네일숍 이용자를 조사한 결과, 절반 이상이 진균성 피부질환 증상을 보였다. 특히 연간 3회 이상 이용한 사람들은 그 증세가 두드러졌으며, 네일숍 이용자들은 호흡기 질환을 호소하는 경우가 많았다.

조사에 따르면 업소에서 제대로 소독하지 않고 재사용된 도구 때문에 이용자들이 박테리아, 곰팡이, 바이러스 등 병원균에 노출될 가능성이 높았으며, 여기엔 B, C형 간염도 포함된 것으로 밝혀졌다.

그밖에 업소의 탁한 공기로 인한 호흡기 질환이나 포름알데히드 같은 화학물질이 유발하는 알레르기 등도 위험 요소로 꼽혔다.

연구진은 업소 이용 시 헤어 스타일리스트나 네일 아티스트에게 사용된 제품의 화학 성분에 대해서 문의하고, 도구 소독이나 업장의 환기를 철저히 하는지 체크해 보라고 권고했다.

출처: 코메디닷컴, 이용재 기자(2017-12-15)
http://kormedi.co

기사를 읽고 생각해 봅시다.

CHAPTER 2

소독과 멸균

학습목표

- 소독과 멸균의 역할에 대한 이해
- 소독과 멸균의 용어에 대한 이해
- 소독제의 종류와 특징에 대한 이해

CHAPTER 2. 소독과 멸균

2-1 소독과 멸균

1) 개요

다양한 미생물들은 사람과 일상생활에 공존 관계로 많은 고리로 연결되어 있다. 이 미생물들은 자연환경이나 인위적인 배양으로 잘 성장하여 실질적인 생활에 유익하게 응용할 수 있다. 하지만 병원성 미생물처럼 사람에게 해를 입히는 미생물은 죽이거나 성장을 억제하여 더 이상 질병을 일으키지 못하도록 할 수 있는 것이 소독과 멸균 방법이다.

전 세계적으로 병원성 미생물은 많은 이들에게 질병과 사망률을 증대시켜 막대한 영향을 입게 하였으며, 오늘날 여전히 그 영향을 받아 다른 형태의 병원성 미생물로 강력한 변종을 만들어 또 다른 질병을 일으키고 있다. 이처럼 우리를 위협하는 병원성 미생물로부터 보호하기 위해서는 소독과 멸균이 얼마나 중요한지를 인식할 수 있다.

소독(disinfection)과 멸균(sterilization) 이전에 미생물에 대한 세밀한 검사 연구로 감염과 오염을 방지할 수 있는지 먼저 파악하는 것이 중요하다. 즉 병원성 미생물의 전파 방법이 직 · 간접인지, 혹은 소화기계. 호흡기계, 피부질환 등을 파악하고, 외부에 대한 저항력과 병원성 균의 특성에 따라 소독과 멸균 방법이 달라지기 때문에 미리 파악하여 적절한 방법을 선택할 수 있다.

[표 2-1] 멸균 · 소독 개념

살 균 법	미생물	범위
멸 균	병원성 및 비병원성균	아포사멸
소 독	병원성균	영양세포

소독과 멸균은 다양한 물리적, 화학적 소독 방법을 이용하여 미생물을 죽이는 살균작용(bactericidal action)으로 감염관리의 일반 지침으로 널리 이용되는 방법이며, 그 강도에 따라 소독(disinfection)과 멸균으로 구분할 수 있다. 이처럼 소독과 멸균법은 적용 시간과 양에 따라 효과가 나타나며, 적절하게 사용하면 효과성을 상승시킬 수 있고 비용 또한 절감하게 된다. 반대로 잘못된 적용으로 오히려 비용 낭비, 환경오염, 인체의 감염 등을 일으킬 수 있는 문제를 초래할 수 있다.

그러므로 소독과 멸균은 시행하기 전에 상황에 따라 멸균이 필요한지 소독이 필요한지를 적절한 방법을 선택하여 사용하여야 한다. 소독과 멸균 방법을 올바르게 사용하여 감염을 예방하고 미용업 종사자와 고객의 건강을 지키며, 병원성 미생물로부터 오는 질환을 보호할 수 있다.

2) 용어 정의

(1) 소독(disinfection)

소독(disinfection)은 멸균보다 살균력이 약하며, 병원성 미생물의 생활력을 파괴하여 감염력을 없애서 위험성을 제거하거나 최소화하는 것을 뜻한다. 예를 들면 우유를 멸균시키는 것이 아니라 소독 처리하여 우유의 병원성 균만 사멸시키고 비병원성 균, 즉 유해균만 남아 있음을 의미한다.

소독제(disinfectants)는 무생물의 소독에 주로 사용하는 화학적인 방법을 의미한다. 소독 효과는 미생물 오염의 종류, 수준, 소독제의 활성도, 접촉 시간, 소독제의 작용을 감소시키는 유기물과 오염 등에 대해 영향을 받는다.

(2) 멸균(sterilization)

멸균(sterilization)은 물리적인 방법으로 미생물 일체를 사멸시키는 방법으로 영양세포와 아포균까지 멸살시킨다. 멸균제는 소독제가 되지만 소독제가 반드시 멸균제가 될 수는 없다.

(3) 정균작용(bacteriostasis)

정균작용(bacteriostasis)은 세균 증식을 저지하는 작용으로 미생물이 활동하는 환경이 악화되어 증식 정지 또는 제안된 경우와 발육이 정지된 경우를 말한다.

(4) 방부(preservatives)

방부(preservatives)는 약한 살균력을 말하며 병원성 미생물 증식과 그 작용을 제지및 정지시키는 것을 말하며, 즉 정균작용을 하는 물질로서 방부제가 이에 속한다. 특히 음식물의 부패, 발효 등을 방지하도록 하는 것을 말한다.

(5) 무균(asepsis)

무균(asepsis)은 미생물이 전혀 존재하지 않는 것으로 미생물이 저장소로부터 감수성이 있는 숙주로 전파되는 것을 바로 차단하는 방법이다. 이런 환경을 조성한 시설을 무균실이라 하며, 감염률을 감소시키고자 할 때 기본적으로 사용되는 방법이다.

(6) 위생(hygiene)

위생(hygiene)은 국민의 건강을 보전·증진을 도모하고 질병 예방·치유를 말한다. 일상의 삶을 저해하거나 해롭게 하는 질병을 미리 예방하여 지키는 것이 위생이다. 이는 개인·공중·식품·환경위생 등으로 분류되며, 다양한 대책, 감염병 예방, 모자보건, 불량식품 단속 등 범위가 넓은 것으로 주로 국가나 지방자치단체가 하며, 각 시·군에 보건소를 두어 관리하고 있다. 미용 위생은 개인·공중·환경위생이 고객과 밀접한 관계로 매우 중요하다. 특히 공중위생관리법에 적용받는 미용 위생은 개인뿐만 아니라 국민의 건강을 위해 최선을 다하여야 한다.

(7) 아포(spore)

아포(spore)는 세균이 분리한 환경에 노출되면 생성한다. 아포는 휴지(dormancy) 상태 후 다시 환경이 호전될 때까지의 신진대사를 할 수 있는 에너지를 최소의 요소만 가진다. 아포가 유리한 환경에 조성되면 다시 정상적으로 증식하기 때문에 아포를 완전히 사멸시켜야 재발을 방지할 수 있다.

(8) 오염 제거(sterilization)

오염 제거(sterilization)는 소독과 비슷한 개념이지만, 더 넓은 의미의 범위를 포함한다. 즉 오염의 성질, 오염의 형태와 양, 수질, 세제의 형태와 농도, 산성도, 오염 제거 시간 등을 고려하여, 미생물뿐만 아니라 오염의 독성과 불활성화까지 포함한 개념을 말한다.

(9) 수증기(vapor)

수증기(vapor)는 기체로서 수증기와 알코올의 증기처럼 상온에서 액체 또는 고체인 물질이 기체 상태로 머무는 것을 말한다. 즉 물 분자가 끓는점 100℃ 이상에서 수증기인 기체 상태를 말하며, 이것이 살균작용으로 높은 온도에서 병원성 미생물을 사멸시킨다.

(10) 세척(cleaning)

세척(cleaning)은 물, 세척제, 기계적 행위를 통해 유기·오염물을 제거하는 것으로 미생물을 죽이기보다는 수를 줄이는 방법이다. 특히 오염물질을 제거하는 과정 중 기초 단계로 미용 도구 세척은 매우 중요하다. 종류에 따라 세척 방법이 다르며, 손상을 줄 수 있는 도구는 마른 천으로 닦아 내는 것이 좋다.

(11) 진공(vacuum)

진공(vacuum)은 일정한 공간에 공기 또는 가스 등의 어떠한 물질이 전혀 없는 것을 절대 진공이라 한다. 하지만 실제는 완전한 진공을 만들기는 어렵지만, 음식을 미생물로부터 보호하기 위해서 진공 상태의 포장을 일상생활에서 많이 사용한다.

(12) 잔존자(a survivor)

잔존자(a survivor)는 미생물이 살균작용을 받았을 때 일정 시간이 경과 후에도 사멸되지 않고 남아 있는 미생물을 잔존자라 한다. 이러한 잔존자는 살균제의 작용이 약해지거나 증식하기 좋은 환경이 되면 다시 살아날 수 있다.

(13) 가열살균(sterilization)

가열살균(sterilization)은 미생물을 가열하여 사멸하는 방법으로 주로 식품 보존할 때 사용되며, 그 내열성은 미생물을 종에 따라 다르다. 즉 식품 성분과 환경 조건에 따라 내열성에 영향을 받으며, 건열과 습열에 따라서 저항력도 달라진다.

가열살균 처리는 미생물, 식품, 용기, 장치, 포장재료 등의 온도를 상승시켜 미생물을 사멸시켜 단시간 유지한다. 또한, 식품의 가열살균 처리는 100℃ 이하에서 행하는 저온과 100℃ 이상의 고온으로 나뉘며, 효율성이 좋은 살균 기술로 보급되고 있다.

(14) 살균제(germicide or bacteriocidal agents)

사람에게는 독성이 없는 것으로 인체 유해균을 파괴 및 죽이는 약제를 말하며, 방부제(Antiseptics)라고 한다.

Learning Point

1. 소독과 멸균의 개요

1) 개요

사람에게 해를 입히는 미생물은 죽이거나 성장을 억제시켜 더 이상 질병을 일으키지 못하도록 할 수 있는 것이 소독과 멸균임.

2) 용어정의

소독(disinfection)
멸균(sterilization)
정균작용(bacteriostasis)
방부(preservatives)
무균(asepsis)
위생(hygiene)
아포(spore)
오염 제거(sterilization)
수증기(vapor)
세척(cleaning)
진공(vacuum),
잔존자(a survivor)
가열살균(sterilization)
살균제(germicide or bacteriocidal agents)

Quiz

1. 미생물의 활동 증식이 정지, 혹은 극도로 제한된 경우를 말하는 것은?

① 세척(cleaning)
② 살균작용(bactericidal action)
③ 잔존자(a survivor)
④ 가열살균(sterilization)
⑤ 정균작용(bacteriostasis)

정답: 5
해설: 정균작용(bacteriostasis)은 미생물이 활동하는 환경이 악화되어 증식을 정지하거나 극도로 제안, 발육이 정지된다.

2. 건강의 보전, 증진과 질병을 예방하기 위해 가장 필요한 것은?

① 소독과 멸균
② 손 씻기
③ 세척(cleaning)
④ 정균작용(bacteriostasis)
⑤ 아포(spore)와 소독

정답: 1
해설: 소독과 멸균은 감염관리의 일반 지침으로 널리 이용되는 방법이다.

3. 강한 살균력으로 병원성과 비병원성의 미생물뿐만 아니라 아포(Spore)까지도 멸살시키는 것은?

① 소독 또는 멸균
② 멸균(sterilization)
③ 세척(cleaning)
④ 소독(disinfection)
⑤ 방부(preservatives)

정답: 2
해설: 멸균(sterilization)은 물리적인 방법으로 미생물 일체의 종류를 사멸시키는 방법으로 영양세포와 아포균까지도 멸살시킨다.

2-2 소독법

1) 소독제의 작용기전

다양한 소독제의 작용기전(Mechanism of Action)으로 병원성 미생물을 소독 과정을 거쳐 나타내는 효과성의 현상과 원인을 파악하는 것이다. 즉 병원성 미생물을 상실 또는 사멸을 통해 의도된 용도에 맞게 작용 범위에 따라 분류하여 소독제를 효율적으로 사용하는 것이 목적이다.

(1) 다양한 소독제의 작용기전

소독제의 종류에 따라 미생물을 사멸시켜 살균작용을 하는 소독제(germicides), 바이러스를 사멸시키는 바이러스 박멸제(virucides), 조류를 사멸시키는 조류 제거제(algicides), 세균을 사멸시키는 살균제(bactericides) 균류를 사멸시키는 진균 살균제(fungicides)등 소독의 역할을 한다. 따라서 소독제는 용도에 맞게 잘 선택하여야 시간과 경제적 낭비를 줄일 수 있으며 감염을 예방할 수 있다.

소독제 종류에 따른 소독제의 작용기전은 다양한 현상으로 작용하며, 다음과 같다.

① 단백질 응고와 변성을 통해 세포의 기능을 방해하여 소독 효과를 내며, 알코올(alcohol), 페놀류(phenol), 알데히드류(aldehyde), 이소프로판올(isopropanol), 포르말린(formalin) 등이 있다.

② 산화로 인해 세포의 기능을 방해하여 소독 효과를 내며, 할로겐 화합물(interhalogen compounds), 과산화수소(hydrogen peroxide), 과망간산칼륨(potassium permanganate), 요오드(Iodine), 오존(ozone) 등이 있다.

③ 원형질 중 단백질과 결합해 세포의 기능을 방해하여 소독 효과를 내며, 승홍(corrosive sublimate), 옥시시안화수은(Mercuric Oxycyanide) 등이 있다.

④ 세포벽과 세포질 막을 파괴해 세포의 기능을 방해하여 소독 효과를 내며, 계면활성제(surfactant), 클로르헥시딘(chlorhexidine) 등이 있다.

⑤ 미생물의 효소계 가운데 활성화된 효소를 저해하여 세포의 기능을 방해하여 소독 효과를 내며 색소류(acrinol), 양성비누, 붕산, 머큐로크롬(Merbromin) 등이 있다.

⑥ 고농도의 알코올, 염류, 당류용액 등은 세포의 삼투압 변화를 일으켜 세포 내 수분을 탈수작용(脫水作用)하여 세균 세포의 발육을 억제한다.

⑦ 질산은 용액, 머큐로크롬(Merbromin), 승홍(corrosive sublimate) 등은 중금속염의 형성 작용하며, 강산, 강알칼리, 열탕수 등은 가수분해(hydrolysis) 작용을 한다.

위의 소독제의 작용기전은 소독제 농도 증가와 시간에 따라 다르다. 세균 발육을 억제하는 정균작용과 미생물을 파괴하는 살균작용까지 다양한 용도에 맞추어 일정한 농도 희석과 시간을 지켜야 한다.

2) 소독제의 조건과 소독 효과의 평가

소독은 미생물 증식이 쉬운 환경적 요건(영양소, 온도, 습도, pH, 산소)을 변화시켜 미생물 감염력을 없애 준다. 다만 예외의 미생물이 존재해 아포, 결핵균, 세균 등과 비병원성 미생물은 살아남을 수 있다. 그러므로 소독약은 화학적 특성을 파악하여 목적에 맞게 사용하며, 인체에 해를 미치지 않도록 장갑, 마스크 등을 사용한다.

(1) 소독제의 조건

다양한 소독제는 아래와 같은 조건을 충족시키는 소독제를 선택하여야 한다.

① 강한 살균작용 확인

② 높은 석탄산 계수(phenol coefficient)를 확인

③ 안전성과 안정성이 있는 것을 확인

④ 용해성이 높은 것을 확인

⑤ 고등동물 조직에 대한 독성이 낮은 것을 확인

⑥ 부식성과 무표백성 확인

⑦ 침투력이 강한 것을 확인

⑧ 방취(防臭)력 있는 것을 확인

⑨ 경제적이고 사용이 편리한 것을 확인

(2) 소독 효과의 평가

소독 효과를 평가하는 가장 대표적인 방법은 페놀(phenol)의 살균력을 기준으로 한 석탄산 계수(phenol coefficient)를 통해 주로 평가한다. 석탄산 계수란 소독약과 석탄산을 단계별로 농도와 시간을 표시하는 것을 말하며, 살균력을 비교하는 표준이다.

예를 들면 시험 균주에 따라 5분간 균이 사멸되지 않아도 시간이 지나면서 완전히 사멸된다. 따라서 용도에 맞게 소독약과 석탄산의 최저 농도의 비율, 일정한 온도·시간을 지켜야 한다. 석탄산과 소독약의 희석 배수로 나눈 비율은 아래와 같다.

석탄산 계수 = 소독약의 최대희석배수(10분간 사멸) / 석탄산의 최대희석배수(10분간 사멸)

[표 2-2] 석탄산 계수 측정법

소독약	희석 배수	작용 시간(분)				
		2.5	5.0	10.0	12.5	15
석탄산	40×	+	-	-	-	-
	50×	+	+	-	-	-
	60×	+	+	+	-	-
A실험 소독약	500×	+	+	-	-	-
	550×	+	+	+	-	-
	600×	+	+	+	+	-
B실험 소독약	150×	+	-	-	-	-
	200×	+	+	-	-	-
	250×	+	+	+	-	-

(+: 실험균주생존, -: 실험균주사멸)

ex) A 실험: 소독제의 석탄산 계수 = $\frac{500}{50}$ = 10, B 실험: 소독제의 석탄산 계수 = $\frac{200}{50}$ = 4

⋆ A와 B는 각각 석탄산(phenol)보다 10배, 4배의 살균력이 강한 것을 의미

석탄산 계수는 소독제의 살균력을 비교한 양적인 표시로서 석탄산 계수 1.0은 석탄산 계수가 같은 살균력을 말하며, 이것이 클수록 살균력이 강한 것을 의미한다. 즉 석탄산 계수가 3.0이면 석탄산보다 살균력이 3배 강하며, 석탄산 계수가 1.0보다 작은 0.5는 석탄산의 살균력이 반만 작용한다. 또한, 소독의 효과성을 높이기 위해서는 빛, 온도, 물, 농도 조절, 일정 시간 등을 숙지하면 감염병 예방에 효과를 높일 수 있다.

소독의 효과 요인은 다음과 같다.

① 빛

빛은 파동과 에너지를 가지는 물질로 다양한 빛을 지닌 방사선, 자외선, 가시광선, 적외선, 전파로 나눈다. 에너지는 파장에 반비례이므로 파장이 적은 자외선·방사선은 강한 살균력을 보여 소독에 사용된다.

② 온도

온도를 이용해 미생물을 사멸하며 고·저온으로 나뉜다. 저온보다 시간 절약과 효과가 빠른 고온은 건 · 습열 방법을 주로 사용하는데 온도가 미생물 내부에 침투하여 사멸시키기 때문에 미생물 종에 따라 방법이 달라진다. 습열은 수증기를 통해 수분으로 단백질을 변형시켜 침투하는 방법으로 건열보다 살균작용이 더 빠를 수 있다.

③ 물

소독약은 건조된 상태에서는 반응이 없어 수분은 소독에 있어 중요한 역할을 한다. 습한 환경에 주로 증식하는 균은 물을 소독약에 희석하여 균체에 접촉한 이후에 균 막을 통하여 용해(溶解)작용으로 단백질을 변성시킨다.

④ 농도 조절

소독에 있어 화학적 소독제의 농도는 매우 중요하다. 소독약 농도가 높을수록 소독 작용은 높지만, 어느 시점에서는 오히려 소독 효과가 떨어지게 되며, 소독의 대상물(금속, 직물, 플라스틱 등)이 부식될 수 있다.

에탄올 10~75% 농도는 단계별로 높을수록 소독 효과가 높지만, 90% 이상은 오히려 소독 효과가 감소되었다. 살균력이 가장 높은 것은 에탄올 70~75%로 나타났다. 용질의 질량이 무조건 높아야 한다는 것은 성립되지 않으며, 오히려 과도한 에탄올 사용은 인체에 악영향을 줄 수 있다. 미용업 종사자는 작업장에서 다양한 화학적 제품과 잦은 소독제 사용으로 더욱 주의하여야 한다. 적절한 농도를 맞추려면, 용액 100mL 속에 녹아 있는 용질의 질량(g)으로 공식은 아래와 같다.

$$퍼센트(\%)\ 농도 = 용질의\ 질량 / 용액의\ 질량 \times 100$$

예를 들어 에탄올 70% 수용액을 만들 때 에탄올 70g에 물을 섞어 100mL 되게 해 놓은 용액을 말한다.

⑤ 일정 시간

소독에 있어 일정 시간은 중요한 요인이다. 시간을 못 지켰을 때 경제적 손실과 소독 대상물 종류에 따라 손상을 입힐 수 있으며, 소독이 잘 이루어지지 않을 수 있다.

3) 소독제의 종류와 특징

(1) 알코올류

탄소 수(C)가 많을수록 살균력은 상승하며, 작용기전은 균체의 단백질 변성, 지질 용해, 효소 활성화를 억제하여 소독작용을 한다. 에탄올(alcohol)은 70~75%에서 가장 강한 살균력을 보이고, 피부에는 90%의 미생물이 2분 안에 사멸된다. 세균, 결핵균, 리케차, 바이러스에 효과가 있으며, 에탄올은 손, 기구 소독 등에 사용된다. 단점은 아포에 살균력이 약하며, 에탄올이 눈에 들어가면 각막이 손상될 수 있으므로 주의하여야 한다. 이소프로판올(Isopropyl Alcohol)은 에탄올보다 살균력이 조금 더 강하며, 휘발성이 적어 피부에 많이 사용된다.

(2) 석탄산류

① 페놀

페놀(phenol)은 최초 사용된 소독제로 조직에 독성을 보이며, 높은 농도에서 단백질을 응고시키고 세포 융해 등이 나타난다. 페놀 2~5%의 수용액은 기구, 손, 의류, 실험대, 오물 소독 등에 사용되며 혈청 백신 방부에는 0.5% 액을 사용한다. 아포, 바이러스에는 효과가 없지만, 강력한 단백질 변성작용에 의해 소독 효과가 뛰어나다. 주의사항으로 인체에는 사용되지 않으며, 피부에 쉽게 흡수되어 신경독으로 작용하기 때문에 소독 시 장갑을 꼭 착용하여야 한다.

② 크레졸

크레졸(cresol)은 독성이 페놀과 비슷하지만, 소독력은 3배가 더 높다. 크레졸 용액 1~2%는 손과 피부 소독에 사용되며 손상된 피부에는 사용을 금한다. 3~5%는 기구, 천, 객담, 분변 소독 등에 이용된다. 크레졸은 물에 녹지 않고 비누액에 녹기 때문에 크레졸을 넣어 만든 크레오솔(creosol) 비누액으로 사용한다. 세균, 결핵균, 녹농균 등에 소독 효과가 있으며, 아포, 바이러스에는 효과가 없다.

③ 헥실레솔시놀

헥실레솔시놀(hexylresorcinol)은 최대 살균력을 갖는 소독약으로 독성은 낮으나 자극성이 강한 것이 단점이며, 그람양성균에 유효하다. 0.1% 글리세린 수용액 상태로 구강 소독약으로 이용되고 있다.

(3) 알데히드류

① 포르말린

포르말린(formalin)은 강한 살균력으로 아포을 사멸한다. 하지만 눈, 코에 자극과 냄새가 심하며, 핵산, 단백질 결합으로 알킬화(alkylation)하여 미생물을 불활성화시킨다. 주로 1~1.5% 수용액으로 희석하여 실내. 의류, 기구 등에 사용되었으나 발암 위험성 때문에 현재는 거의 사용하지 않는다.

② 글루타르알데히드

글루타르알데히드(gutaraldehyde)는 살균작용이 강하고 세균, 진균, 아포, 바이러스에 살균력이 있으며, 자극이 강하여 포르말린처럼 인체에 사용하지는 않는다. 2% 수용액으로 금속 부식성이 없는 수술기구, 마취용구, 의료기구의 소독에 쓰인다.

(4) 염소 제재

① 염소

액체 염소는 상수와 하수 소독 시 이용되며, 상수도에서는 염소 주입 후 10분 후 잔류 염소가 0.2ppm이 되도록 규정되어 있다. 염소는 수중에서 차아염소산 이온을 방출하여 산화작용과 단백질 변성을 일으켜 소독 효과를 보며, 값이 비교적 저렴한 것이 장점이고 단점으로는 독특한 냄새가 난다.

② 차아염소산나트륨

차아염소산나트륨(sodium hypochlorite)은 강력한 살균작용으로 세균, 진균, 아포, 바이러스, 원충에 유효하며, 자극과 부식성으로 금속제에는 사용하지 않는다. 또한 미생물은 거의 불활성화시켜서 세포를 파괴하고 0.02~0.5%의 농도로 수술실, 의료기구(금속성을 제외), 가구, 배설물, 오염물 등에 사용된다.

③ 표백분

표백분(calcium hypochlorite, 클로르석회, 클로르칼키)은 물속에서 발생기 산소로 소독을 하며 값이 저렴한 것이 장점이며, 음료수나 수영장에서 사용된다. 음료수 소독은 0.2~0.4ppm 정도이다.

④ 클로라민

클로라민(chloramine)은 1~2%의 수용액으로 사용한다. 표백분보다 작용이 약하지만, 안정적이고 자극이 덜하며, 효력의 지속성 때문에 의료기구나 상처 소독에 쓰인다.

(5) 요오드화합물

단백질의 요오드화와 산화에 의해 살균력을 가지며, 피부와 상처에 대해 효과적인 방부제 역할을 한다.

① 요오드팅크

요오드팅크(ildine tincture)는 요오드화칼륨을 에탄올 70%로 용해하여 사용한다. 피부에 자극적이고 심하면 표피박리를 일으켜 피부염증을 유발할 수 있어 주의하고 묽게 사용하도록 한다.

② 요오드 홀

요오드 홀은 요오드와 계면활성제의 결합물로 손의 소독, 기구 등에 사용하는데 각각의 용도별로 10~500배로 아주 작은 소량으로 희석하여 사용한다.

③ 포비돈요오드

포비돈요오드(povidoneiodine)는 고분자인 폴리비닐피롤리딘(polyvinylpyrolidine)과 요오드 결합물로 세포를 산화하여 파괴한다. 주로 10%의 용액을 사용하며, 열상, 화상, 창상의 살균 소독, 수술 도구, 수술 부위에 사용한다.

(6) 산화제

산화제(oxidizing agent)의 살균작용은 혐기성과 호기성 미생물에 효과적이며, 분해 시 발생기 산소가 세포를 산화시켜 광범위하게 사용되고 있다.

① 과산화수소

과산화수소(hydrogen peroxide)는 3% 수용액으로 창상 부위, 혈액, 담즙 등의 칼탈라아제(과산화수소 분해효소, catalase)에 의해 발생하는 산소를 유리시켜 살균작용을 한다. 자극성이 적어 피부 상처나 입안에 사용하며 작용은 완만하나 지속력이 없는 것이 단점이다.

② 과망간산칼륨

과망간산칼륨(potassium permanganate)은 유기물과 작용하여 발생기 산소가 강한 산화제로 살균력을 나타낸다. 0.1~0.5% 수용액으로 요도, 질, 진균, 등의 소독에 사용한다. 구내염에는 0.02~0.05%의 양치액으로 이용하는데 최근에는 잘 사용되지 않는다.

③ 생석회

무기화학물인 생석회(quicklime)는 문제가 많은 AI, 구제역 등 가축의 질병 예방과 확산을 막기 위해 축사나 배설물 소독에 사용된다. 생석회가 물과 반응하여 소석회로 될 때 100℃로 열을 일으키므로 화재나 화상에 주의하여야 한다.

이 열이 발생할 때 물리적 소독과 소석회가 물에 녹으면 강알칼리성 수산화칼슘을 이용한 화학적 소독역할로 이중 소독 효과가 있다. 하지만, 비나 눈이 오거나 산소에 노출되면 소독 효과가 감소한다는 것이 단점이며, 아포에는 소독 효과가 없다.

(7) 계면활성제

계면활성제(surface active agents)는 묽은 용액 속에서 계면에 흡착하여 그 표면장력을 감소시켜 물에 용해되는 것으로 이를 표면활성제라고도 한다. 흔히 쓰는 비누에서 거품이 일으켜 세정력을 넓게 세척되기 위함이다.

① 음성비누

음성비누(anicnic soap, 음이온 계면활성제)는 일반적으로 사용하는 지방산나트륨, 칼륨염의 고형 비누로서 살균력은 약하지만 거품에 의해 2분 이상 손을 씻고 수분을 제거하여 세균을 없기 위해 사용한다.

② 역성비누

역성비누(cationid soap, , 양이온 계면활성제)는 10%의 원액을 실제 사용 시에는 용도에 따라 100~500배로 희석한다. 양성비누는 염화 벤잘코늄(Benzalkonium Chloride), 염화 벤제토늄(benzethonium chloride) 액으로 냄새가 없고 자극이 적어 손 소독으로 사용하며 이·미용실에서 사용하고 있으나 결핵균, 바이러스, 아포, 녹농균에는 효과가 없고 객담 소독에는 적절치 않다. 주로 사용 용도는 식기, 금속기구 정전기방지제, 탈취제, 살균보존제, 상처 부위, 수술 전 피부 소독, 화상, 산부인과, 안과, 비뇨기과, 화장품 등에서 사용한다.

(8) 중금속화합물

수은(Mercury), 은(Silver), 동(copper) 등의 이온(ion)은 각각 단백질과 결합으로 염류 상태의 높은 농도에서 강한 살균력과 정균작용으로 세포의 단백질 응고와 조직을 저해시킨다. 약과 화장품의 보존제로 사용하며 포자에는 효과가 없다.

① 승홍

승홍(mercury bichloride, 염화제이수은)은 가장 넓게 쓰이는 소독제로 1000~5000배로 희석한 용액으로 용도에 따라 사용한다. 승홍 용액은 온도가 높을수록 살균력이 상승한다. 제조 방법은 다음과 같다.

* 승홍 1 / 식염수 1 / 물 1,000의 비율로 희석
* 승홍 0.5g에 물 500cc의 비율로 희석

승홍은 무취 · 무색으로 다른 제품과 혼동을 막기 위해 푹신(fuchsin)으로 첨가하여 색을 내어 사용하는 것이 좋다. 세균은 1분 이내, 대장균, 포도알균은 5~10분에 사멸시킴으로 소독 효과는 높지만, 금속 부식성, 단백질 응고 현상과 이 용액을 마시게 되면 체내에 축적되어 신장염(nephritis)을 일으킬 수 있다.

② 머큐로크롬

머큐로크롬(mercurochrome, 메르브로민 · Merbromin)은 세균의 발육 억제로 제거하여 1~2%의 수용액으로 점막, 피부의 외상에 사용되었다. 1세대 '빨간 약'으로 상처치료제의 만병통치약처럼 사용되었던 대표적인 소독제였다. 지금은 한국·미국의 FDA에서 머큐로크롬이 수은 중독과 알레르기를 일으킬 수 있어 시판이 금지된 상태이며, 현재 한국에서는 베타딘(포비돈요오드)을 대신하고 있다.

③ 질산은

질산은(silver nitrate)의 살균력은 승홍의 25%의 수준이나 독성이 적으며, 0.1~10% 의 용액을 사용 용도에 따라 농도를 맞춘다. 소독 효과는 눈의 결막, 요로 점막, 수렴, 방부, 살균제와 임균에 의한 신생아의 안염 예방에 사용한다.

(9) 산류

① 아세트산

아세트산(acetic acid, 에탄산, 초산)은 조미료로 쓰고 있는 식초 3~5%의 아세트산이 함유되어 있으며, 신맛과 무색을 가진 액체이다. 농도가 5% 이상이면 살균

작용을 하고 그 이하의 농도는 정균작용으로 세균 증식을 억제시킨다. 단점으로는 강한 자극성과 냄새가 난다.

② 안식향산

안식향산(benzoic acid, 벤조산)은 벤조인 고무수지의 약 20%를 함유한다. 무독성으로 음식물 방부제로 많이 사용되며, 0.1%의 용액 농도로 박테리아·진균의 성장을 낮춘다. 또한 염료, 화장품, 플라스틱 등에도 사용된다.

③ 붕산

붕산(boric acid)은 1~5%의 용액을 사용하여 약한 정균작용을 하며, 구강, 찰과상, 안 결막의 세척으로 쓰인다. 피부에 반복 사용하면 체내에 축적될 수 있어 독작용이 일어날 수 있으며, 살균력이 약한 것이 단점이다.

④ 젖산

유기 화합물인 젖산(latic acid)은 무색을 가지며, 아세트산보다 위험성이 저하된다. 젖산은 우유의 발효하여 얻는 것으로, 화장품, 피부 등 인체에 사용되며, 용도에 따라 0.5~%의 용액이 사용된다. 또한 방부제 역할과 세정제, 치즈, 버터밀크, 음료수의 산미제, 주류 발효할 때의 부패 방지용으로 활용도가 다양하다.

(10) 그 외의 소독약

① 클로르헥시딘

클로르헥시딘(Chlorhexidine)은 진균에 유효하며 결핵균, 아포, 바이러스에는 효과가 없다. 피부를 자극이 적으며, 살균, 수술 전 피부 소독, 결막의 세정으로 사용된다. 그러나 귀, 뇌, 척수, 질, 방광, 구강 등의 점막에는 사용해서는 안 된다.

② 아크리놀

아크리놀(acrinol)은 황색 색소로 일반 세균에 유효하며, 수렴성의 쓴맛이 있다. 체액에 의한 효력이 유지되며, 피부병, 피부 점막에 자극성이 적어 국소의 외용 살균제로 많이 쓰인다.

Learning Point

1. 역학

1) 역학의 정의

사람들의 집단 내에서 감염 질환이 발생, 분포, 관리에 관한 연구를 역학

(1) 역학에 사용되는 용어

- 유병률(prevalence)은 집단에서 일어날 수 있는 질병에 걸린 사람들의 비율을 백분율로 정의
- 발병률(incidence)은 질환의 발생이 일정 지역과 기간에 한정하여 질병 발생의 수를 인구비율
- 유행성(epidemic)은 일정기간에 많은 사람들에게 동시에 발생하는 것으로 급속도로 전파
- 범유행성(pandemic)은 세계적으로 널리 전파되는 유행성이 나타날 때
- 보편성 유행(전국적 유행)은 전국적으로 발생하는 것
- 범발성 유행성은 질병이 다른 나라로 전파되는 것
- 풍토병(endemic disease)은 질병이 지속적으로 발생하는 것으로 주변에 한정되어 나타나는 특징과 지방병적 유행
- 산발적(sporadic)인 질병인 경우는 지역과 상관없이 여기저기 흩어져 나타내는 질병
- 집단 감염(outbreak)은 특정 집단에서 보여 지는 질병이 전파

(2) 역학조사

① 감염병 환자 등의 인적사항
② 감염병 환자 등의 발병일 및 발병 장소
③ 감염병의 감염 원인 파악 및 경로
④ 감염병 환자 등에 관한 진료 기록
⑤ 그 밖에 감염병의 원인 규명과 관련된 사항

(3) 질병 발생의 역학적 모형

① 삼각형
② 거미줄형
③ 수레바퀴형

2) 역학과 질병 발생 3요소의 관계

역학의 질병 발생 요인 - 병인요인, 숙주요인, 환경요인

Quiz

1. 감염의 원인을 찾기 위해서는 역학의 역할과 조사내용이 중요하다. 다음 중 해당사항 이 아닌 것은?

① 감염병 환자 등의 인적사항
② 감염병 환자 등의 발병일 및 발병 장소
③ 감염병의 감염 원인 파악 및 경로
④ 감염병 환자, 보호자, 지인 등에 관한 진료 기록
⑤ 그 밖에 감염병의 원인 규명과 관련된 사항

정답: 4
해설: 감염병 환자에 관한 진료 기록만이 조사내용이다.

2. 집단으로 일나나는 질병을 백분율로 표현한 것은?

① 유병률(prevalence)
② 발병률(incidence)
③ 유행성(epidemic
④ 범유행성(pandemic)
⑤ 보편성 유행(전국적 유행)

정답: 1
해설: 유병률(prevalence)은 집단에서 일어날 수 있는 질병에 걸린 사람들의 비율을 백분율로 정의

3. 질병이 주변 환경에서 한정되어 일어나는 것은?

① 범유행성(pandemic)
②집단 감염(outbreak)
③ 범발성 유행성
④ 풍토병(endemic disease)
⑤ 산발적(sporadic) 질병

정답: 4
해설: 풍토병(endemic disease)은 질병이 지속적으로 발생하는 것으로 주변에 한정되어 나타나는 특징과 지방병적 유행을 한다.

2-3 멸균법

1) 여과 멸균법

여과 멸균법은 미세한 여과지로 세균을 걸러내는 방법이다. 여과지에 남은 고체는 잔류물(residue), 여과지로 통과한 액체를 여과액(filtrate)이라 한다. 또한 기체에서 고체를 제거하는 경우가 있으며 미세한 여과지는 필터(filter)라고 한다. 여과 멸균법은 주변에서 흔히 사용하는 방법이며, 예로 들면 커피 필터, 정수기, 공기청정기, 에어컨, 마스크 등에 사용된다. 특히 가열 및 화학물질을 사용할 수 없거나 변질 될 우려가 있을 때 사용되며, 조직 배양용 배지, 혈청, 항혈청, 항균제 용액, 당류 용액, 독소 등을 멸균 방법으로 세균 · 바이러스가 통과할 수 없는 미세한 여과지를 이용하여 음료수, 약제, 화학실험실, 병원, 화학공업 등에서도 폭넓게 사용된다.

여과 장치의 종류는 샴베랜 여과(chamberland filter, 여과공 0.2-0.4㎛)로, 원통형 여과(berkefeld filter, 여과공 2.8-4.1㎛), 자이츠 여과(seitz filter)가 있다. 최근에는 셀룰로오스 유도체 여과(cellulose membrane filter)로 효소, 백신 등 깨끗한 액체를 여과하는 방법과 초산 섬유막을 이용한 밀리포어 여과(millipore filter)를 많이 사용하며, 고성능 여과(HEPA filter, high efficiency particular air filter)로 0.3㎛ 이상의 입자를 99.9% 이상 걸러 내준다. 특히 바이오클린룸(실내 양압 유지), 바이오해저드룸(실내 음압 유지)에 HEPA 필터을 여과한 공기를 공급하여 수술실, 1종 감염증, 면역 결핍, 병실에서 방으로 유입되는 공기 중의 미생물 유입을 차단하기 위해 사용된다. 이처럼 다양한 여과장치는 바이러스를 분리할 수 있는 여과와 그렇지 못한 여과장치도 있기 때문에 용도에 따라 선택하여 사용한다.

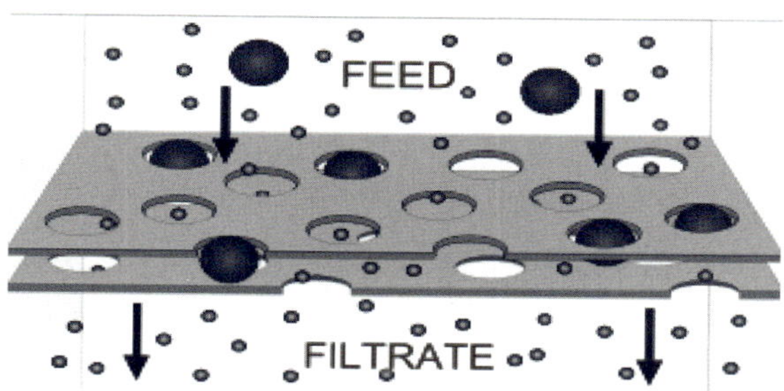

[그림 2-1] 세균을 걸러내는 여과지에 남은 고체 잔류물(residue)과 여과지로 통과한 여과액(filtrate)을 거르는 과정 (출처: 위키피디아)

2) 물리적 멸균법

(1) 건열

건열(dry heat)은 건조한 상태로 가열하여, 높은 온도에서 멸균하는 방법으로 세균을 제거한다.

① 화염 멸균법

화염 멸균법(flaming sterilization)은 멸균시킬 대상에 직접 화염에 접촉시켜 표면의 세균을 없애는 방법으로 가스버너, 알코올램프, 천연가스 등을 사용한다. 백금이(세균 검사에 사용되는 기구), 백금선(배양할 때 사용되는 기구, 니크롬 선), 실험관 입구, 도자기, 유리 기구, 금속, 유리, 사기 기구 등을 멸균시킬 때 사용되며, 아포를 형성하는 세균에도 효과적이다. 이와 유사한 방법으로 감염 동물의 사체, 감염증 환자. 오염물, 1회용 용품, 환자의 의류, 휴지, 객담 컵 등을 소각(incineration) 처리가 있다. 이처럼 대상물에 소각하는 것은 가장 확실하고 쉽게 멸균할 수 있으나 재이용이 불가한 것에 사용하여야 한다.

② 건열 멸균법

건열 멸균법(dry heat sterilization)은 건열 멸균기(dry oven)를 사용하여 건조 상태서 가열되므로 고온에서 안전한 대상을 상대로 멸균시킨다. 작용 원리는 미생물을 산화 또는 탄화시켜 병원성 미생물과 포자를 멸균시켜 금속, 유리, 주사기 등에 사용된다.

건열 멸균법은 대상에 따라 시간과 온도가 각각 다르므로 유의하여 사용하여야 한다. 예를 들어 기름류, 왁스, 젤리 등은 160~170℃에서 1~2시간 멸균을 하고 유리, 금속, 유리 주사기, 침구 바늘 등은 175℃ 이상에서 1시간 이상 멸균한다. 최근에는 재사용되는 주사기로 인한 집단 감염 사례가 빈번하여 1회용으로 사용된다. 미용 재료는 오염물질을 제거한 후 사용하여, 180℃에서 30분 이상 가열하면 아포까지 사멸된다.

(2) 습열

습열(moist heat)은 수분이 있는 상태로 가열되어 수증기가 발생하고, 이것이 열 전도 역할로 멸균할 대상에 깊숙이 침투하여 미생물의 단백질을 응고시켜 멸균 효과가 커지는 방법이다.

① 자비 멸균법

자비 멸균법(sterilization by boiling)은 100℃에서 30분간 대상물을 담가 소독하는 방법이다. 수술기구, 접시, 도자기, 고무 제품, 금속류 등에 간편한 방법으로 사용된다. 단, 병원균은 사멸되지만 아포, 기생충의 시스트(cyst), 간염 바이러스는 사멸되지 않는 단점이 있다. 그러므로 탄산나트륨(2%), 석탄산(5%), 크레졸 비누액(3%)을 끓는 물에 넣어주면 세정력을 상승시키고 살균력이 높아진다. 미용 재료의 금속류는 탄산나트륨을 넣으면 금속의 부식을 막을 수 있어 편리하게 사용된다. 또한 가위 등은 거즈로 싸서 끓는 물에 넣어야 가위 날을 보호할 수 있으며, 금속류인 면도날은 1회 용이므로 사용 후 폐기한다.

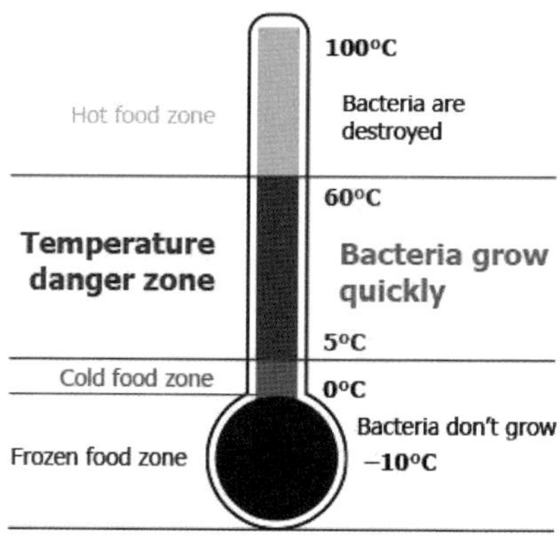

[그림 2-2] 미생물 온도에 의한 새육조건 (출처: See Hint com, 최낙연의 자료보관소)

② 저온 살균법

저온 살균법(pasteurization)은 파스퇴르(pasteur)가 고안한 멸균법으로 62~65℃에서 30분, 또는 75℃에서 15분간 가열하여 맛과 영양을 최대한 살린 살균법이다. 주로 식품의 결핵균, 소의 유산균, 살모넬라균, 구균 등 저온 살균법을 통해 우유 등 유제품과 주류의 부패 방지에 사용된다. 단, 대장균은 완전 사멸이 어려운 단점이 있다.

③ 고온 멸균법

고온의 멸균법에는 고온 순간 살균법(Hing Temperature Short Time, HTST process)과 초고온 순간 멸균법(Ultra High Temperature, UHT process)이 있다.

고온 순간 살균법은 71~75℃에서 15초 동안 멸균하는 방법이며, 저온보다 열전도율이 높다. 초고온 순간 멸균법은 135~140℃에서 2초 동안 순간 살균하는 방법이다. 이런 멸균법은 대량 생산과 최대한 살균 효과를 원하는 기업체에서 많이 이용한다.

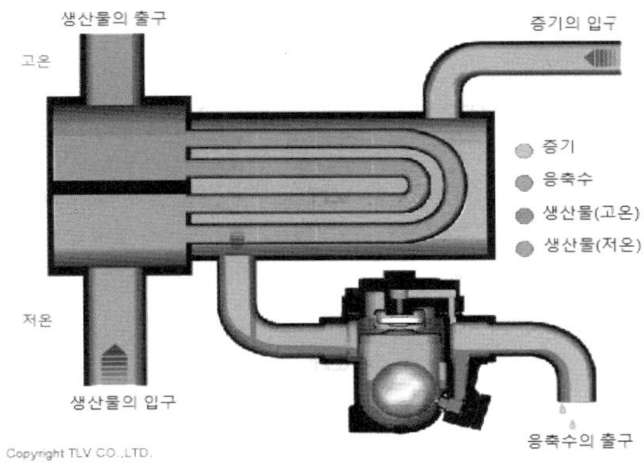

[그림 2-3] 고압증기 멸균장치의 내부구조와 원리
(출처: TLV CO LTD)

④ 고압 증기 멸균법

고압 증기 멸균법(autoclaving)은 고압력을 사용하여 10파운드(lb)의 115℃에서 30분, 15파운드의 121℃에서 20분, 20파운드의 126℃에서 15분 멸균하는 방법으로 습열 멸균법 중에서 가장 효과적이고 가장 많이 사용되며 아포가 멸균된다. 압력 조절이 자동으로 바뀌어 작동이 편리해졌고 속도가 빠르며, 독성이 없고 비용이 저렴하여 경제적이다. 사용 대상은 식품, 각종 배지와 검체, 실험도구, 의류, 거즈, 금속, 유리류 등의 열에 영향을 받지 않는 것이 대상물이 된다. 특히 멸균된 대상물은 공기에 오염되지 않도록 하며, 천으로 감싼 것은 약 6일, 멸균 팩은 약 2개월 동안 보관 가능하다. 미용도구는 멸균 후 소독 장에 보관하여 사용한다. 또한 대상물에 따라 증기압력, 온도, 시간의 차이에 따라 다름으로 고압 증기 멸균할 때 참고하여야 한다.

3) 화학적 멸균법

가스나 분무상태의 화학물을 사용하여 열에 약한 대상물이 손상되지 않는 장점이 있다. 또한 실내, 밀폐공간을 전체를 소독할 때도 편리하게 사용되지만, 대상물이 구멍이나 침투성이 있는 경우는 사용을 자제하여야 한다.

(1) 포름알데이드 가스

포름알데이드(formaldehyde, HCHO)을 가스형태로 만들어 사용하는 방법으로 기체(gas), 액체(solution)와는 상관없이 강한 살균력으로 아포까지 사멸하며 단백질이 공존에도 소독 효과가 높다. 또한 금속부식이 적어 수술 도구, 장갑, 플라스틱류, 고무 제품에 사용하기에 적합하며, 기구표면, 병실 등의 살균소독으로 사용되며 용액으로도 강한 살균력을 보이고 습도 70%, 22℃에서 가장 효과가 높게 나타난다. 단, 자극성이 강하고 고온에서 사용 시 주의하여야 한다.

(2) 에틸렌 옥사이드 가스

에틸렌 옥사이드(ethylene oxide, EO gas, CH_2CH_2O)는 10℃로 기화하는데 실온에서는 가스(gas)화로 강한 살균력이 있으며, 무색, 인화 · 폭발성 때문에 불연성 가스와 혼합하여 사용된다. 주로 세균, 진균, 바이러스 등에 효과적이며, 저온으로 살균할 수 있어 플라스틱류, 고무, 의류 등에 사용된다.

(3) 베타프로피올락톤

베타프로피올락톤(β-Propiolactone)는 무색의 액체이지만 20℃에서는 가스(gas)화 되어 피부접촉 시 강한 자극으로 수포를 형성할 수 있어 사용 시 주의하고, 액체상태 에서는 폴리오(polio), 광견병바이러스, 아포, 수술실, 밀폐된 공간의 멸균소독에 사용한다.

4) 광선 조사

광선 조사는 자외선 조사와 방사선 조사 멸균법이 있다. 각 파장의 성질과 에너지로 서로 다르지만, 미생물에 미치는 작용은 흡사한 것으로 높은 에너지를 내어 이온화시켜 멸균 효과를 본다.

(1) 자외선 조사 멸균법

자외선 조사는 자외선으로 멸균하는 방법으로 파장 260~280nm의 살균력이 강하여 무균실, 수술실, 제약사, 육아실, 미용실 등에서 사용되며, 용기, 각종 기구, 식품, 물, 공기 등의 대상물 평면에 부착된 곰팡이와 미생물을 사멸시킬 수 있다. 단, 아포에는 침투성이 약하여 효과가 없는 단점과 대상물의 표면에서 작용하는 점, 자외선램프의 거리와 각도에 따라 살균력과 살균 시간이 달라지기 때문에 주의하여야 한다. 특히 미용업에서는 의무사용이며, 미용 기구의 형태와 용도에 따라 살균 시간이 다르므로 유의한다.

(2) 방사선 멸균법

방사선 조사는 코발트(Co)나 세슘(Cs)의 방사선을 방출하여 고에너지의 단파장 전자파로 미생물의 DNA을 파괴하고 돌연변이를 일으켜 멸균하는 방법이다.

방사선 멸균은 투과성이 매우 강하여 포장된 대상물의 멸균이 가능하다. 하지만 방사선은 강한 에너지가 필요하며 비경제적이고, 발암작용 등 인체에 미치는 영향이 크므로 주의하여야 한다.

(3) 초음파 멸균법

초음파의 교반작용(agitation)으로 세균을 파괴시키는 작용을 하는데 주로 식기 소독, 각종 기구, 미용업, 식당 등에서 사용된다. 초음파 세척은 청결하게 관리하여 물을 자주 교체하고, 기구를 담는 용기는 금속으로 사용하여야 하며, 플라스틱류는 초음파를 흡수하므로 사용을 피한다.

Learning Point

1. 감염 질환

1) 개요

동물매개 감염병은 전염성이 있는 것으로 범세계적으로 유행성을 가짐

2) 동물매개 감염병 - 일본뇌염, 말라리아, 신증후군출혈열, 발진티푸스, 페스트, 광견병, 탄저병, 렙토스피라증, 서교열

3) 접촉성 감염병

(1) 성매개 감염병

성매개 감염병은 성행위로 인해 감염될 수 있으며, 감염된 환자의 혈액을 통해 감염
① 매독
② 임질

(2) 후천성면역결핍증

후천성면역결핍증(Acquired immunodeficiency syndrome, AIDS)은 접촉성 감염병 중 현대사에서 심각한 바이러스 질환

(3) 한센병

한센병(Leprosy)은 감염력이 매우 강한 것으로 기원이 오래된 질환

(4) 경피감염 감염병

① 열대백반성피부병
② 요우스

(5) 감염성 안질환

① 유행성 각결막염
② 급성출혈성 결막염
③ 트라코마

(6) 포진 바이러스

① 대상포진
② 단순포진

Quiz

1. 다음 중 동물매개 감염병이 아닌 것은?

① 말라리아
② 발진티푸스
③ 요우스
④ 탄저병
⑤ 렙토스피라증

정답: 3
해설: 요우스는 경피감염 감염병의 질환이다.

2. 다음 중 감염성 안질환으로 오래된 질환으로 결막과 각막을 손상해 변형도 일어나는 심각한 질병은?

① 유행성 각결막염
② 급성출혈성 결막염
③ 매독
④ 한센병(Leprosy)
⑤ 트라코마

정답: 5
해설: 트라코마(trachoma)는 오래전부터 알려진 심각한 감염 질환으로 결막과 각막에 손상을 입히며, 결막이 두터워지거나 심하면 변형되기도 하며 각막까지 염증이 확장되어 다양한 증상을 야기한다.

3. 경피감염 감염병의 종류로 피부 색소가 파괴되고 건조해지는 질환은?

① 열대백반성피부병
② 한센병(Leprosy)
③ 대상포진
④ 신증후군출혈열
⑤ 염증성피부병

정답: 1
해설: 열대백반성피부병은 피부색소이상증으로 피부가 건조해지면서 구진성 병변을 일으킨 후 피부 색소가 파괴되어 흰색, 붉은색, 푸른색, 분홍색을 보이며, 핀타(pinta, Carate)라고 불린다.

염승선 교수 '휴대용 미용기구 소독장치' 발명 특허 내놔

-중략- 논문의 내용을 보면 유해 세균으로 음식물이나 피복류를 변패시키는 부패 세균과 사람이나 동식물에 기생하거나 독소를 생산하여 질병을 일으키는 병원 세균이 있다. 잘 알려진 부패세균으로는 바실루스, 클로스트리디움, 슈도모나스(Pseudomonas), 장내 세균군 등이 있다. 세균이 사람을 비롯한 동식물에 병을 일으키는 것은 세균이 숙주에 해를 끼치는 독소(toxin)를 생산하거나, 숙주 조직에서 증식하는 능력이나 호흡기·위장관·비뇨생식기 등의 피부나 점막 같은 표면에서 증식할 수 있는 능력을 가지고 있는 것으로 알려졌다.

일반적으로 헤어숍에서 사용하는 가위, 빗, 면도기, 일명 '바리깡'이라 일컫는 이발기(클리퍼) 등과 같은 미용기구를 이용하여 고객의 머리카락을 자르거나 손질하고 있다. 이러한 미용기구들은 여러 고객들을 상태로 이용되고 있기 때문에 세균 오염들에 의한 전염에 위험이 있어 위생을 철저하게 지켜야 하는 게 맞다.

특히 사회적 약자들 위한 수행 시설인 병원, 요양원, 장애인, 교도소, 독거노인 등을 위한 외부에서의 미용 작업 시 미용기구 소독장치를 휴대하여 운반해 사용하는 경우가 종종 있다.

출처: 코리아뷰티타임즈, 최원희 국장 (2018-03-19)
https://blog.daum.net/choihee3380/1314

기사를 읽고 생각해 봅시다.

CHAPTER 3

감염과 역학

학습목표

- 감염병의 발생 과정 이해
- 감염병 예방과 관리 이해
- 법정감염병의 종류 이해
- 법정감염병의 예방과 조치 이해

CHAPTER 3. 감염과 역학

3-1 감염

1) 감염 개요

감염(infection)이란 미생물이 숙주 내에 침투하여 증식(multiplication)한 상태를 말한다. 반면 미생물이 침투하여 피부, 점막 등의 표면에 부착한 상태를 오염(contamination)이라 하며, 미생물이 증식하지 않은 상태를 말한다. 미생물이 부착과 증식을 하지만 숙주에 전혀 영향을 미치지 않는 것을 정착(colonization)이라 하는데 오염과 정착은 감염과는 구분된다. 감염된 인체는 면역기능과 연관되며, 숙주의 장기가 손상을 받아 이상 증상이 나타난 상태를 감염질환이라 한다. 이 감염은 이상 증상이 없을 경우가 더 위험하다. 감염된 것을 모른 체 타인에게 전파될 수 있기 때문이다. 대표적인 질환은 구강점막의 단순포진, 수두바이러스 등은 이상 증상이 없이 잠복감염을 일으키는 경우가 많다. 병원성 미생물에 의한 감염질환이 대부분이며, 예외적으로 독버섯의 곰팡이 일종으로 인한 중독은 감염질환이 아니다.

병원성 미생물 감염으로 인해 발병되었을 때를 감염증(infectious disease)이라 하며, 질병과 감염증을 발휘할 수 있는 능력을 병원성(pathogenicity)또는 병독력(균력, 독력, virulence)이라 한다. 병독력(virulence)은 독기를 가지고 질병을 일으키는 감염의 크기, 정도, 미생물 수로 연관되어 있다. 이 외 병원성의 다양한 표현으로는 전파성(communicability), 침투성(invasiveness), 증식성(multiplicity), 독소 생산성

(toxigenicity) 등이 있다. 이러한 병원성을 가진 미생물로 인해 감염 증상을 타인에게 옮기는 것을 전염병(communicable disease)이라 하며, 이 전염병이 많은 이에게 동시다발적으로 번지는 것을 유행(epidemic)이라고 한다.

(1) 현성 감염과 불현성 감염

병원성 미생물로 인해 발열, 화농성, 병변 등의 이상 증상이 있을 경우를 현성 감염(증상 감염, apparent infection)이며, 미생물이 숙주 내 부착과 증식이 있어도 증상이 없는 불현성 감염(무증상 감염, inapparent infection)이다. 이 감염이 장기간 병원체와 숙주 간에 평행적 유지 관계한 상태를 잠복 감염(latent infection)이라 한다.

현성 감염과 불현성 감염은 미생물의 종류, 균, 숙주 감염 방어 능력과의 상관관계가 있으며, 미생물의 균과 숙주의 감염 방어 능력이 대항으로 인해 미생물의 증식이 억제되어 불현성 감염이 되는 경우가 있다.

(2) 감염 질환

병원체가 숙주에 부착 및 증식으로 인한 감염 후 증상이 발현되는 시점까지 잠복기를 거쳐 일과성과 급성으로 경과 되어 증상과 치료가 신속하게 진행되는 급성 감염(acute infection)질환, 지속성과 만성으로 경과 되는 감염으로 증상과 치료 기간이 더디게 진행되는 만성 감염(chronic infection) 질환, 감염된 후의 증상이 반응이 없다가도 다시 재발 되는 감염이 잠복 감염(latent infection) 질환, 종기나 방광염처럼 신체의 작은 부위에 나타나는 감염을 국소 감염(local infection) 질환, 병원체가 신체 전체에 전파되는 감염으로 혈액과 림프를 통해 옮겨지는 전신성 감염(systemic infection) 질환 등이 있다.

2) 숙주의 방어기전

병원체가 숙주에 침투해도 영양 상태, 균에 대한 저항성 등으로 병원체는 증식하지 못하고 숙주 내에서 방어면역(protective immunity)이 유도된다. 이 면역은 미생물을 사멸하거나 제거하는 능력이 발생하여 체내 감염증 치료가 가능해진다. 또한 감염을 일으키는 미생물 측면은 병원성으로 나타나지만, 숙주는 감수성(susceptibility)으로 표현된다. 감수성은 동일의 양·조건과 숙주의 저항성에 따라 정신적 · 육체적 피로, 영양부족 및 과다, 순환장애, 알코올, 약물중독, 유전, 성별, 연령, 면역 등에 다양한 요인이 존재한다. 이처럼 생물 · 물리 · 사회 · 경제요인들로 병원체를 조직 내의 침투를 하더라도 이에 대해 저항하는 숙주 방어기전(host defence mechanism)이 나타난다.

숙주의 방어기전은 비특이적 방어기전과 특이적 방어지전으로 나눌 수 있는데, 비특이적 방어기전은 숙주가 가지고 태어난 저항성(resistance)으로 면역력에 의존치 아니하고 자연적인 내성을 자연 저항성이라 한다. 이와 반대로 특이적 방어기전은 미생물에 접촉하여 후천적으로 획득하는 저항성을 말하며, 특정 일부의 미생물에서 획득한 것으로 후천면역(acquired immunity)이라고 한다.

(1) 기회감염을 일으키는 대표적인 미생물

세균, 진균, 바이러스, 원충 등의 미생물이 침입하면 염증을 일으켜 백혈구, 보체 등의 감염 방어역할을 하는 세포나 물질을 침입 입구에서 만들어 낸다.

백혈구의 식세포에서 세균을 탐식하여 살균한 것을 포식작용(phagocytosis)이라 하며 또한 보체는 세포막에 구멍을 뚫는 물질을 발산하여 살균시켜준다. 하지만, 병원성미생물은 이러한 감염방어기구에 대항하거나 잠복하였다가 감염을 유지하려고 한다. 대표적으로 식세포에 대한 탐식을 피하는 세균으로 폐렴구균(폐렴알균), 탄저균, 백혈구의 장애를 일으키는 독소를 만들어 대항하는 세균을 황색포도알균, 녹농균, 식세포의 살균물질을 분해하는 효소를 만들어 증식하는 결핵균, 티푸스균, 레지오넬라속 등이 있다.

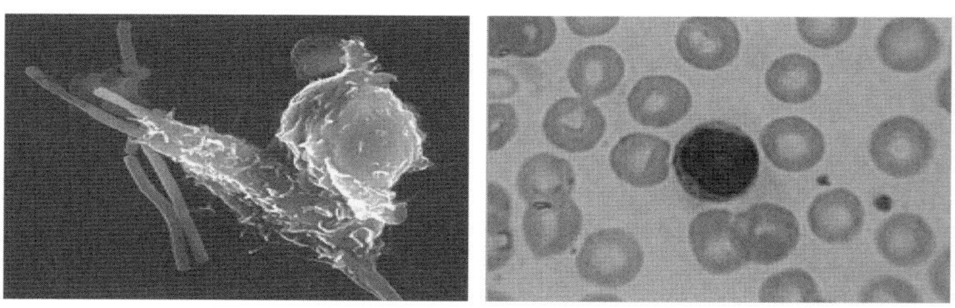

[그림 3-1] 탄저균과 무과립성 백혈구의 림프구의 일종 (출처: 위키피디아)

바이러스는 특정 점막에 침입하여 단백질과 결합한 수용체를 가진 세포 조직이다. 이 점막에 침입한 바이러스는 이동 수단으로 혈행성, 림프, 신경에 따라 이동하여 바이러스 수용체를 가지는 숙주세포에서 증식하여 질병을 일으킨다. 이 숙주세포는 인터페론(interferon, INF)을 생산하여 세포 밖에서 분비한다. 인터페론이 숙주의 세포 표면의 수용체와 결합해 항바이러스 단백질을 합성하여 바이러스를 억제하는 작용을 바이러스의 간섭(interference)이라 한다. 이 방어는 감염된 세포를 제거하고 증식하는 것을 막는 T세포(cytotoxic T lymphocyto), NK세포(natural killer cell)가 있다.

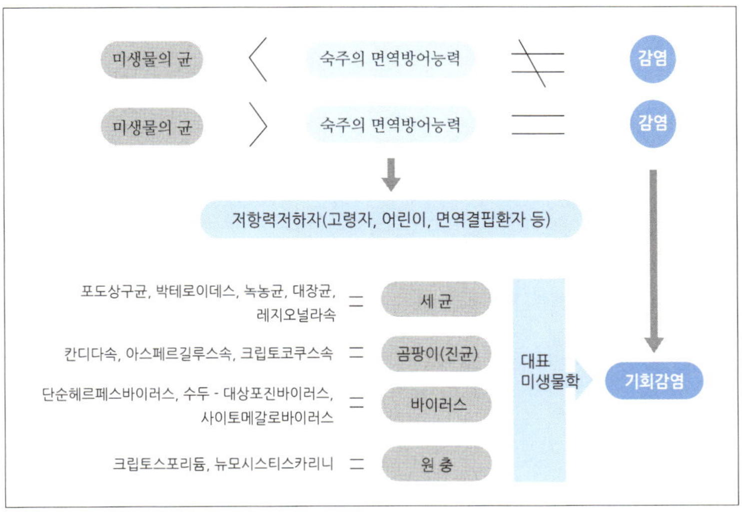

[그림 3-2] 숙주의 면역방어능력과 기회감염을 일으키는 대표적인 미생물

(2) 염증과 발열

염증반응(inflammatory response)이란 병원미생물이 체내에 침투한 미생물의 증식을 억제해주는 숙주의 방어 작용을 말한다. 이외에 화학적 물질에 노출된 경우에도 염증이 나타나며, 증상으로 발열, 발적, 종창의 통증이다.

발적은 피부가 빨갛게 부어오르는 것으로 미생물이 침입한 부위는 모세혈관 확장이 혈액을 과하게 흐르는 방어기능으로 감염된 부위 주변 공간에 체액이 축적되어 종창(腫脹, Swelling)을 일으킨다.

염증에서 흔히 나타나는 발열은 전신에서 나타나며, 감염질환의 전형적인 증후이다. 열을 발생시키는 발열물질(pyogen)에는 숙주에 침입한 미생물이 사멸하면서 나타나는 것으로 이 물질이 혈액을 타고 이동하여 시상하부의 체온조절중추를 자극하여 체온조절의 기준점을 높여 발열이 일어난다. 발열은 미열(37.9℃), 중등도열(38℃), 고열(39℃)로 구분되며, 오한, 전신 근육통, 관절통, 식욕부진, 졸림 등이 나타난다.

미용 종사자는 머리카락, 등 피부에 박혀 염증을 유발한 경험을 종종 목격한다. 이런 사례가 발생할 경우 바로 소독하고 심한 경우 병원 진료를 빨리 받는 것이 2차 감염을 막을 수 있다.

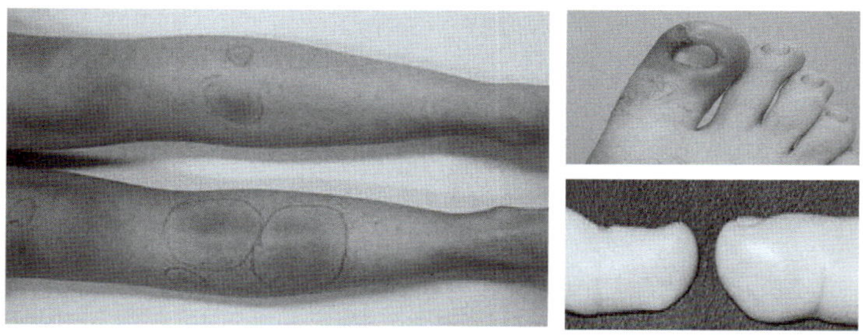

[그림 3-3] 종창(腫脹, Swelling)은 염증이나 종양 등으로 인해 피부가 부어오른 것을 가리키며, 부기(浮氣)라고 함. (출처: 위키피디아)

3) 감염 질환의 진행 과정

감염성 질병은 잠복기, 전구기, 발병기, 쇠퇴기를 거처 회복기에 도달한다.

잠복기는 병원균이 체내에 침입한 후 무증상을 가지며, 병원성 미생물은 숙주의 여러 조직으로 전파된다. 잠복기에 진입해도 증상을 느낄 수 없을 정도의 미비한 세균 증식이 나타나는 시기다. 잠복기를 거처 인체에 이상 신호가 느껴져도 의사의 정확한 진단하기가 미흡한 상태를 전구기라 한다. 이 시기는 다른 사람에게 전염을 일으키는 병원균을 보유한 환자의 상태로 건강한 자일수록 무증상자이거나 자각이 늦어져 전파력이 높아 위험하다. 즉 보균자는 잠재적인 전염원을 가지고 있다.

발병기는 질환이 악화되어 다양한 징후와 증상이 가장 활발한 시기를 말한다. 이 시기는 일상생활이 힘들며, 숙주의 사망이나 회복이 결정되는 기간으로 면역작용과 의학적 치료의 도움을 받아야 한다.

쇠퇴기는 질환의 증상과 다양한 증후 증상이 면역 방어와 적절한 치료를 통해 호전되는 시기이며, 회복기는 병원균이 없는 시기로 감염 질환을 경험한 숙주는 면역기억시스템(immune memory system)이 작용하여 감염 질환의 인자(항원)를 기억하여 다시 발생되는 경우 즉시 항체를 생산해 대항하는 시스템을 가동 시킨다.

(1) 감염 질환의 감염 경로

미생물이 감염된 숙주의 미생물이 다른 숙주에 도달된 것을 전파(transmission)라고 하며, 감염 질환은 감염원, 감염경로, 숙주의 감수성 등의 세 가지로 진행된다. 또한 면역에 따라 병원체를 배설하는 사람과 동물을 감염원이라 한다. 이는 내인 감염(endogenous infection)과 외인 감염(exogenous infection)으로 구분된다.

내인 감염은 숙주 내에 존재하는 것으로 상재에 의한 감염과 그 부위에 미생물을 증식시켜 기회 감염으로 일으키는 것을 말하며, 이 과정이 다른 숙주에게 전달되는 것이 전염(transmission)으로 수평 감염과 수직 감염이 있다. 외인 감염은 외부로부터의 침입하는 간염으로 토양, 해수, 식물, 오염물, 오염된 식품, 물, 식기, 의류, 공기 등으로부터 감염된다.

① 수평 감염

수평 감염은 사람이나 동물에게 미생물이 전달되는 것으로 직·간접 감염이 있다. 직접 감염은 사람과 동물로부터 사람에게 직접 전달되는 접촉 감염, 기침이나 재채기 등에 의한 비말 감염, 동물에 물린 상처의 교상 감염 등이 있으며, 간접 감염은 매개체를 통해 간접적으로 사람에게 감염되는 공기, 수인성, 음식물, 벡터(vector) 감염 등 병원체를 통해 전파된다.

② 수직 감염

수직 감염은 미생물이 모체를 통해 태아 또는 신생아에게 직접 전해지는 감염으로 태반을 통해 미생물이 이동하는 경태반 감염, 출산 시에 감염되는 산도 감염, 모유를 통해 감염되는 모유 감염 등이 있다.

Learning Point

1. 감염병학

1) 개요

감염(infection)이란 미생물이 숙주내로 침투하여 증식(multiplication)한 상태

- 미생물이 침투하여 피부, 점막 등의 표면에 부착한 상태를 오염
- 미생물이 부착과 증식을 하지만 숙주에 전혀 영향을 미치지 않는 것을 정착

(1) 현성 감염과 불현성 감염

(2) 감염 질환- 급성 감염(acute infection), 만성 감염(chronic infection), 잠복 감염(latent infection) 국소 감염(local infection), 전신성 감염(systemic infection)

2) 숙주의 방어기전

- 병원체가 숙주에 침투하여 숙주의 영양 상태와 저항성에 대해 균에 대한 방어 할 수 있는 시스템이 우수하면 병원체는 증식하지 못하고 숙주 내에서 방어면역(protective immunity)이 유도되어 미생물을 사멸시키거나 제거하는 능력을 가지므로 체내에서 감염증의 치료가 가능
- 숙주의 방어기전은 비특이적 방어기전과 특이적 방어지전으로 나눌 수 있음

3) 감염 질환의 진행 과정

감염성 질병은 잠복기, 전구기, 발병기, 쇠퇴기를 거처 회복기에 도달

(1) 감염 질환의 감염 경로-수평 감염, 수직 감염

Quiz

1. 미생물이 감염된 숙주의 미생물이 다른 숙주에 도달되는 원인이 아닌 것은?

① 감염원 ② 감염 경로
③ 숙주의 감수성 ④ 간염 환경
⑤ 감염자의 사생활

정답: 5
해설: 감염 질환은 감염원, 감염 경로, 숙주의 감수성 등의 세 가지로 진행한다.

2. 다음 중 간염에 해당되지 않는 것은?

① 급성 감염(acute infection) ② 만성 감염(chronic infection)
③ 잠복 감염(latent infection) ④ 민감성 감염(systemic infection)
⑤ 국소 감염(local infection)

정답: 4
해설: 감염 질환- 급성 감염(acute infection), 만성 감염(chronic infection), 잠복 감염(latent infection) 국소 감염(local infection), 전신성 감염(systemic infection)이 있다.

3. 감염 질환의 진행과 정에서 3번째 과정은?

① 발병기 ② 전구기 ③ 잠복기
④ 회복기 ⑤ 쇠퇴기

정답: 1
해설: 감염성 질병은 잠복기, 전구기, 발병기, 쇠퇴기를 거쳐 회복기에 도달

3-2 역학의 이해

1) 역학의 정의

역학(epidemiology)의 어원은 epi(~에 관한, ~위에) + demos는 people,(사람들)+ology(학문, 연구)의 합성어로 "사람들에 관한 연구"라는 의미를 가진다. 즉 사람들의 집단 내에서 감염질환이 발생, 분포, 관리에 관한 연구를 역학이라 한다.

역학은 사람들의 집단을 대상으로 사회적, 환경적, 숙주, 질병, 육체적 등의 인자를 구분하여 질병 발생 원인을 분석과 규명을 통해 예방하고 근절시켜 건강관리에 최선을 다할 수 있도록 연구하는 학문이다. 유래는 전염병을 중심으로 연구하였으나 현재에는 치매, 심장병, 당뇨병, 뇌졸중, 정신병, 암을 유발하는 여러 요인을 분석한다. 분석 중 AI 및 앱(App) 개발 프로그램을 통해 정확한 데이터로 질병 예방 프로그램에 활용되기도 한다. 질병뿐만 아니라 현대에 맞는 중독, 재해, 직업병, 자살, 범죄 등 다양한 역학조사가 진행되며, 새로운 역학에 필요한 요인을 찾아 분석하고 간소화하여 누구나 질병으로부터 미리 예방할 수 있어야 한다.

현대의 역학은 개인의 건강뿐만 아니라 더 나아가 지역사회의 삶의 질을 높이기 위한 필수 조건으로 역학이 우리의 일상생활에 자리 잡고 있다. 그에 맞는 역할은 한 집단의 질병 분포와 크기를 체크하고 질병의 원인을 정확하게 규명하며 검정한다. 또한 질병을 예방과 관리를 위해서는 요인들을 파악－기획－수행－평가하며 가장 중요한 우선순위를 분석하여야 한다.

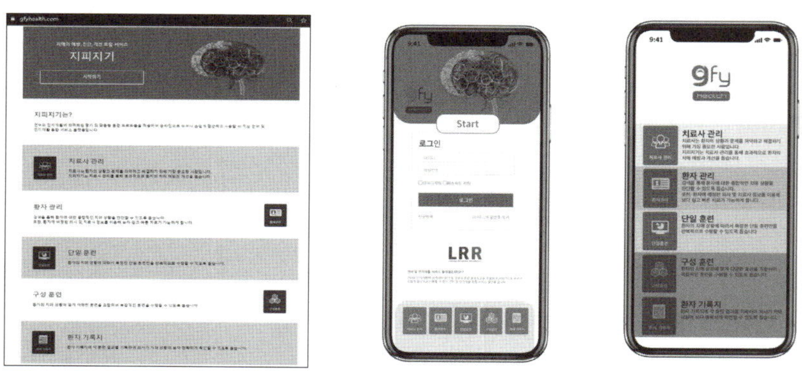

[그림 3-4] 시대적 변화를 반영한 질병 예방 및 역학조사에 활용되는 AI 및 앱(App) 개발 프로그램
(출처: 언어 및 인지재활 서비스 플랫폼(LRR) 지피헬스(주) 제공)

(1) 역학에 사용되는 용어

역학은 질병의 양상을 서술하기 위해 전문용어를 사용한다.

① 유병률(prevalence)

집단에서 일어날 수 있는 질병에 걸린 사람들의 비율을 백분율로 정의

② 발병률(incidence)

질환의 발생이 일정 지역과 기간에 한정하여 질병 발생 수를 인구 비율로 나타냄

③ 유행성(epidemic)

일정 기간에 많은 사람이 동시에 발생하며 급속도로 전파되는 것을 말함

④ 범유행성(pandemic)

세계보건기구(WHO)의 전염병 경보단계로 세계적으로 널리 전파된 것을 말함

– 보편성 유행성(전국적 유행성): 한 나라에서 전국으로 발생하는 것

– 범발성 유행성: 질병이 다른 나라로 전파되는 것

⑤ 풍토병(endemic disease)

특정 지역에서 질병이 지속적(持續的) 발생 되는 특징으로 지방병적 유행에 속함

⑥ 산발적(sporadic)

질병 발생이 지역과 상관없이 흩어져 나타나 서로가 관련이 없는 것을 말함

⑦ 집단 감염(outbreak)

질병 발생이 특정 집단에서 나타난 것으로 질병이 전파되는 것을 말함

(2) 역학의 역할과 조사내용(감염병의 예방 및 관리에 의한 법률 시행령 제12조)

역학의 역할을 잘 수행하기 위해서는 질병을 일으키는 원인과 감염 경로를 찾아내는 것이 중요하며, 질병 발생 지역에서 시간, 분포를 관리하여 이에 따른 질병 관리와 대책을 수립하여 평가한다. 질병의 자연사를 자세히 파악해야 정확하게 치료를 할 수 있으며, 의료비, 의료시설, 인력 등을 효율적으로 이용하기 위해 이에 따른 문제들을 연구하여야 한다. 역학의 원리와 방법론에 활용하여 임상 연구와 진단, 치료 등에 이용된다.

이 연구가 진행되기 위해서는 역학조사가 잘 이루어져야 한다.

① 감염병 환자 등의 인적사항

② 감염병 환자 등의 발병일 및 발병 장소

③ 감염병의 감염 원인 파악 및 경로

④ 감염병 환자 등에 관한 진료기록

⑤ 그 밖에 감염병의 원인 규명과 관련된 사항

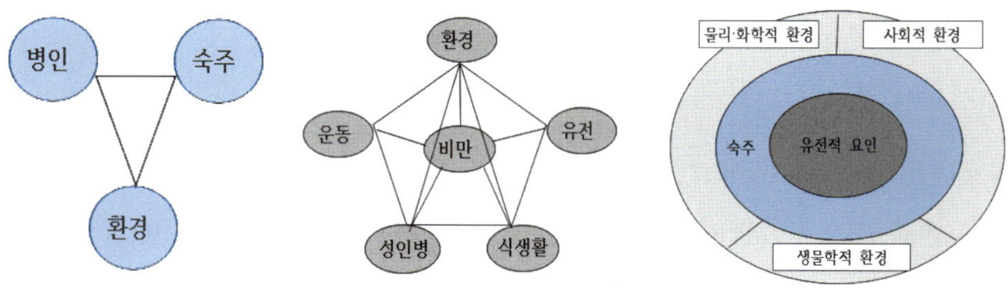

[그림 3-5] 질병 발생의 역학적 모형

(3) 질병 발생의 역학적 모형

① 역학적 삼각형(Epidemiologic triangle)

병인, 숙주, 환경요인에 따른 상호관계에 의한 질병이 발생 된다는 설로 3가지 요인이 균형 상태에 따라 건강을 유지하거나, 균형이 깨지면 질병에 노출된 상태로 감염병 유행 기전에는 모범적인 모형이다. 그러나 비전염성 질환에서는 만족스럽지 못하다.

② 거미줄형(Wheel wed of causation)

질병 발생이 다양한 요인으로 서로 연관되어 있어 거미줄처럼 복잡한 질병의 발생설을 말한다. 이 모형은 관상동맥 질환에 의한 심장 질환 등과 같은 비전염성 질환을 이해하기 유리하며, 거미줄처럼 엉켜있는 여러 요인을 적절하게 차단하여 질병 예방에 도움을 준다.

③ 수레바퀴형(Wheel)

사람과 환경 사이의 관계를 설명하는 모형으로 생물·물리·화학·사회의 환경과 인간 숙주의 내적, 유전적 요인의 상호작용으로 질병을 발생한다. 거미줄 형과는 다르게 숙주와 환경요인을 구분하며, 질병 종류에 따라 수레바퀴 모형처럼 변화가 다르게 나타난다.

2) 역학과 질병 발생 3요소의 관계

역학의 질병 발생 요인은 병인, 숙주, 환경으로 3가지가 있다. 이 3가지 요소의 중심으로 전염병의 유행은 다양한 요인에 의하여 여러 형태의 유행 양식을 나타낸다. 지역에 따른 질병의 유행 양식은 세계적으로 범유행성을 띄며, 지역적 유행, 전국적 유행으로 다발적, 산발적, 현성, 불현성의 질병의 유행 형태를 가진다.

(1) 병인요인

영양소, 중금속, 화학물질, 유전, 물리적, 생물학적 등의 요인들이 있다.

영양소는 각종 영양 과잉과 결핍에 따라 질병을 유발한다.

중금속과 화학물질, 약품 등으로 인체에 침투하여 질병을 일으키는 것으로 양잿물, 독버섯, 일산화탄소, 농약 등이 있다. 유전의 요인은 유전적 개체 특이성과 유전적 소인으로 혈우병, 색각이상, 다운증후군, 탈모, 당뇨병, 통풍 등의 많은 질병을 발생시킨다. 물리적 요인은 계절 변화, 수질 오염, 대기 오염 등으로 인체에 상해를 일으킨다. 계절 변화는 1년 주기로 하여 계절적으로 반복되는 유행성 질병으로 여름에는 소화기계, 겨울에는 호흡기계의 질병이 발생한다. 불규칙 변화는 외래 전염병이 국내에 침입하여 돌발적인 유행성 현상이다. 대표적으로 인플루엔자, 콜레라, 페스트, 황열 등의 검역감염병이 있다. 생물학적 요인은 체내에 병원성 미생물에 의해 증식하여 숙주로부터 질병을 일으켜 세균, 바이러스, 리케차, 진균, 원충류, 후생동물 등이 있다.

(2) 숙주요인

질병 발생은 숙주에 따라 동일한 병인과 환경에서도 각각 다르게 나타난다.

선천적 요소로 인종과 깊은 관계로 결핵, 심장병, 선홍열, 혈우병, 당뇨병, 기형 등이 나타나며, 관습, 행동양식, 습관 등에 의해 질병 발생이 달라진다. 병인과 숙주의 상호작용으로 숙주의 감수성과 면역력의 방어 작용을 하게 된다. 특히 숙주의 생리적 방어 작용은 피부의 반사 활동, 면역, 영양 상태에 따라 항체를 생산하는 것으로 중요한 요인이다. 숙주의 연력, 성, 인종, 결혼 여부에 따른 질병의 유행양상이 다르며, 문화, 가족제도, 관습 등에 따라 숙주의 개체성 변화로 건강에 영향을 받는다. 연령대별로 보면, 연소층은 급성 질병 발생이 잦고 노년층은 고혈압, 심장병, 뇌졸중 등이 쉬우며, 성별로는 남자는 발진티푸스와 장티푸스가 발생하며, 여자에게는 백일해와 이질 등이 발생한다.

(3) 환경요인

환경의 요인은 물리·화학·생물·사회·경제 등의 환경에 따른 병원체와 숙주와 관련이 깊으며, 숙주·병인 요인이 환경요인으로 질병 발생에 간접영향이 크다.

물리·화학적 환경에는 지역, 교통, 토양의 성질, 물의 자정능력, 수질, 연료 등 기후에 따른 온도, 습도, 가시광선, 비가시광선, 계절에 따라 영향을 미친다. 또한 하천 유역에서 발생이 빈번한 간디스토마증과 폐디스토마증은 지방병적유행이 나타나며, 유행성 인플루엔자는 범발성 유행인 경우이다. 생물학적 환경은 지형, 직업, 주거 등의 모든 환경에서의 병원체가 기생 전파와 숙주의 건강 상태에 관련이 있다.

사회·경제적 영향의 요인의 질병은 도시와 농어촌, 인구밀도, 교통, 빈부의 차, 직업, 의료시설, 제도 등의 여러 가지 사회적 특성에 따라 유행양상이 다르며, 이것을 사회적 현상이라고 한다. 인구밀도가 높은 도시에 사는 사람들에게는 호흡기계 질환이 많이 나타나며, 위생환경이 나쁜 농어촌 사람들에게는 소화기계 질환이 나타난다. 또한 빈부의 차에 따라 가난한 사람들에게는 결핵이 빈번하고 부유한 사람들에게는 당뇨병이 많이 나타나며, 교통수단이 발달한 지역이 전염병의 유행 속도가 빠르게 나타난다. 경제적인 수준은 영양장애, 질병 발생률, 의료시설의 상태, 치료방법, 기간에 따라 차이를 보인다.

Learning Point

1. 역학

1) 역학의 정의

사람들의 집단 내에서 감염질환이 발생, 분포, 관리에 관한 연구를 말함

(1) 역학에 사용되는 용어

① 유병률(prevalence)
집단에서 일어날 수 있는 질병에 걸린 사람들의 비율을 백분율로 정의

② 발병률(incidence)
질병 발생이 일정 지역과 기간에 한정하여 질병 발생 수를 인구 비율로 나타냄

③ 유행성(epidemic)
일정 기간에 많은 사람이 동시에 발생하며 급속도로 전파되는 것을 말함

④ 범유행성(pandemic)
세계보건기구(WHO)의 전염병 경보단계로 세계적으로 널리 전파된 것을 말함
- 보편성 유행성(전국적 유행성), 범발성 유행성

⑤ 풍토병(endemic disease)
특정 지역에서 질병이 지속적(持續的) 발생 되는 특징으로 지방병적 유행에 속함

⑥ 산발적(sporadic)
질병 발생이 지역과 상관없이 흩어져 나타나 서로가 관련이 없는 것을 말함

⑦ 집단 감염(outbreak)
질병 발생이 특정 집단에서 나타난 것으로 질병이 전파되는 것을 말함

(2) 역학조사

① 감염병 환자 등의 인적사항
② 감염병 환자 등의 발병일 및 발병 장소
③ 감염병의 감염 원인 파악 및 경로
④ 감염병 환자 등에 관한 진료기록
⑤ 그 밖에 감염병의 원인 규명과 관련된 사항

(3) 질병 발생의 역학적 모형

① 삼각형
② 거미줄형
③ 수레바퀴형

2) 역학과 질병 발생 3요소의 관계

역학의 질병 발생요인 - 병인요인, 숙주요인, 환경요인

Quiz

1. 감염의 원인을 찾기 위해서는 역학의 역할과 조사내용이 중요하다. 다음 중 해당사항이 아닌 것은?

① 감염병 환자 등의 인적사항
② 감염병 환자 등의 발병일 및 발병 장소
③ 감염병의 감염원인 파악 및 경로
④ 감염병 환자, 보호자, 지인 등에 관한 진료기록
⑤ 그 밖에 감염병의 원인 규명과 관련된 사항

정답: 4
해설: 감염병 환자에 관한 진료기록만이 조사내용이다.

2. 집단으로 일나나는 질병을 백분율로 표현한 것은?

① 유병률(prevalence)
② 발병률(incidence)
③ 유행성(epidemic)
④ 범유행성(pandemic)
⑤ 보편성 유행(전국적 유행)

정답: 1
해설: 유병률(prevalence)은 집단에서 일어날 수 있는 질병에 걸린 사람들의 비율을 백분율로 정의한다.

3. 질병이 주변 환경에서 한정되어 일어나는 것은?

① 범유행성(pandemic)
②집단 감염(outbreak)
③ 범발성 유행성
④ 풍토병(endemic disease)
⑤ 산발적(sporadic) 질병

정답: 4
해설: 풍토병(endemic disease)은 질병이 지속적으로 발생하는 것으로 주변에 한정되어 나타나는 특징과 지방병적 유행한다.

3-3 감염 질환의 분류 1

1) 개요

감염 질환은 인체를 통해 침입하는 통로로 소화기계, 호흡기계, 피부점막기계를 통해 이루어진다. 호흡기 감염은 기침과 재채기를 통한 비말 전파로 감염되며, 공기전파로 이루어지는 비말핵(droplet nuclei)과 먼지에 의한 감염 질환이 된다. 이 비말은 사람과 대화할 때 1m, 재채기는 3m까지의 영향을 미치는데 이는 고객과 수없이 마주치는 미용 종사자는 더욱더 조심하여야 한다.

소화기 감염은 음식과 식수에 의한 오염으로 인체에 병원성 미생물을 서식하게 할 수 있으며, 이는 사람의 경구로 침입하여 감염되는 전파양식을 보인다. 물론 식품의 조리 과정에서 거의 제거되며, 소화기 위액의 위산과 장내세균에 의해 사멸되어 자연 배설된다.

일부 병원성 미생물이 체내에서 서식하여 식중독 원인균과 질병을 일으키며, 병원체가 음식과 식수, 보균자의 대변으로 배설된 병원체 등에 오염되어 외부에서 증식하는 시기로 하절기에 많이 발생한다. 특히 개인위생 상태, 학교급식, 외식 등 식습관의 변화와 오염된 음식을 섭취 하는 경로로 침입한다, 그러므로 수인성 감염병이라 한다.

2) 호흡기계 감염병

호흡기계 감염병은 병원체가 환자나 보균자의 객담, 콧물, 오염된 공기 등으로 간·직접 접촉과 비말 감염을 전파한다.

(1) 감기(급성바이러스성 비염)

코감기(coryza)는 콧물, 재채기. 눈물, 인후통, 오한, 근육통 등의 전신증상을 동반하여 나타난다. 환자의 비강 점액에 병원체가 존재하고, 대부분은 손으로 전파되기 때문에 손을 항상 청결하게 생활화한다. 특히 대도시처럼 인구 밀집 지역은 피하고 마스크를 착용하여 질병 예방과 전파되는 것을 막을 수 있다. 또한 일주일 이상 지속되면 합병증으로 후두염, 부비동염, 기관지염, 폐렴을 일으킬 수 있다. 그러므로 빠른 회복을 위해서는 수분과 영양 공급을 하고 휴식을 취하여 주는 것이 좋다. 잠복기는 일반적으로 2~3일 정도이다.

(2) 인플루엔자

인플루엔자(influenza)는 전염력이 강한 급성 바이러스성 호흡기 감염병으로 범세계적인 유행성을 지니고 있다. 또한 유행의 발생과 확산이 급속도로 번지기 때문에 주의하여야 하며, 합병증의 발생률이 높아 충분한 치료를 하여야 한다. 인플루엔자는 38도 이상의 고열과 콧물, 인두통, 오한, 기침, 근육통, 전신 쇠약 등의 증상을 보이기도 한다. 기침은 보통 일주일 정도면 호전되며, 비말의 직접 전파와 오염된 물건에 의한 간접 전파로 감염된다. 빠른 회복을 위해 고단백 음식과 수분 섭취와 적절한 습도를 유지 시키고 휴식을 취하고 특히 노약자나 어린이 등 면역이 약한 사람은 예방접종을 하여 미리 예방한다. 잠복기는 2~3일이다.

(3) 디프테리아

디프테리아(diphtheria)는 편도선, 인두, 후두와 호흡기 점막과 피부의 국소 질환을 일으킨다. 병변은 둔하고 붉은 염증으로 회색 반점이 나타나며, 발열과 함께 피부, 결막 등에 침범하기도 한다. 또한 환자나 병원체 보유자와 피부의 상처, 콧물, 기침 등의 간·직접 접촉으로 전파되고 구협 디프테리아(facial diphtheria)로 목이 아프고 경부 림프절이 커지고 목이 붓고 후두기관 디프테리아(facial diphtheria)는 유아, 어린이에게 주로 나타난다. 비 디프테리아(nasal diphtheria)는 만성이 많으며, 다른 질환과 감별이 쉽지 않아 유행 지역인지 확인하고, 윗입술의 궤양과 코에서 분비물이 발생하면 의심하여야 한다. 2~6일 정도의 잠복기를 거친다.

피부 디프테리아(cutaneous diphtheria)는 종류가 많고 농가진(impetigo)과는 구별되며 합병증인 독혈증(toxemia)은 치료가 힘들다. 독소에 의해 위험한 합병증 증상은 뇌신경, 말초신경의 마비, 심근염 등을 초래한다. 심근염은 대체로 디프테리아의 급성증세가 호전되는 5-12일 사이에 생기며, 50세 이상의 연령에서 5-10%의 치명률을 보인다. 디프테리아가 의심된다면, 검사를 시행 후 항독소 혈청을 투여하여야 하며, 범세계적인 유행성을 가지기 때문에 주의하여야 한다, 가장 효과적인 방법은 미리 예방하는 것이기 때문에 DPT 예방접종을 실시하는 것이 좋다. 빈도가 높은 계절은 겨울과 봄이며, 10세 이하의 어린이 환자가 가장 많이 나타난다.

(4) 백일해

백일해(pertussis)는 환자와의 직접 접촉이나 기침할 때 튀어나온 비말을 통한 호흡기 전파에 의해 감염되며 기관지, 모세기관지에 주병변이 생기는 급성 세균성 질환으로 오랜 시간 전염력을 유지한다. 백일해는 평균적으로 1주일의 잠복기가 지나면 6~8주에 걸쳐서 3단계로 카타르기, 발작기, 회복기의 특징이 나타난다.

카타르기(catarrhal stage)는 감기처럼 시작하여 1~2주 지속되며, 콧물, 결막염, 눈물, 식욕부진, 미열의 발생과 기관의 점막이 부어 심한 기침 증상이 나타난다. 또한 전염력이 가장 강한 시기다.

발작기(Paroxysmal stage)는 격렬한 기침이 반복되고 기침 끝에 구토와 가래가 나오기도 한다. 짧은 호기성 기침이 연발되다가 끝에 길게 숨을 들이쉴 때 '흡'하는 소리가 나는 특징이 있으며, 기간은 2~4주 지속된다. 또한 얼굴이 붉어지고 입술에는 청색증(cyanosis)으로 변하며, 눈이 충혈되고, 충혈된 경부와 두피의 정맥이 확장되는 증상이 나타나기도 한다. 소아에게는 산소호흡이 필요할 때가 종종 발생 된다.

회복기(convalescent stage)는 기침의 정도와 횟수가 줄어들고 구토가 점차 감소하며 약 1~2주 지속된다. 백일해에 취약한 연령대는 7세 이하가 가장 많고 1세 이하에서는 치명률이 가장 높으며, 남성보다 여성에게 더 취약하다.

백일해는 자연면역을 획득하지 못하기 때문에 예방하기 위해서는 정기예방접종으로 PDT를 시행하고 있으며, 7세 이상의 어린이는 백일해 백신의 부작용이 크기 때문에 DT만 접종해야 한다. 하지만 접종자의 10~20%는 감염되기 때문에 면역력 약한 유아와 소아는 주의를 기울여야 한다. 백일해는 회복 후에는 영구면역을 얻고 시기별로 적절한 치료를 하여야 하며, 또한 신선한 공기, 적당한 실내온도, 영양 섭취 등이 요구된다.

(5) 수포성 구내염

수포성 구내염(vesicular stomatitis)은 손바닥, 발바닥에 생기는 것으로 발열과 인후통이 나타나며, 발열 이후 볼의 점막, 잇몸, 혀에 나타나며 피부 점막의 병변은 7~10일간 계속된다. 코, 인두의 분비물과 분변에 의한 직접 접촉 감염과 비말 감염을 통해 감염되고 보통 잠복기는 3-5일 정도이며, 종류는 천포창, 유천포장, 포진성 치은 구내염, 구순포진, 대상포진, 포진성 구협염, 수족구병 등으로 나누어진다.

피부와 점막에 수포를 형성하는 천포창과 유천포창이 있으며, 포진성 치은 구내염은 감염성이 있으며, 소 수포를 형성한 단순포진 바이러스에 의한 것이다.

구순포진은 입 주변에 나타나며, 질병에 연결된 경우나 잠복성 감염으로 단순포진바이러스가 숙주의 신경조직에 잠복한다. 대상포진은 수두 대상포진 바이러스가 잠복되어 있다가 면역력이 약한 사람에게 나타나며, 말초신경, 구강에 수포형성된다.

포진성 구협염은 유 · 소아에 많고 주기적으로 나타나는 단순포진과는 달리 여름, 가을에 유행성으로 발생한다. 2~4일의 잠복기를 거쳐 고열, 인두통, 두통, 설사, 구토 등의 전신증상이 나타나기도 한다. 수족구병은 손, 발, 구강 내에 수포를 형성하며, 특히 유 · 소아에게서 발생하기 때문에 유행 시기에는 사람이 많은 장소는 피하는 것이 좋다. 주로 여름인 6~8월에 유행되고 발열, 권태감, 코감기, 설사 등의 증상이 동반되기도 한다.

(6) 홍역

홍역(measles)은 2~3년 만에 유행하여 홍반성 발진이 특징인 바이러스성 급성 감염병이다. 주로 1~2세 정도에 많이 감염되며 4~6월에 많이 발생한다. 환자에게 직 · 간접 접촉과 비말 감염에 의해 전파되며, 잠복기는 약 2주이다. 면역은 모체로부터 받은 것으로 일시적인 저항력을 가지나 선천적 면역은 없으며, 발병 후 영구 면역을 가진다.

감염성이 강한 것으로 전구기는 3~5일 동안 발열과 함께 기침, 콧물 등이 동반하여 지속된다. 발진기로 접어들면서 피부 발진이 얼굴에서 시작하여 전신으로 전파되는 것으로 4~6일 지속된다. 회복기는 발진이 줄어들고 급성중이염, 폐렴, 기관지염 등이 합병증이 나타날 수 있어 유의하고 회복 시기에 관리를 잘하여야 한다.

(7) 풍진

풍진(rubella)은 유행성 이하선염과 마찬가지로 비강과 후두부로 체내침입을 비말·공기 감염으로 나타나며 임산부에게 감염되면 태아에게 영향을 미치기 때문에 주의하여야 한다. 풍진은 열성 바이러스의 감염성을 지닌 것으로 때로는 발진이 홍역이나 성홍열과 유사하며, 두통, 비염, 결막염, 구내 점막 등에 나타나기도 한다. 하지만 소아에게는 증상이 나타나지 않고 감염되는 경우가 많으므로 유행시기에는 주의하여야 한다. 발열은 2~3일, 발진은 3~5일간 나타나다가 회복기를 갖는다. 완전한 치료 방법은 없으나 자연 치유되며, 예방 차원에서는 정기예방 접종으로 감염되더라도 증상을 경감시킬 수 있다.

(8) 유행성 이하선염

유행성 이하선염(Mumps, 볼거리)은 급성전염성 질환으로 한쪽 혹은 양쪽에서 비하농성 종대가 특징적으로 나타나며, 피부와 후두부를 통해 침입 된다. 또한 잠복기 약 2주이고 감염력은 발열 1~7일에 가장 왕성하므로 주의하고, 환자의 기침, 재채기, 비말감염 등을 통해 전파된다. 증상으로는 목 주변 부종, 발열, 두통, 근육통, 귀통증, 식욕부진 등이 나타난다. 또한 겨울에서 봄까지 발생률이 높으며, 특히 어린이에게 많이 나타나고 보통은 약 1주일 정도 지속되다 회복기를 갖는다. 환자가 발생하면 격리와 소독을 하여야 하고 예방차원에서 예방접종을 실시하여야 하며, 이환 시 대부분 영구면역을 가진다.

(9) 레지오넬라증

레지오넬라증(Legionella)은 1976년 미국에서 열린 미국재향군인회에 참석한 사람들과 인근 지역주민에게 집단 폐렴으로 환자의 15%가 사망하였으며, 원인 불명의 질환으로 처음 밝혀져 알려지게 되었다. 냉방병의 일종으로 주로 여름에 유행되며 사람과 사람에게 전파되는 것이 아니라 에어컨, 샤워기, 중증호흡치료기기, 수도꼭지, 장식 분수,

분무기, 가습기, 하천, 호수, 토양, 냉각시설의 냉각탑수를 사용한 시설 등에서 오염된 물에 존재하던 균이 비말 형태로 인체에 흡입하여 감염된다.

증상은 발열, 기침, 콧물, 두통, 오한, 근육통, 설사, 구토 등이 나타나며, 대부분 50세 이상, 흡연자, 당뇨, 만성폐진환자, 면역력 저하된 사람에게 발생률이 높다.

치료는 항생제 치료율이 80% 이상으로 높아 주로 항생제 처방을 하며, 물의 교환이 필요한 곳이나 오염될 확률이 높은 곳은 주기적으로 소독하여야 하며, 예방을 위해서는 냉수 20℃ 이하, 온수는 50℃ 이상을 유지하여야 한다. 유기물질이 농축되어 레지오넬라균뿐만 아니라 다른 미생물 증식이 되는 환경에 주의하여야 한다.

(10) 결핵

결핵(Tuberculosis)은 신체의 장기, 뼈, 관절 등에 침입할 수 있으며, 감염 질환으로 특히 폐에 많이 감염되는 세균성 감염병이다. 특히 범세계적인 유행성으로 세계인구의 약 30% 이상이 걸린 것으로 후진국의 발생빈도가 높으며, 열, 가래, 기침, 체중감소, 객혈 등이 동반되기도 한다. 호흡기를 통한 감염, 오염된 우유, 식기, 식품 등에 인해 소화기를 통한 감염, X선 촬영, 가래·소변·위세척액 등에서 발견되는 결핵균으로 진단되며, 소변은 신장결핵, 대변은 장결핵, 객담, 비말로 감염되는 폐결핵으로 결핵균이 다른 부위에 따라 달리 나타난다. 예방 차원에서 BCG 예방 접종하며, 면역력을 강화를 위한 적절한 영양공급을 하여야 한다. 환자는 격리하여야 하며, 결핵의 환자는 꾸준한 치료와 건강관리에 신경을 써야 한다.

3) 소화기계 감염병

소화기계 감염병은 환자나 보균자의 대변, 오염된 식품, 식수를 통해 경구 침입으로 감염되는 것으로 수인성 감염 질환이라 한다.

(1) 장티푸스

장티푸스(Typhoid fever)는 위생 수준이 낙후된 지역의 상수 오염, 집단 급식, 오염된 약 · 식수 등에서 발생하며, 특히 여름철에 나타난다. 후진국에서 나타나는 감염 질환으로 발열, 식욕부진, 근육통, 관절통, 두통, 구토, 등의 증상이 동반된다. 합병증으로는 장출혈, 장천공 등을 수반하는 질환으로 잠복기는 1~3주 기간이 걸리며, 전파과정을 차단하는 방법으로 환자를 먼저 격리 후 원인을 찾아내어 제거하고 소독한다.

예방 차원에서 개인위생과 주변 환경의 청결과 소독, 예방접종 등을 통해 관리하며, 신선하고 청결하게 관리된 음식과 식수, 적절한 영양 공급을 통해 예방과 관리를 하여야 한다.

(2) 콜레라

콜레라(Cholera)은 흔히 동남아시아에서 빈번하며, 1998~1907년 인도에서는 37만 명이 사망하였고 아프리카에서도 발생률이 높게 나타났다.

증상으로는 열, 구토, 탈수, 설사가 동반되며, 하루 수십 회 이상의 물설사가 나타난다. 이것은 콜레라균이 소장벽 점막에 감염을 일으켜 장내에 콜레라균의 독소 작용 때문이다. 설사가 심해지면 구토가 나고 탈수증상까지 나타난다. 이로 인해 혈압은 떨어지고 맥박이 약해지며 근육경련이 일어나고 더 악화 되면, 혼미·혼수상태가 되어 쇼크로 사망할 수도 있다. 중증 콜레라의 경우 4~12시간 만에 쇼크에 빠지고 수일 내에 사망률은 50% 이상이지만 치료가 이루어지면 사망률은 1% 이하로 떨어져 초기 대행이 매우 중요하다. 감염된 환자의 대변, 오염된 식수, 식품, 식기류, 설익은 어패류 등을 통해 감염되며, 소독과 음식을 잘 익혀 섭취하고 식수도 반드시 끓여 먹어야 한다.

(3) 세균성 이질

세균성 이질(shigellosis)은 위생 환경이 좋지 않고 인구가 밀집한 지역에서 자주 발생한다. 주로 여름철에 유행하고 환자의 대변에서의 파리가 2차로 옮기며, 오염된 손, 음식, 식수, 우유 등을 통해 감염된다. 증상은 발열, 심한 복통, 구토, 경련이 일어날 수 있으며 심한 경우 대변에 혈액, 점액이 섞어 나오며, 하루에도 수십 회에 거쳐 설사한다. 이질균이 발병 1주일 후부터는 대변에서 사라지며, 잠복기간은 1~7일이며 질병 회복 후는 면역이 약해지는 편이기 때문에 건강관리에 유의하여야 한다.

날 음식을 피하고 수분을 적절히 섭취하여 탈수 현상을 막고 위생적인 식품과 환경을 만들어 예방하여야 한다.

(4) 장출혈성대장균감염증

장출혈성대장균감염증(Enterohemorrhagic Escherichia coli)은 O-157 등의 장출혈성 대장균 감염은 출혈성 장염을 일으키는 질환으로 1982년 미국에서 처음 보고되었다. O-157의 O(Ohne hauch)는 균체 세포벽 성분인 당분자의 종류와 배열에 따른 분류로 현재까지 총 173종이 발견되었으며, O-157는 157번째로 발견된 질환이다.

발열이 동반되지 않는 급성 혈성 설사와 경련성 복통이 특징이며, 빈혈, 혈소판감소, 요독증 등이 발생하였고 설사 변에 백혈구가 없는 것이 다른 질환과 다른 특성을 보이며 보통 1주일이면 완치된다. 용혈성 요독 증후군, 혈전성 혈소판 감소증 등의 합병증이 나타난다. 예방은 무엇보다 개인위생과 주변 환경을 청결하게 관리하고 야채류는 염소 처리한 물을 사용한다. 또한 식품과 식수가 오염되지 않도록 관리하고 음식을 잘 익혀서 섭취하여야 한다. 가축 사육 목장과 도축장, 육류가공처리 등에도 위생적으로 관리하여 지속적인 방역 감시를 하여야 한다.

(5) 간염

간염(hepatitis)은 간세포의 변성으로 황달과 통증을 나타내며, A형(infectious hepatitis), B형(serum hepatitis, 혈청성 간염), C형(non-A, non-B hepatitis), D형(염증성 간질환)으로 분류된다.

A형은 급성으로 유행성간염은 15세 이하에서 많이 나타난다. 오염된 물, 식품을 통하여 경구 감염과 환자로부터 직접 접촉 시 감염된다. 증상은 발열, 전신권태, 식욕부진, 황달, 간 효소 수치 상승이 나타나는 1~2주 지속되며, 진행이 수개월 지속될 수도 있으며 대부분 쉽게 회복되기도 한다.

B형은 만성으로 A형보다 치료가 더디며, 유병률이 높아 말기에는 간경변증, 간암으로 진행될 수 있어 치사율이 높아진다. 또한 수혈, 멸균되지 않은 혈액제제를 주사

하는 과정에서 감염되지만, 주사기의 소독이 불충분하여 전파되기도 한다. 증상으로는 식욕부진, 구토, 관절통 등이 나타난다.

C형은 급성과 만성의 특징을 가지며, C형 간염 바이러스의 유병율이 높은 지역은 아시아 중심으로 몽골 중국, 파키스탄, 태국 등이며 간경변증, 간세포 암종을 일으킨다. 증상이 특별하지 않아 증상을 못 느끼거나 감염조차 모르는 경우가 많다.

D형 감염은 염증성 간 질환으로 중동, 동남아에서 주로 발생하며, 독자적으로 간염을 일으키지 못하고 B형 간염 환자에게만 감염되어 증세가 악화한다. 예방 차원에서 예방접종, 손 씻기, 수건, 식기, 칫솔, 면도기 등을 따로 사용하고 주변 청결과 환자는 안정을 취하고 격리하며, 고단백과 충분한 영양 공급을 받아야 한다.

(6) 폴리오

폴리오(Poliomyelitis, 소아마비, 급성회백수염)은 바이러스에 의한 감염병으로 모든 연령층에서 발생하며 특히 소아(소아마비)에게 발생률이 높다. 환자의 인후두의 분비물, 대변, 환자와의 직접 접촉, 비말감염으로 전파되며, 잠복기는 1~2주 정도이다.

중추신경계의 손상으로 영구적인 마비를 일으키는 것이 특징이며, 37~38℃의 발열과 두통, 구토, 복통 등을 보이는 전구기는 2~5일 정도이다. 마비 전기는 4일 정도 증세가 심해지고 지각 과민과 사지의 통증이 발생하는 시기이다. 마비기는 열이 내리고 골격근의 마비가 나타나며 근육마비는 하지에서 가장 많이 발생한다. 회복기에는 마비된 근육을 치료를 충분히 해줘야 한다. 폴리오는 보통 소아기에 면역을 획득하며 이환 후에 에는 영구 면역을 가진다. 예방 접종이 예방 차원에서 가장 좋으며, 환자와의 접촉을 피하고 개인위생에 철저해야 한다.

(7) 살모넬라증

살모넬라증(Salmonellosis)은 오염된 동물성 식품과 동물의 분변, 오염된 식수, 채소, 과일이 주원인이다. 살모넬라속(Salmonella)의 일부 종에 의해서 생기는 세균 감염증으로 살모넬라증은 사람에게 식중독을 가축에게는 여러 질병의 원인이 된다.

살모넬라균의 많은 혈청형에 의해 장염, 농양, 관절염, 담낭염, 패혈증, 유산이 일어나는 질환으로 잠복기간은 6~72시간이며 급성으로 발열, 두통, 설사, 구역, 구토 등의 위장 증상이 나타난다. 유아, 고령자 등 면역력이 약한 사람은 주의하여야 한다.

(8) 장염 비브리오 식중독

장염 비브리오균(Vibrio parahaemolyticus)은 염분이 많은 바닷물에 존재하기 때문에 해수의 온도가 상승하면, 활발하게 번식하여 특히 여름철에 오염이 심해진다. 오염된 생선회, 조개, 음식물에서 발견되며 식중독과 집단 발병하지만, 사람이 사람에게는 전염되지 않는다. 증상은 두통, 오한, 위통, 설사, 발열, 구토가 동반하며, 잠복기는 8-20시간으로 급성 위장염을 일으킨다. 발열은 37.5~38.5℃ 정도이며 설사는 1일 기준 수회 정도이며 점액, 점혈 변을 동반하기도 한다. 대부분 증상이 심하지 않으면 자연 치유되고 심할 경우는 수분과 전해질을 공급하며, 항생제를 투여한다.

예방은 어패류 등의 수산물은 충분히 가열하여 섭취하고 신선한 것을 고르며, 특히 날것으로 먹는 회는 피하고 수산물을 사용하는 조리 기구를 분류하여 사용하여야 오염을 방지할 수 있다.

Learning Point

1) 개요

감염 질환은 인체를 통해 침입하는 통로로 소화기계, 호흡기계, 피부점막기계를 통해 이루어짐

2) 호흡기계 감염병

호흡기계 감염병은 병원체가 환자나 보균자의 객담, 콧물, 오염된 공기 등으로 간 · 직접 접촉과 비말 감염을 전파

(1) 감기(급성 바이러스성 비염)
(2) 인플루엔자
(3) 디프테리아
(4) 백일해
(5) 수포성 구내염
(6) 홍역
(7) 풍진
(8) 유행성 이하선염
(9) 레지오넬라증
(10) 결핵

3) 소화기계 감염병

소화기계 감염병은 환자나 보균자의 대변, 오염된 식품, 식수를 통해 경구 침입으로 감염되는 것으로 수인성 감염 질환

(1) 장티푸스
(2) 콜레라
(3) 세균성 이질
(4) 장출혈성대장균 감염증
(5) 간 염
(6) 폴리오
(7) 살모넬라증
(8) 장염 비브리오 식중독

Quiz

1. 다음 중 호흡기계 감염병에 해당되는 것은?

① 인플루엔자 ② 폴리오
③ 살모넬라증 ④ 장티푸스
⑤ 콜레라

정답: 1
해설: 호흡기계 감염병은 병원체가 환자나 보균자의 객담, 콧물, 오염된 공기 등으로 간·직접 접촉과 비말 감염을 전파되는 것으로 인플루엔자가 해당된다.

2. 다음 중 소화기계 감염병에 해당되는 것은?

① 레지오넬라증 ② 유행성 이하선염
③ 풍진 ④ 장티푸스
⑤ 수포성 구내염

정답: 4
해설: 소화기계 감염병은 환자나 보균자의 대변, 오염된 식품, 식수를 통해 경구 침입으로 감염되는 것으로 수인성 감염 질환으로 장티푸스가 해당된다.

3. 다음 중 인도에서는 37만 명이 사망한 사건으로 동남아시아, 아프리카에서 발생되며, 열 · 구토 · 설사를 동반하는 질병은?

① 디프테리아 ② 백일해
③ 콜레라(Cholera) ④ 수포성 구내염
⑤ 폴리오

정답: 3
해설: 콜레라(Cholera)는 감염된 환자의 대변, 오염된 식수, 식품, 식기류, 설익은 어패류 등을 통해 감염되며, 소독과 음식을 잘 익 혀 섭취하고 식수도 반드시 끓여 먹어야 한다.

3-4 감염 질환의 분류 2

1) 개요

동물매개 감염병은 전염되고 세계적으로 유행될 수 있으므로 관심사가 크다. 동물 병원균은 기계적, 생물학적 전파로 나뉘며, 기후의 변화에 따라 증가와 감소를 하며, 발달된 교통수단으로 매개체는 더욱더 전파된다. 다양한 동물 매개 감염병 중 말라리아는 2015년에 약 2억 1,200만 명이 감염되어 이 중 43만 명이 사망한 것으로 추정되고 있다. 특히 뎅기열, 모기, 진드기 등의 매개체 감염을 예방 관리를 위해서는 예방 접종과 매개체와 직접적인 접촉을 피하여야 한다.

접촉성 감염병은 직·간접적인 접촉으로 다양한 질병을 일으키는 성매개 감염병과 접촉성 피부질환이 있다. 이 질환들의 공통된 점은 감염원인 병원성 미생물이 체외에서는 생존하기 어려워 감염 경로가 밀접 접촉으로 체내에 침투하는 특징을 보인다. 특히 다친 피부에 오염된 물, 화장실의 오수, 홍수로 인한 감염병 등으로 접촉성 피부염, 눈병 등 쉽게 노출되며 높은 습도와 기온 차로 전파가 급속도로 진행된다.

접촉성 감염병 중 수족구병은 주로 여름에 발생하고 주로 영유아에게 나타나며 수포를 형성한 바이러스에 감염된다.

2) 동물매개 감염병

(1) 일본뇌염

일본뇌염(Japanese encephalitis)은 감염된 빨간집모기(Cule tritaeniorhynchus)에 의해 전파되는 바이러스를 갖는 감염 질환이다. 모기가 다시 사람에게 침입하여 뇌신경을 침범한 유해성 뇌염을 말한다. 주로 15세 이하, 4~8세에 집중된다.

인수공통 감염병인 일본뇌염은 치료가 힘들며, 예방 차원에서 예방 접종을 실시하고 어린아이에게는 모기에 물리지 않도록 주의가 필요하다. 특히 8~10월에 유행하는데 대부분은 불현성 감염이며, 잠복기간은 5~14일 정도이다. 증상은 38~39℃의 고열과 맥박수 증가와 심한 두통이 3~4일 동안 진행되며, 오심, 구토, 복통, 설사를 동반하기도 한다. 또한 손, 혀, 입술의 신경 증상으로 말을 못 하고, 목이 불편해지며, 고열, 의식 불분명, 경련 등이 일어나기도 한다. 이환 후에는 영구 면역을 가진다.

(2) 말라리아

말라리아(malaria)는 기생 원충이 적혈구와 간세포 내에 존재해 일어나는 급열성 감염증으로 장마와 강수량의 증가로 7~8월에 많이 발생한다. 39~41℃의 고열과 열 발작을 일으켜 오한으로 시작하여 창백한 얼굴이 된다. 또한 빈혈, 간과 비장의 비대가 나타나며, 모기에 의한 감염뿐만 아니라 수혈, 오염된 주사기 바늘을 통해 전파된다. 환자의 경우 말라리아 원충이 쉽게 사멸하지 않으므로 지속적인 치료와 재발에 주의해야 한다. 구충 작업을 통해 소독과 개인위생에 최선을 다하여야 한다.

(3) 신증후군출혈열

신증후군출혈열(Hemorrhagic fever with renal syndrome)은 계절에 관계없이 발생하며, 늦봄과 늦가을에 발생빈도가 높으며, 건조한 기후일수록 발생률이 높게 나타난다. 또한 연령, 성별에 상관없이 발생하며, 들쥐의 배설물, 들쥐에 기생하는 진드기, 쥐벼룩 등에 의해 전파되며, 잠복기는 2주 정도이다.

증상으로는 3~6일 지속되는 고열, 구토, 복통, 결막충혈, 신부전, 저혈압, 백혈구 증가 등으로 급성 감염을 일으킨다. 예방 차원에서 예방 접종을 실시하고 야외에서 활동할 때 주의하여 피부가 노출되어 물리지 않도록 긴 옷 등을 입는다.

(4) 발진티푸스

발진티푸스(epidemic typhus)는 고열, 근육통, 발진, 기침, 두통, 오한, 발한이 특징이며, 급성 열성 감염 질환이다. 곤충의 매개체로 전파되는 질환으로 물리면 가려우며, 유행성 발진티푸스, 지방성 발진티푸스, 쓰쓰가무시병 등으로 분류한다. 매개곤충인 이가 발생하기 쉬운 곳은 농촌, 군대, 교도소, 전쟁터 등에서 발생한다. 또한 리케차가 혈액을 통해 전신에 퍼져 뇌, 심근의 모세혈관에 혈전과 괴사가 생길 수 있으며, 1주일의 잠복기를 거쳐, 4~6일 지나면 전신에 출혈성 반점이 퍼지고 증상은 장티푸스와 유사하다. 예방 차원에서 침상, 옷에 살충제를 도포하고 위생적인 환경과 예방 접종을 한다.

(5) 페스트

페스트(흑사병, Yersinia Pestis)는 흔히 흑사병이라 부르며, 1347~1351년 사이에 크게 유행하여 2,000만 명의 사망자가 나타난 것으로 보고된다. 벼룩에 의해 동물과 사람에게 감염을 일으키고 환자의 분비물, 배설물을 통해 기도 감염, 비말 감염과 쥐벼룩에 물려서 감염된다. 심하면 패혈증이 나타나며 일시적으로 면역이 생긴다. 증상은 오한, 고열, 가슴 통증, 기침, 구토, 경부 림프절병증, 호흡곤란 등이 동반되며 환자 발생 시 격리와 소독한다.

(6) 광견병

광견병은 감염된 개, 고양이 등에 의해 물려서 전염되는 것으로 중추신경계로의 신경통 증상이 나타날 수 있으며, 잠복기는 침입한 바이러스의 양에 따라 결정되기도 한다. 개에 물렸을 때 상처의 크기, 옷의 두께에 따라 달라지며, 상처 난 부위에 깨끗하게 소독하고 예방 접종을 한다. 증상으로는 불면, 불안, 식욕부진, 발열, 근육마비. 고수병 증상, 근육통, 경련, 발작이 동반되며, 심한 경우 혼수상태, 운동마비, 지각마비, 순환장애로 사망에 이르기도 한다.

(7) 탄저병

탄저병(Anthrax)은 토양 매개 세균인 탄저균(Bacillus anthracis)의 발생으로 급성 열성의 전염성 질환으로 동물의 질환 중 가장 오래되었다. 사람에게 치명적이고 피부, 호흡기, 소화기관까지 침입하며 생물학적 무기로 사용되었다. 탄저균은 동물, 오염된 물품, 공중에 퍼져 포자를 흡입하여 전파되고 동물의 배설물, 분비물을 통해 전파된다. 잠복기는 2~5일 정도이며 사람에게는 자연 면역이 잘되지 않는다. 증상으로는 고열, 피부의 농양, 물집, 복부 통증, 기침, 가래, 호흡 곤란, 설사, 구토 등이 동반된다. 가축 취급자의 위생관리와 가축에 예방 접종하고 오염된 것은 소각·소독하여야 한다.

(8) 렙토스피라증

렙토스피라증(Leptospirosis)은 광범위한 혈관염에 의한 급성 열성 감염 질환으로 범세계적으로 수백만 명의 환자가 발생한 사람과 동물이 감염되는 인수공동 전염병이다. 감염된 들쥐의 배설물로 배출된 병원체가 논, 밭, 흙, 풀에서 직 · 간접적으로 감염되고 농촌에서 발생률이 매우 높으며, 인체 점막, 상처 난 피부에 접촉하면 감염된다. 증상은 고열, 오한, 근육통, 두통, 구토, 황달, 눈의 충혈, 수막 자극 증상, 간부전, 신부전 등이 동반되기도 하며 심할 경우 폐혈증 등 급성으로 진행된다.

(9) 서교열

서교열(rat bite fever)은 쥐, 고양이, 족제비의 교상, 찰과상으로 감염되고, 치사율이 7~10%로 범세계적으로 분포되어 있으며, 오염 식품으로 감염된다. 증상으로는 국소 염증, 림프절 염증, 관절염, 발진, 재귀열, 오한, 피부발진 등이 동반된다. 서교열에 감염된 애완용 쥐에 물려 가정에서 사망한 사건이 보고된 바 있다. 쥐, 고양이 등에 상처를 입었을 경우 즉시 소독하여야 한다.

3) 접촉성 감염병

(1) 성매개 감염병

성매개 감염병은 성행위로 인한 감염과 감염된 환자의 혈액을 통해 감염된다.

성매개 감염병은 면역이 되지 않는 질병으로 세균이나 바이러스에 의해 전염되며, 개인뿐만 아니라 범세계적으로 일어나며 사회적인 여러 밀접한 관계에 있다. AIDS는 성 접촉과 사람 면역 결핍 바이러스(HIV, Human immunodeficiency virus)이다. HIV는 사람 면역을 파괴하고 성 접촉 외에 감염된 부모나 혈액을 통하여 전파되기도 한다. 성매개 감염병의 종류로 매독(syphilis), 임질(gonorrhea), 연성하감(chancroid)이 있다.

① 매독

매독은 선·후천성 매독으로 나뉜다. 선천성은 초기 선천성, 후기 선천성으로 구분되며, 후천성은 1기–2기–잠복기–3기로 구분된다. 선천성 매독은 산모를 통해 얻는 것으로 99%가 태아에게 전파되며, 16주 동안은 태반의 방어막으로 태아 감염을 막지만, 이후에는 방어가 약하기 때문에 빠른 치료를 해야 한다. 생후 2년 이내에 증상은 초기 선천성 매독이며, 비염, 피부발진, 미비한 마비 증상 등이 동반된다. 2세 이후에는 증상이 후기 선천성 매독이며, 치아 변형, 난청, 간질성 각막염, 등의 증상이 보인다. 치사율이 높아 예방을 위해 검사를 하여야 한다.

- 1기는 감염 후 무통증을 동반한 피부 발진이 일어나고 수일 내에 사라지는 증상을 보인다. 주로 입술, 혀, 편도선, 손가락, 항문, 유방 등에 나타나며, 치료 중일 경우에는 성행위를 금지하고 치료가 끝난 후 정기적인 혈액 검사를 통해 재발을 방지한다.
- 2기는 1기 매독 후의 약 한 달 정도 후에 피부와 점막에 발진, 발열, 권태감 인후통 등이 동반하면서 전신에 퍼지는 증상이 나타난다. 또한 손과 발바닥에도 나타나며, 매독성 탈모증(syphilitic alopecia)도 유발한다.
- 잠복기는 수개월에서 수년이 지나도 아무런 증상을 못 느끼는 경우가 많으며 전염은 드물게 나타나는 시기로 갑자기 심장병, 시력 감퇴, 마비 등을 일으키기도 하며 사망에 이를 수 있다.
- 3기는 매독 감염 후 15~20년에 증상이 나타나 근육, 골격, 신경, 혈관, 심장 등에 영향을 미치며, 무통성의 고무종(gumma)이 생겨 장기 기능에 장애를 입힌다. 매독은 성관계 시 성기의 점막, 산모의 태아. 키스. 수혈, 피부 상처, 술잔 교환 등으로 전파되므로 많은 사람과 음식을 나누어 먹을 때 개인 식기를 사용하고 콘돔 사용과 주기적인 정밀 검사를 해야 한다.

② 임질

임질(gonorrhea)은 성매개 감염병 중 가장 흔한 질병이며, 고대 이집트, 성경, 중국 등 역사적으로 기록된 오래된 감염 질환이다. 130년경 그리스 의사 갈렌(Galen)에 의해 발견되었으며, 임질을 고노레아(Gonorrhea)라고 불렀는데, 이는

'씨'라는 의미의 Gono와, '흐른다'의 의미로 rhea의 합성어이다. 그 후 1879년 독일 의사 알버트 나이저(albert neisser)가 원인균을 규명하고 임질균(gono-coccus)이라고 명명하였다.

임질은 생식기를 침입하는 것으로 성 접촉의 성기, 질, 구강, 항문을 통해 전파되며, 감염된 산모가 출산 시 태아가 질을 통과 시 신생아가 감염될 수 있고, 불임과 실명, 관절염 등의 원인이 되기도 한다.

- 남성의 초기 증상은 24시간 이내로 배뇨 시 작열감과 요도 종창, 발작을 보이고 점액 농성 분비물이 1~3일 후에 발생한다. 치료 시기를 놓치면 부고환염(epididymitis)과 열이 나는 전립선염(prostatitis), 정낭염(seminal vesiculitis)이 발생한다.
- 여성의 초기 증상은 미미하여 인지하지 못하는 경우가 많으며, 초기 치료를 하지 못해 더 악화되어 만성이 되는 경우가 많다. 성 접촉뿐만 아니라 대중적으로 사용하는 목욕탕 등을 통해 감염되기도 하며, 잠복기는 2~20일 정도이다. 치료 시기를 놓치면, 수개월~수년에 이르며 감염 후 회복 시 면역은 없다. 치료 시기를 놓칠 경우 3단계로 진행된다. 1단계는 요도염, 질염, 방광염, 난관염, 자궁경부염 등이 나타나며, 임질균은 월경 중에 침입 되는 것으로 자궁까지 도달했을 때 2단계 임질이라 하며, 3단계는 만성 감염으로 진행된다.

(2) 후천성 면역결핍증

후천성 면역결핍증(Acquired immunodeficiency syndrome, AIDS)은 접촉성 감염병 중 현대사에서 심각한 바이러스 질환이다. 면역 기능 저하로 다양한 병원성 미생물에 취약하다. 이는 환자의 혈액, 정액, 질분비물, 눈물, 타액 소변, 모유, 주사기, 감염된 장기이식, 상처 노출 등으로 전파된다. 잠복 기간은 짧게는 6주 이하, 길게는 수년이 걸리며, 감염 후 2~3개월이면 항체 반응에서 양성을 보인다. 증상으로는 발열, 인후통, 무력감, 근육통, 체중 감소, 간장 및 비장과 림프선 비대, 피로감 등이 나타나며, 설사, 변비, 식욕 부진, 목 부위의 동통, 객담, 기침, 혈뇨, 피부 점막의 출혈 반점, 불규칙한 호흡 등이 동반한다. 감염 환자는 격리하여야 하고 성 접촉 시 위생관리, 수건, 면도기, 칫솔, 식기 사용, 침구류, 주사기 등 주변 환경과 개인위생을 지켜야 한다.

(3) 한센병

한센병(Leprosy)은 감염력이 매우 강하며 기원이 오래된 질환으로 과거에는 문둥병, 나병이라고 부르기도 하였다. 이 질환은 감염 경로가 명확하지 않아 감염된 산모가 신생아를 낳아 격리하면 감염을 막을 수 있는 것으로 보고되고 있다.

한센병은 2가지로 분류되는데 첫 번째는 나종형 나병으로 피부, 말초신경계의 손상을 일으켜 피부와 근육의 위축, 손, 발, 구강, 인후두 등의 결절이 나타난다. 특히 말초신경계 조직이 파괴되어 무감각이 일어나며 변형된다. 두 번째로 결핵양형 나병은 말초신경계 조직이 더 빨리 파괴된다. 감염 환자의 배설물, 분비물 등에 오염된 물건을 통해 간접·직접 접촉으로 발생하며 잠복기는 2~10년이다. 환자 발견 시 바로 격리하여 치료하며, 환자와 접촉한 이는 검진을 받아 관리하여야 한다.

(4) 경피감염 감염병

① 열대 백반성 피부병

열대 백반성 피부병은 피부 색소이상증으로 피부가 건조해지면서 구진성 병변을 일으킨 후 피부 색소가 파괴되어 흰색, 붉은색, 푸른색, 분홍색을 보이며, 핀타(pinta, Carate)라고 불린다. 증상은 비궤양성, 홍반성 편평 구진성 병변이 손, 발, 두피 등에 나타나며, 5~12개월 지속된 후 감염된 부위에 색소 과침착이 진행되면서 호전을 보인다. 이후 다시 침착된 색소가 사라지면서 과각화증을 보이는 것으로 페니실린으로 쉽게 치료된다. 감염 경로는 정확하지 않으나 곤충에 의한 자상, 흡혈, 환자의 병변 등의 접촉 시 추측이 예상되며 더 많은 연구가 필요한 질환이다. 잠복기는 1주일~2개월 정도이며, 멕시코, 베네주엘라, 등 중남미 지역에서 발생 사례가 있다. 예방 차원에서 감염 환자 격리와 환자가 접촉한 물건들을 소독하거나 접촉을 피해야 한다.

② 요우스

요우스(yaws)은 습한 열대지역에서 발생되며, 매종(frambesia) 딸기종이라고도

부른다. 곤충에 직접적인 접촉으로 15세 이하에서 발견된다. 이는 피부가 노출된 팔, 다리 등에 감염이 많고 피부의 상처, 벌레 물림, 등을 통해 위험에 노출된다. 증상은 피부가 사마귀 같은 모양으로 섬유질화되어 사이가 갈라지고 피가 나고 진물이 발생한다. 이때 진물, 혈액, 파리 등으로 전파되어 감염될 확률이 높아진다. 요우스균은 3단계로 피부 상처를 통해 림프까지 전파되며, 일부는 잠복기(약 3주)에 들어간다.

- 1단계에서는 피부 접촉 부위에 구진이 생기고 약 6개월이면 자유 치유되고 접촉 주변에 심한 흉터가 남으며 이 중 10%는 2단계로 넘어간다.
- 2단계에서는 인체의 림프절과 혈액을 타고 주변 조직에 전파되고 관절이 약하여 뼈의 변형이 일어나며, 치료를 통해 회복과 그렇지 못한 경우는 3단계로 진행된다.
- 3단계는 5~10년 정도 지난 후 피부와 전신 뼈와 연골 변형되며, 드물게는 비장, 뇌, 대정맥의 기형을 일으킬 수 있다. 매독균과 흡사해 오진을 할 수 있다.

(5) 감염성 안질환

① 유행성 각결막염

유행성 각결막염(epidemic Keratoconjunctivitis)은 눈에 발병하여 초기 증상은 충혈, 동통, 눈물, 눈곱과 각막 손상으로 각막상피하혼탁(subepitelial opacity)이 생기며 짧게는 3주~수년간 지속되고 어린이는 두통, 오한, 설사 등의 증상과 감염성이 강하다. 유행성 각결막염은 직·간접 접촉으로 감염되며, 공동시설물의 세면도구, 수영장, 목욕탕 등 사람이 많이 사용하는 대중적인 곳에서 일어난다. 잠복기는 약 2주 이내이며, 치료를 꾸준히 받아 관리하고 면역력 강화를 위해 영양공급을 한다.

② 급성출혈성 결막염

아폴로눈병이라고 부르며, 눈이 붓고 눈물, 충혈, 눈곱, 발열, 두통 등의 증상이 동반되며 대부분 3~5일이면 회복기에 접어든다. 감염 경로는 감염된 눈의 분비물, 분변, 위생 불량 등으로 전파되며, 증상이 나타난 이후로 약 1주일의 전염력을 갖는다.

③ 트라코마

트라코마(trachoma)는 오래전부터 알려진 심각한 감염 질환으로 결·각막에 손상, 두께, 변형되며 이로 인해 영구적인 흉터성 합병증을 남겨 시력 장애, 각막 조직의 비대, 각막염증, 과립형성, 눈꺼풀 손상과 심하면 실명에 이르는 질환이다. 산모의 산도가 클라미디아 트라코마티스에 의해 감염된 환자와 직·간접적 접촉을 통해 간염 된다. 치료는 설폰아미드계 약물과 일부 항생제를 사용하며 개인 수건을 사용하고 주변 환경을 청결과 소독을 한다.

(6) 포진 바이러스

① 대상포진

대상포진은 수두-대상포진 바이러스(varicella-zoster virus, VZV)가 2~6세에 많으며, 수두 후 회복 시에는 면역이 생기지만, 면역력 저하되면 다시 나타나는 수포성을 지닌 바이러스다. 따라서 면역력이 약해지면 신경세포에 남아 있다가 피부에 대상포진을 일으키며 감염력이 강하다. 잠복기는 보통 약 2주 정도이며, 발열과 함께 수포가 전신으로 퍼진다. 두피, 겨드랑이, 구강과 상기도 점막. 결막 등에 나타나며, 피부가 겹쳐진 곳, 피부 자극, 옷에 의한 자극 등으로 생긴다. 사망률은 적지만 성인은 폐렴, 소아는 세균과 뇌염 합병증과 임신초기는 약 2%의 태아에게 선천성 기형이 생길 수 있으므로 면역력이 약한 노약자, 어린이, 환자, 임산부는 주의하여야 한다.

② 단순포진

단순포진(herpes simplex)의 대부분은 병변이 주변에 퍼지는 수포성을 지닌 것이 특징이다. I 형은 구강, 각막, 중추신경 등 상반신에 감염을 일으키며, 감염자의 타액에 의한 감염이 주로 전파 경로이다. II 형은 생식기 중심으로 하반신에 감염되는 경우는 주로 성 접촉에 의한 전파 경로이다. 잠복기는 2--2일 정도이며, 면역력이 약해졌을 때 입술, 코, 눈, 성기, 항문 등에 발열과 함께 동반된다.

Learning Point

1. 감염 질환

1) 개요

동물매개 감염병은 전염성이 있는 것으로 범세계적으로 유행성을 가짐

2) 동물매개 감염병

일본뇌염, 말라리아, 신증후군출혈열, 발진티푸스, 페스트, 광견병, 탄저병, 렙토스피라증, 서교열

3) 접촉성 감염병

(1) 성매개 감염병은 성행위로 인해 감염될 수 있으며, 감염된 환자의 혈액을 통해 감염

① 매독
② 임질

(2) 후천성 면역결핍증(Acquired immunodeficiency syndrome, AIDS)은 접촉성 감염병 중 현대사에서 심각한 바이러스 질환

(3) 한센병(Leprosy)은 감염력이 매우 강한 것으로 기원이 오래된 질환

(4) 경피감염 감염병

① 열대 백반성 피부병
② 요우스

(5) 감염성 안질환

① 유행성 각결막염
② 급성출혈성 결막염
③ 트라코마

(6) 포진 바이러스

① 대상포진
② 단순포진

Quiz

1. 다음 중 동물매개 감염병이 아닌 것은?

① 말라리아 ② 발진티푸스
③ 요우스 ④ 탄저병
⑤ 렙토스피라증

정답: 3
해설: 요우스는 경피감염 감염병의 질환이다.

2. 다음 중 감염성 안질환으로 오래된 질환으로 결막과 각막을 손상시키고 변형도 일어나는 심각한 질병은?

① 유행성 각결막염 ② 급성출혈성 결막염
③ 매독 ④ 한센병(Leprosy)
⑤ 트라코마

정답: 5
해설: 트라코마(trachoma)는 오래전부터 알려진 심각한 감염 질환으로 결막과 각막에 손상을 입히며, 결막이 두터워지거나 심하면 변형되기도 하며 각막까지 염증이 확장되어 다양한 증상을 야기한다.

3. 경피감염 감염병의 종류로 피부 색소가 파괴되고 건조해지는 질환은?

① 열대 백반성 피부병 ② 한센병(Leprosy)
③ 대상포진 ④ 신증후군출혈열
⑤ 염증성 피부병

정답: 1
해설: 열대 백반성 피부병은 피부 색소이상증으로 피부가 건조해지면서 구진성 병변을 일으킨 후 피부 색소가 파괴되어 흰색, 붉은색, 푸른색, 분홍색을 보이며, 핀타(pinta, Carate)라고 불린다.

3-5 감염병 관리 1

1) 감염병 관리와 검역

(1) 감염병 관리

국제적으로 세계보건기구(WHO)에서 감염병 예방과 대책을 추진하고 국내의 감염병 관리는 보건복지부 산하의 질병관리청 및 시, 도의 보건소에서 관리하고 있다.

감염병 관리는 개인의 관리에 불충분하여 정부 차원에서 행정적 관리를 받는 것처럼 감염병이 유행할 때는 더욱 감시 체계가 필요하다.

감염병 감시는 질병을 발생시키는 병인(감염원)요인, 숙주(감수성 있는 숙주집단)요인, 환경(감염경로)요인으로 3요소가 필요하며, 이중 1가지 요인이 포함되지 않으면 유행이 일어나지 않는다. 그러므로 감염병이 유행하지 않기 위해서는 감염 발생 요인을 감시하여야 한다.

① 감염원

a. 환자

감염병에 걸린 것이 명확한 사람으로 임상 증상이 나타나는 것을 말한다.

병을 숨기고 신고와 보고를 하지 않은 회피한 은닉 환자(hidden case), 임상 증상이 미약하여 지나쳐버린 간과 환자(missed case), 감염이 가장 활발한 시기인 전구기 환자, 임상 증상이 나타난 현성 환자로 구분된다.

b. 보균자

보균자는 감염에 걸렸으나 증상이 없이 병원체를 배출하여 다른 사람에게 병을 전파하는 사람을 말하며, 회복기(병후) 보균자, 잠복기(발명 전) 보균자, 건강(불현성) 보균자로 구분할 수 있다.

- 회복기(병후) 보균자는 임상 증상의 소실 후에도 일정기간 병원체를 배출하는 것으로 세균성이질, 장티푸스, 디프테리아의 감염자를 말한다.
- 잠복기(발명 전) 보균자는 감염 증상이 나타나기 이전에 잠복기간 중에 병원체를 배출하는 것으로 홍역, 백일해, 유행성 이하선염, 수막구균성 수막염, 디프

테리아의 감염자를 들 수 있다.

- 건강(불현성) 보균자는 임상 증상이 없는 것으로 건강한 사람과 구별이 어려운 상태로 병원체를 배출하는 것으로 감염병 관리상 가장 어려운 보균자다.

c. **병원체 보유동물**

가축과 쥐류 등에 의한 병원체를 배출하여 사람에게 감염을 일으키는 인수공통 감염병(人獸共通感染病)을 말한다.

- 쥐: 발진열, 페스트, 살모넬라증, 양충병, 서교증, 와일씨병(weils)
- 소: 결핵, 파상열, 탄저
- 말: 탄저, 비저, 유행성 뇌염
- 돼지: 파상열, 살모넬자증, 탄저
- 개: 광견병
- 양: 파상열, 탄저
- 들토끼: 야토병
- 새: 살모넬라증, 유행성 일본뇌염
- 고양이: 서교증, 톡소플라즈마증, 살모넬라증

d. **기타 병원체 보유**

곤충과 토양, 음식물, 물, 환자의 가족과 기타의 접촉자로서 감염원이 될 수 있다.

- 곤충: 파리, 모기, 벼룩, 이. 진드기 등
- 토양: 아포형성균으로 파상풍, 구충증, 가스괴저, 보툴리즘

② **감염 경로**

a. **직접 감염**

직접 감염은 병원체가 매개체 없이 새로운 숙주에게 직접 감염되는 것으로 직접 접촉 전염, 비말 전염으로 구분된다.

- 직접 접촉 전염: 임질, 매독, 공수병, 서교증, 피부전염병 등
- 비말 전염: 결핵, 디프테리아, 백일해, 성홍열, 인플루엔자 등

b. **간접 감염**

간접 간염은 전염원과 밀접한 관계없이 여러 가지 매개물을 통하여 전파되는 경우로서 진애(塵埃), 물, 식품, 토양, 개달물, 절족동물 등에 의한 감염을 말한다.

- 진애(塵埃): 비말핵의 형태나 진애와 함께 섞여서 공기 중에 의한 호흡기를 통해 감염되는 것이다. 디프테리아, 두창, 발진티푸스, 결핵 등
- 물: 티푸스균, 이질균, 콜레라균은 인축(人畜)의 배설물로 오염된 물속에서 장기간 성장한 것을 마셔 감염되는 경우를 말한다. 콜레라, 이질, 파라티푸스, 장티푸스 등
- 식품: 비위생적인 가축, 파리, 쥐에 의해 오염된 식품을 통해 감염되는 경우를 말한다. 장티푸스, 이질, 콜레라, 야토병, 파라티푸스 등
- 토양: 동물의 사체, 생물의 배설물을 통해 오염된 토양에 의해 감염되는 경우를 말한다. 파상풍과 비탈저균(피부의 상처를 통해 침입), 가스괴저, 보툴리누스 등
- 개달물: 수건, 옷, 완구, 서적, 인쇄물 등의 물건을 통해 감염되는 경우를 말한다. 트라코마, 두부백선(頭部白癬), 비탈저, 두창, 디프테리아 등
- 절족동물

  이: 발진티푸스, 재귀열 등

  벼룩: 페스트, 발진열 등

  파리: 결핵, 트라코마. 파라티푸스, 콜레라, 이질, 장티푸스 등

  모기: 일본뇌염, 황열(黃熱), 말라리아, 뎅기열(dengue fever) 등

③ 감수성 있는 숙주 집단

감수성이란 인체의 저항성이 없는, 즉 면역력이 없는 사람을 말하며, 병원체가 침입하여 감염될 위험성이 큰 것을 말한다. 감수성 지수(index of contagion)는 인체에 감염된 상태의 발병률을 백분율로 나타내는 것으로 홍역과 두창은 95%로 가장 높게 나타나며, 백일해 60~80%, 성홍열 40%, 디프테리아 10%, 소아마비 0.1% 이하이다.

④ 법정 감염병 관리

우리나라에서는 감염병을 법으로 정하여 신고와 보고를 의무화하여 공중보건학

적으로 법정 감염병의 주요 사항을 집중 관리한다. 역사적으로 보면, 콜레라를 중심으로 1895년 고종(32년)의 내부령 제2호'호열자병 예방 규칙', 제4호 '호열자병 소독 규칙', 제5호 '호열자병 예방과 소독 집행 규정'을 공포하였다. (국가기록원) 이후 감염병 종류를 확대하고 감시 체계를 갖추어 1899년 고종(37년) 때의 내부령 19호 '전염병 예방 규칙'에 의해 장티푸스, 세균성 이질, 발진티푸스, 콜레라, 두창를 지정하여 관리하였다. 1954년에는 전염병예방법이 제정되었고 급성과 만성에 따라 1종, 2종으로 구분하였다. 2009년에 감염병 예방과 관리에 관한 법률을 만들어 제1군~5군, 지정 감염병, 기타 감염병 등을 관리하고 있다.

(2) 검역

우리나라와 외국을 오가는 사람과 운송수단, 무역거래의 화물, 선박 등을 통해 외래 감염병이 질병 발생의 원인으로 병원체의 유입하는 것을 미리 차단하여 예방하는 조치로 검역(檢疫)을 하는 것을 말한다.

① 검역 감염병

콜레라, 페스트, 황열, 중증급성호흡기증후군(SARS), 조류인플루엔자 인체감염증, 신종인플루엔자감염증, 중동호흡기증후군(MERS), 이외의 보건복지부장관의 긴급 검역(신종감염병증후군, 세계보건기구가 공중보건위기관리 대상으로 선포한 감염병) 조치가 필요한 감염병을 말한다(검역법 제2조 제1호).

② 검역 대상

항공기, 선박, 승무원, 승객, 화물, 소지품, 동물과 식물의 위생 상태, 곤충과 해충, 쥐, 등을 검역 대상으로 본다.

③ 감시와 격리 기간

검역 감염병 환자는 완치 시까지 보며, 병원체 감염 의심자는 병원체를 배출하지 않을 때까지 감시한다. 콜레라는 5일, 페스트는 6일, 황열은 6일, 중증급성호흡기증후군은 10일, 조류인풀루엔자 인체 감염증은 10일, 신종인플루엔자 감염증 등은 최대 잠복기까지로 지정하여 지역의 특별자치도지사, 시장, 군수, 구청장에게 감시와 격리할 수 있다.

④ 검역 감염병 환자 등의 격리와 신고

'감염병 환자'란 감염병의 병원체가 인체에 침입하여 증상을 나타내는 사람으로서 제11조 제6항의 진단 기준에 따른 의사 또는 한의사의 진단이나 보건복지부령으로 정하는 기관의 실험실 검사를 통하여 확인된 사람을 말한다. 또한 '감염병 의사 환자'란 감염병 병원체가 인체에 침입한 것으로 의심이 되나 감염병 환자로 확인되기 전 단계에 있는 사람을 뜻하며, 임상적인 증상은 없으나 감염병 병원체를 보유하고 있는 사람을 '병원체 보유자'라 일컫는다(법 제2조 제13호, 제14호 및 제15호).

검역소장은 검역 감염병 환자 등을 보건복지부장관이 지정한 검역소 내 격리병동, 감염관리기관, 격리소, 요양소, 진료소, 자가 등에 격리시킬 수 있다(감염병의 예방 및 관리에 관한 법률 제36조, 제37조). 제1군, 제2군, 제3군, 제4군 감염병 및 예방 접종 후 이상 반응 경우에는 즉시 신고하여야 한다. 제5군과 지정 감염병에 대해 7일 이내 관할보건소장에게 성명, 연령, 성별, 기타사항을 신고한다. 또한 제1군 감염병 환자는 퇴원, 치유, 사망, 주소 변경이 있을 때, 제2군 감염병 환자 중 일본뇌염환자와 그 의사 환자의 변경이 있을 때 신고하여야 한다.

2) 법정 감염병 종류

감염병이란 제1군 감염병, 제2군 감염병, 제3군 감염병, 제4군 감염병, 제5군 감염병, 지정 감염병, 세계보건기구 감시대상 감염병, 생물테러 감염병, 성매개 감염병, 인수공통 감염병, 의료관련 감염병, 관리대상 해외 신종 감염병을 말한다.

(1) 제1군 감염병

마시는 물 또는 식품을 매개로 발생하고 집단 발생의 우려가 커서 발생 또는 유행 즉시 방역대책을 수립하여야 하는 감염병으로 다음과 같다(6종).

① 콜레라(Cholera)

② 장티푸스(Typhoid fever)

③ 파라티푸스(Paratyphoid fever)

④ 세균성이질(Shigellosis, Bacillary dysentery)

⑤ 장출혈성대장균(Enterohemorrhagic Escherichia coli)

⑥ A형간염(Viral hepatitis A)

(2) 제2군 감염병

예방 접종을 통하여 예방 및 관리가 가능하여 국가예방접종사업의 대상이 되는 감염병으로 다음과 같다(12종).

① 디프테리아(Diphtheria)

② 백일해(Pertussis)

③ 파상풍(Tetanus)

④ 홍역(Measles)

⑤ 유행성이하선염(Mumps)

⑥ 풍진(Rubella)

⑦ 폴리오(Poliomyelitis)

⑧ B형간염(Viral hepatitis B)

⑨ 일본뇌염(Japanese encephalitis)

⑩ 수두(Varicella)

⑪ b형헤모필루스인플루엔자(Haemophilus influenzae type b)

⑫ 폐렴구균(Streptococcus pneumonia)

(3) 제3군 감염병

간헐적으로 유행할 가능성이 있어 계속 그 발생을 감시하고 방역대책의 수립이 필요한 감염병으로 다음과 같다(22종).

① 말라리아(Malaria)

② 결핵(Tuberculosis)

③ 한센병(Hansen's disease, Leprosy)

④ 성홍열(Scarlet fever)

⑤ 수막구균성수막염(Meningococcal meningitis)

⑥ 레지오넬라증(Legionellosis)

⑦ 비브리오패혈증(Vibrio vulnificus sepsis)

⑧ 발진티푸스(Epidemic typhus)

⑨ 발진열(Murine typhus)

⑩ 쯔쯔가무시증(Scrub typhus)

⑪ 렙토스피라증(Leptospirosis)

⑫ 브루셀라증(Brucellosis)

⑬ 탄저(Anthrax)

⑭ 공수병(Rabies)

⑮ 신증후군출혈열(Hemorrhagic Fever with Renal Syndrome)

⑯ 인플루엔자(Influenza)

⑰ 후천성면역결핍증(AIDS)

⑱ 매독(Syphilis)

⑲ 크로이츠펠트-야콥병(CJD) 및 변종 크로이츠펠트-야콥병(vCJD)

⑳ C형간염(Viral hepatitis C)

㉑ 반코마이신내성황색포도알균(VRSA)감염증

㉒ 카바페넴내성장내세균속균종(CRE)감염증

(4) 제4군 감염병

국내에서 새롭게 발생하였거나 발생할 우려가 있는 감염병 또는 국내 유입이 우려되는 해외 유행되는 것으로, 갑작스러운 국내 유입 또는 유행이 예견되어 긴급히 예방·관리가 필요하여 보건복지부 장관이 지정하는 감염병으로 다음과 같다(20종).

① 페스트(Plague)

② 황열(Yellow fever)

③ 뎅기열(Dengue fever)

④ 바이러스성출혈열(Viral hemorrhagic fever), 에볼라바이러스병(Ebola virus disease), 마버그열(Marburg Hemorrhagic fever), 라싸열(Lassa fever)

⑤ 두창(Smallpox)

⑥ 보툴리눔독소증(Botulism)

⑦ 중증급성호흡기증후군(Severe Acute Respiratory Syndrome, SARS)

⑧ 동물인플루엔자 인체감염증(Animal influenza infection in humans) = (2종류)
조류인플루엔자 인체감염증(H5N1), 조류인플루엔자 인체감염증(H7N9)

⑨ 신종인플루엔자(Novel Influenza)

⑩ 야토병(Tularemia)

⑪ 큐열(Q fever)

⑫ 웨스트나일열(West Nile fever)

⑬ 신종감염병증후군

⑭ 라임병(Lyme Borreliosis)

⑮ 진드기매개뇌염(Tick-borne Encephalitis)

⑯ 유비저(Melioidosis)

⑰ 치쿤구니야열(Chikungunya fever)

⑱ 중증열성혈소판감소증후군(Severe Fever with Thrombocytopenia Syndrome: SFTS)

⑲ 중동호흡기증후군(Middle East Respiratory Syndrome: MERS)

⑳ 지카바이러스 감염증(Zika virus infection)

(5) 제5군 감염병

기생충에 감염되어 발생하는 것으로 정기적인 조사를 통한 감시가 필요하여 보건복지부령으로 정하는 감염병으로 다음과 같다(6종).

① 회충증(Ascaris lumbricoides infection)

② 편충증(Trichuris trichiura infection)

③ 요충증(Enterobius vermicularis infection)

④ 간흡충증(Clonorchiasis)

⑤ 폐흡충증(Paragonimiasis)

⑥ 장흡충증(Intestinal trematodas)

(6) 지정 감염병

제1군 감염병부터 제5군 감염병까지의 감염병 외에 유행 여부를 조사하기 위하여 감시활동이 필요하여 보건복지부 장관이 지정하는 감염병으로 다음과 같다(14종).

① 수족구병(Hand, foot and mouth disease)

② 임질(Gonorrhea)

③ 클라미디아(Chlamydia) 감염증

④ 연성하감(Chancroid)

⑤ 성기단순포진(Genital herpes)

⑥ 첨규콘딜롬(Condyloma acuminata)

⑦ 반코마이신내성장알균(VRE) 감염증

⑧ 메티실린내성황색포도알균(MRSA) 감염증

⑨ 다제내성녹농균(MRPA) 감염증

⑩ 다제내성아시네토박터바우마니균(MRAB) 감염증

⑪ 장관 감염증 = (20종류)

살모넬라균감염증(Salmonellosis),

장염비브리오균감염증(Vibrioparahaemolyticusgastroenteritis),

장독소성대장균 감염증(ETEC), 장침습성대장균 감염증(EIEC),

장병원성대장균 감염증(EPEC), 캄필로박터균감염증(Campylobacterosis),

클로스트리듐 퍼프린젠스감염증(Clostridium perfringens enteritis),

황색포도알균 감염증(Staphylococcus aureus Intoxication),

바실루스 세레우스균 감염증(Bacillus cereus gastroenteritis),

예르시니아 엔테로콜리티카 감염증(Yersiniosis),

리스테리아 모노사이토제네스 감염증(Listeriosis),

그룹A형 로타바이러스 감염증(Rotaviral gastroenteritis),

아스트로바이러스 감염증(Astroviral gastroenteritis),

장내 아데노바이러스 감염증(Adenoviral gastroenteritis),

노로바이러스 감염증(Noroviral gastroenteritis),

사포바이러스 감염증(Sapoviral gastroenteritis),

이질아메바 감염증(Amoebiasis, amoebic dysentery), 람블편모충 감염증(Giardiasis),

작은와포자충 감염증(Cryptosporidiosis), 원포자충 감염증 (Cyclosporiasis)

⑫ 급성 호흡기 감염증 = (9종류)

아데노바이러스 감염증(Adenovirus infection),

사람 보카바이러스 감염증(Human bocavirus infection),

파라인플루엔자바이러스 감염증(Parainfluenza virus infection),

호흡기세포융합바이러스 감염증(Respiratory syncytial virus infection),

리노바이러스 감염증(Rhinovirus infection),

사람 메타뉴모바이러스 감염증(Human metapneumovirus infection),

사람 코로나바이러스 감염증(Human coronavirus infection),

마이코플라스마 폐렴균 감염증(Mycoplasma pneumoniae infection),

클라미디아 폐렴균 감염증(Chlamydophila pneumoniae infection)

⑬ 해외유입 기생충 감염증 = (11종류)

리슈만편모충증(Leishmaniasis), 바베스열원충증(Babesiosis),

아프리카수면병(African Trypanosomiasis), 주혈흡충증(Schistosomiasis),

샤가스병(Chagas' disease), 광동주혈선충증(Angiostrongyliasis),

악구충증(Gnathostomiasis), 사상충증(Filariasis), 포충증(hydatidosis),

톡소포자충증(Toxoplasmosis), 메디나충증(Dracunculiasis)

⑭ 엔테로바이러스 감염증

* 1~6군 감염병(감염병의 예방 및 관리에 관한 법률 제2조 제2호 내지 제7호)

(7) 세계보건기구 감시대상 감염병(감염병의 예방 및 관리에 관한 법률 제2조 제8호)

세계보건기구가 국제공중보건의 비상사태에 대비하기 위하여 감시대상으로 정한 질환으로 다음과 같다(9종).

① 두창

② 폴리오

③ 신종인플루엔자

④ 중증급성호흡기증후군(SARS)

⑤ 콜레라

⑥ 폐렴형 페스트

⑦ 황열

⑧ 바이러스성 출혈열

⑨ 웨스트나일열

(8) 생물 테러 감염병 (감염병의 예방 및 관리에 관한 법률 제2조 제9호)

고의 또는 테러 등을 목적으로 이용된 병원체에 의해 발생된 감염병으로 다음과 같다(8종).

① 탄저

② 보툴리눔독소증

③ 페스트

④ 마버그열

⑤ 에볼라열

⑥ 라싸열

⑦ 두창

⑧ 야토병

(9) 성매개 감염병 (감염병의 예방 및 관리에 관한 법률 제2조 제10호)

성 접촉을 통하여 전파되는 감염병으로 다음과 같다(7종).

① 매독

② 임질

③ 클라미디아

④ 연성하감

⑤ 성기단순포진

⑥ 첨규콘딜롬

⑦ 사람유두종바이러스감염증

(10) 인수공통 감염병 (감염병의 예방 및 관리에 관한 법률 제2조 제11호)

동물과 사람 간에 서로 전파되는 병원체에 의하여 발생 되는 감염병으로 다음과 같다(10종).

① 장출혈성대장균감염증

② 일본뇌염

③ 브루셀라증

④ 탄저

⑤ 공수병

⑥ 동물인플루엔자 인체감염증

⑦ 중증급성호흡기증후군(SARS)

⑧ 변종크로이츠펠트-야콥병(vCJD)

⑨ 큐열

⑩ 결핵

(11) 의료 관련 감염병 (감염병의 예방 및 관리에 관한 법률 제2조 제12호)

환자나 임산부 등이 의료 행위를 적용받는 과정에서 발생한 감염병은 다음과 같다(6종).

① 반코마이신내성황색포도알균(VRSA) 감염증

② 반코마이신내성장알균(VRE) 감염증

③ 메티실린내성황색포도알균(MRSA) 감염증

④ 다제내성녹농균(MRPA) 감염증

⑤ 다제내성아시네토박터바우마니균(MRAB) 감염증

⑥ 카바페넴내성장내세균속균종(CRE) 감염증

(12) 관리대상 해외 신종 감염병 (및 관리에 관한 법률 제2조 제20호)

기존 감염병의 변이 및 변종 또는 기존에 알려지지 아니한 새로운 병원체에 의해 발생하여 국제적으로 보건 문제를 야기하고 국내 유입에 대비하여야 하는 감염병으로 '보건복지부 장관'지정에 따른다.

Learning Point

1. 인수공통 전염병(人獸共通感染病)

- 쥐: 발진열, 페스트, 살모넬라증, 양충병, 서교증, 와일씨병(weils)
- 소: 결핵, 파상열, 탄저
- 말: 탄저, 비저, 유행성 뇌염
- 돼지: 파상열, 살모넬자증, 탄저
- 개: 광견병
- 양: 파상열, 탄저
- 들토끼: 야토병
- 새: 살모넬라증, 유행성 일본뇌염
- 고양이: 서교증, 톡소플라즈마증, 살모넬라증
- 곤충: 파리, 모기, 벼룩, 이. 진드기 등
- 토양: 아포형성균으로 파상풍, 구충증, 가스괴저, 보툴리즘

2. 감염 경로

① 직접 감염

- 직접 접촉 전염: 임질, 매독, 공수병, 서교증, 피부 전염병 등
- 비말 전염: 결핵, 디프테리아, 백일해, 성홍열, 인플루엔자 등

② 간접 감염

간접 간염은 전염원과 밀접한 관계없이 여러 가지 매개물을 통하여 전파

- 진애(塵埃),물, 식품, 토양, 개달물, 절족동물

3. 법정 감염병 종류

1) 제1군 감염병(6종), 제2군 감염병(12종), 제3군 감염병(22종), 제4군 감염병(20종), 제5군 감염병(6종), 지정 감염병(14종), 세계보건기구 감시대상 감염병(9종), 생물 테러 감염병(8종), 성매개 감염병(7종), 인수공통 감염병(10종), 의료관련 감염병(6종)

Quiz

1. 동물과 사람 간에 서로 전파되는 것으로 보건복지부장관이 고시하는 감염병은?

① 세계보건기구 감시대상 감염병
② 생물 테러 감염병
③ 성매개 감염병
④ 인수공통 감염병
⑤ 의료 관련 감염병(6종)

정답: 4
해설: 가축과 쥐류 등에 의한 병원체를 배출하여 사람에게 감염을 일으키는 인수공통 전염병(人獸共通感染病)을 말함

2. 감염병 감시는 질병을 발생시키는 요인이 아닌 것은?

① 병인요인
② 숙주(감수성 있는 숙주집단)요인
③ 환경(감염경로)요인
④ 감염 경로요인
⑤ 세계보건기구(WHO)

정답: 5
해설: 세계보건기구(WHO)는 국제적으로 감염병 예방과 대책을 추진한다.

3. 법정 감염병 종류 중 의료관련 감염병이 아닌 것은?

① 반코마이신내성황색포도알균(VRSA) 감염증
② 반코마이신내성장알균(VRE) 감염증
③ 메티실린내성황색포도알균(MRSA) 감염증
④ 다제내성녹농균(MRPA) 감염증
⑤ 클라미디아(Chlamydia) 감염증

정답: 5
해설: 클라미디아(Chlamydia) 감염증은 지정 감염병이다.

1) 감염병 예방

(1) 감염병 예방을 위한 대책

병원 내의 감염을 막기 위해서 표준감염예방책을 미국질병통제예방센터(CDC; center for bisease control and prevention)가 1996년에 제청한 '격리예방법'에 따른 예방법이다. 환자 간의 교차 감염을 방지하고 의료종사자의 보호를 위해, 환자의 혈액, 체액, 배설물, 점막 등을 접촉하면 무조건 일회용 장갑을 착용하고 작업 후에는 처분하여 손 씻기, 손 소독을 하여야 한다. 특히 코로나19(COVID-19)를 통해 전 세계적으로 감염병 예방에 대한 인식이 한층 성숙되고 있지만, 순간 방심하면 많은 사람이 피해를 볼 수 있어 미용 현장에 맞게 위생적인 환경에 노력해 보자!

① 표준감염예방책

a. 손씻기와 손소독

고객 접촉 후 장갑 폐기한 후 다른 고객과의 접촉 전에 행하며, 비누를 사용하여 손을 씻거나 소독하고 다른 고객을 접객한다.

b. 장갑

고객을 접촉하기 전에 일회용 장갑을 사용한다.

c. 마스크

오염 물질이 공기 중에 날아다닐 수 있어 눈, 코, 입 등을 보호로 마스크를 착용한다.

d. 가운

손님의 가운은 소독 및 1회용을 사용하며, 더러워진 가운 및 미용 앞치마는 환경 등을 오염하지 않도록 바로 벗고 손을 씻는다.

e. 린넨

오염된 린넨은 점막, 의복, 고객, 환경 등을 오염시키지 않도록 취급하여 세탁장소로 옮겨서 세척 및 수거한다.

f. 오염된 기구

점막, 의복, 고객, 환경 등을 오염시키지 않도록 취급하여 다른 장소로 옮겨서 소독처리 후 보관한다.

g. 고객 배치

면역력이 약하거나 감기 등 고객 사항에 따라 사회적 거리 및 개인실에 안내한다.

* 미국의 표준감염예방대책은 우리의 미용업에서 지켜야 할 사항들과 매우 흡사하며, 고객을 상대하는 직업군으로서 미용업에 맞추어 따르도록 해보자.

(2) 감염 경로 예방을 위한 대책

경구적으로 전파되는 감염병은 대부분 수인성 전염병인 경우가 많으므로 깨끗한 식수와 청결한 식품을 공급한다. 또한 염소 소독이 잘 관리된 상수도 공급, 수자원의 보호, 공장 폐수 관리, 사람과 동물의 분뇨 등을 위생적으로 관리하여야 감염 경로를 예방할 수 있다. 특히 사람이 많은 공공장소와 음식점, 집단으로 생활하는 병원, 공공기관, 기업 등에 종사하는 사람들의 건강검진 등을 통해 미리 예방한다.

공기 감염을 예방하기 위하여 마스크를 착용하고, 비말 감염을 예방하기 위해서 감염자는 마스크를 착용하고 다른 사람에게 감염되지 않도록 주의하여야 한다. 또한 접촉 감염으로 인해 감염되지 않도록 손 씻기를 생활화하여 관리하여야 한다.

① 국내 상재 감염병의 예방 대책

a. 병원소의 제거

b. 감염력의 감소

c. 병원소의 격리

d 환경 위생관리

e. 감염원 대책

(3) 예방 접종

예방 접종을 하면 그 항원에 대한 항체가 생겨 감염의 상황을 인위적으로 만들어 낸다는 것이다. 즉 감염 질환에 걸렸던 경험이 있는 사람은 다시 똑같은 감염 질환에 걸리는 경우가 없는 것으로 면역을 획득하는 경우를 말한다.

고대 그리스 시대에 아테네에서는 페스트가 유행할 당시에 간병하는 사람을 페스트에 걸렸던 병력이 있는 사람으로 간호하였으며, 고대 중국에서는 두창에 걸린 사람에게서 농과 괴사 부스럼을 건조시켜 감염되지 않은 사람의 코에 바르도록 하여 감염률을 낮추는 방법을 사용하였고, 터키에서는 아이에게 일부러 가벼운 두창에 걸리게 하여 두창을 예방하였다. 이와 같은 역할을 하는 것이 예방 접종이다. 같은 항원을 가지는 병원체에 재감염 되도 가볍게 넘어가거나 억제시켜 감염을 예방하는 것이 백신이다.

[표 3-1] 표준 예방 접종 일정표

대상 감염병 (국가예방접종)	백신종류 및 방법	횟수	예방 접종 시기
결핵	BCG (피내용)	1	생후 4주 이내 접종
B형간염	Hep B	3	생후 4주 이내 1차, 1개월 2차, 6개월 3차 접종
디프테리아 파상풍 백일해	DT aP	5	2개월 1차, 4개월 2차, 6개월 3차, 15~18개월 4차, 만4~6세 5차 접종
	Tdap	1	만11~12세 6차 접종
폴리오	IPV	4	2개월 1차, 4개월 2차, 6~18개월 3차, 만4~6세 4차 접종
b형테모필루스 인플루엔자	Hib	4	2개월 1차, 4개월 2차, 6개월 3차, 12~15개월 4차 접종
폐렴구균	PCV	4	2개월 1차, 4개월 2차, 6개월 3차, 12~15개월 4차 접종
	PPSV	-	고위험군에 한하여 접종
홍역 유행성이하선염 풍진	MMR	2	12~15개월 1차, 만4~6세 2차 접종

수두	VAR	1	12~15개월 1차
A형간염	HepA	2	12~23개월 1차- 2차 접종
일본뇌염	IJEV (불활성화 백신)	5	12-23개월 1차- 2차, 24~35개월 3차, 만6세 4차, 만12세 5차 접종
	LJEV (약독화 생백신)	2	12~23개월 1차, 24~35개월 2차 접종
사람유두종바이러스 감염증	HPV	2	만12세 1차-2차 접종
인플루엔자	IIV	-	매년 접종

(질병관리본부 예방접종도우미 https://nip.cdc.go.kr)

① 백신의 종류

백신은 병원체 종류에 따라 다르며, 사균, 생균, 성분, 무독화 백신으로 크게 나누어진다.

a. 사균백신(불활성화)

병원체인 세균과 바이러스를 가열하거나 포르말린, 석탄산, 자외선으로 살균하여 처리한다. 일정 기간 추가 접종이 필요하다. 일본뇌염, 광견병, 장티푸스, 발진티푸스, 콜레라, 백일해, 폴리오(소아마비) 등의 백신으로 사용된다.

b. 생균백신(약독화)

다양한 방법으로 분리하여 병원성을 약독화, 무독변이 균주로 이용하며, 효과가 높고 가격이 저렴하여 많이 사용된다. 면역 능력 또한 길게 지속되는 장점이 있다. BCG 결핵백신. 폴리오(소아마비), 홍역, 유행선이하선염, 풍진, 수두, 황열, 탄저, 두창 등의 백신으로 사용된다.

c. 성분백신(component)

성분백신은 감염 방어 항원인 부분만 빼내어 백신의 부작용을 억제한 것이 장점이다. 백일해 백신 등에 사용된다.

d. 무독화 독소(toxoid)

포르말린을 이용하여 세균의 외독소를 항원성이 손상되지 않도록 무독화한 것으로 '톡소이드'라 한다. 디프테리아. 파상풍, 보툴리눔 등에 사용된다.

2) 면역의 종류와 특징

감염병을 예방하기 위해서는 감염원의 제거, 감염 경로 차단, 감수성 수주의 면역력 증강에 노력하여야 한다.

감염 예방에서 개인의 위생, 영양 공급, 선천적인 자연 면역, 재감염에 대비한 획득면역의 특이적 예방이 있으며, 백신을 이용한 능동 면역, 면역 혈청에 의한 수동 면역 등이 있다.

[표 3-2] 면역의 종류 및 특징

<table>
<tr><td>선천적 면역</td><td colspan="2">선천적으로 생기는 면역력(인종, 종족, 유전 등에 따라 다름)</td></tr>
<tr><td rowspan="6">후천적 면역</td><td rowspan="2">능동
면역</td><td>자연 능동 면역: 질병 발생 이후 얻어지는 면역</td></tr>
<tr><td>장티푸스, 성홍열, 백일해, 페스트, 두창, 홍역, 수두, 풍진,
유행성이하선염</td></tr>
<tr><td rowspan="2">수동
면역</td><td>인공 능동 면역: 예방 접종 이후 획득한 면역</td></tr>
<tr><td>생균백신: 폴리오, 홍역, 풍진, 결핵, 황열, 탄저, 공수병, 유행성 이하선염
사균백신: 백일해, 콜레라, 일본뇌염</td></tr>
<tr><td rowspan="2">수동
면역</td><td>자연 수동 면역: 홍역, 폴리오 등의 태반면역, 모유면역</td></tr>
<tr><td>인공 수동 면역: 면역혈청 접종 후 얻어지는 면역</td></tr>
</table>

(1) 선천성 면역

태어나면서 선천적으로 생기는 면역력을 말하며 인종, 종족, 유전 등에 따라 면역 저항력이 다르다.

(2) 후천성 면역

전염병에 걸린 이후에 생기는 후천성 면역과 예방 접종으로 인해 성립된 면역을 말하는 것으로 능동 면역과 수동 면역으로 크게 나뉜다.

① 능동 면역

병원체나 독소에 대해 인체 내에 항체가 생겨 면역의 효력이 길어지며 혈청병(血清病)이 없는 것으로 수동 면역보다는 기간이 짧다.

a. 자연 능동 면역

전염병에 감염된 이후에 나타나는 면역으로서 이후 얻어지는 병후 면역과 불현성 감염에 의한 잠복 면역으로 나누어진다.

b. 인공능동면역

예방 접종에 의해 획득한 면역으로 생균, 사균, 성분, 무독화(톡소이드)의 백신 등이 있다.

② 수동 면역

병균을 가축에게 주사하여 생신(生新) 항체를 포함한 면역 혈청을 분리하여 다시 사람에게 주사하는 방식으로 얻어지는 면역을 말한다.

a. 자연 수동 면역

임산부의 태반을 통해 태아가 항체를 받거나 출생 후 모유를 통해 항체를 얻는 면역을 말한다.

b. 인공 수동 면역

면역 혈청 등의 주사로 얻어지는 면역으로 발효까지의 기간이 빠른 반면에 효력의 지속시간이 짧은 것이 단점이다.

Learning Point

1. 국내 상재 감염병의 예방 대책

① 병원소의 제거
② 감염력의 감소
③ 병원소의 격리
④ 환경 위생관리
⑤ 감염원 대책

2. 백신의 종류

백신은 사균, 생균, 성분, 무독화 백신으로 크게 나누어진다.

3. 면역의 종류

(1) 선천성 면역

태어나면서 선천적으로 생기는 면역력을 말하며 인종, 종족, 유전 등에 따라 면역 저항력이 다르다.

(2) 후천성 면역

전염병에 걸린 이후에 생기는 후천성 면역과 예방 접종으로 인해 성립된 면역을 말하는 것으로 능동 면역과 수동 면역으로 크게 나뉜다.

① 능동 면역
- 자연 능동 면역
- 인공 능동 면역

② 수동 면역
- 자연 수동 면역
- 인공 수동 면역

Quiz

1. 다음 중 예방 접종 백신의 종류가 아닌 것은?

① 사균백신
② 독화 백신
③ 성분백신(component)
④ 무독화 독소(toxoid)
⑤ 생균백신

정답: 2
해설: 백신은 사균, 생균, 성분, 무독화 백신으로 나누어진다.

2. 다음 중 면역의 종류 중 이미 태어나면서 생긴 면역은?

① 후천성 면역
② 자연 능동 면역
③ 수동 면역
④ 선천성 면역
⑤ 인공 수동 면역

정답: 4
해설: 태어나면서 선천적으로 생기는 면역력을 말하며, 인종·종족·유전 등에 따라 면역 저항력이 다르게 나타난다.

3. 국내 상재 감염병의 예방 대책이 아닌 것은?

① 병원소의 제거
② 감염력의 감소
③ 병원소의 격리
④ 환경 위생관리
⑤ 감염 경로

정답: 5
해설: 국내 상재 감염병의 예방 대책은 ① 병원소의 제거, ② 감염력의 감소, ③ 병원소의 격리, ④ 환경 위생관리, ⑤ 감염원 대책이 있다.

머리빗 세균 덕지덕지… 같이 쓰면 탈모-염증
머리빗 세균, 화장실 손잡이의 300배

여러 사람이 함께 빗을 사용할 때 문제는 없을까? 각종 유해물질로 오염된 빗은 두피를 박테리아가 살기 좋은 최적의 장소로 변화시켜 자칫하면 모낭염, 탈모로 이어질 수 있다. 머리를 감아도 금세 기름지거나 더러워진다면 빗을 의심해 보는 게 좋다. 왁스, 젤, 헤어에센스 등이 덕지덕지 붙은 빗은 박테리아와 각종 먼지의 온상일 수 있다. 세척하지 않은 빗을 사용하면 두피에 있는 노폐물, 비듬, 지방이 계속 빗에 쌓이게 된다.

미국의 건강지 〈프리벤션〉은 비버리힐즈 시포라 쉐인하우스 피부과 의사의 말을 인용해 "박테리아가 우글거리는 빗은 두피에 염증, 비듬, 간지럼증 등을 유발할 수 있다"며 "빗을 공용으로 쓰면 상황은 더욱 심각해진다"고 했다.

빗을 친구나 가족과 같이 쓰는 것도 지양해야 한다. 머리카락 속 박테리아가 빗을 통해 상대방에게 전달될 수 있기 때문이다. 공용으로 쓰는 빗의 보건 상태는 생각보다 훨씬 열악하다. 지난 2011년 한국보건사회연구원 조사에 따르면 화장실 손잡이의 세균은 10~3,300cfu/10㎠인 반면, 미용실의 빗은 75~1,200,000cfu/10㎠의 일반 세균이 검출됐다. 빗속 세균이 화장실 손잡이보다 약 7~363배 이상 많은 것으로 드러난 것이다. 노폐물과 박테리아로부터 두피를 보호하려면 빗을 깨끗이 관리해야 한다.

출처: 코메디닷컴, 한아름 기자 (2016-01-26)
http://kormedi.com

기사를 읽고 생각해 봅시다.

CHAPTER 4

피부진균학

학습목표

- 피부 진균 감염증의 종류와 특징 이해
- 진균 감염증의 발생하는 조건 이해
- 진균 감염증의 예방과 치료에 대한 이해

CHAPTER 4. 피부진균학

4-1 피부 진균의 종류

1) 개요

진균이란 진핵세포를 가지고 있는 미생물로 일명 곰팡이라 불리며, 효모, 버섯, 사상균을 포함한 것으로 이 지구상에 존재한다. 진핵생물인 진균은 간단한 영양 구조로서 엽록소가 없으며 유기물을 이용하는 종속영양생물이며, 포자를 생산하고 부생, 공생, 기생하여 우리의 환경에 존속되고 있다. 이들 대부분은 주위의 죽은 식물과 동물체에 기생하면서 영양분을 흡수하는 부생성(saprobic phase)으로 유기물을 분해하는 역할을 담당한다. 그중 일부는 살아 있는 동물과 식물체의 조직이 손상되어 질병을 일으켜 사멸시킨다. 진균은 식품과 수목, 낙엽, 동물의 사체 등의 부패와 독소로 인해 인체에 해를 입히기도 하지만 동식물을 분해하여 물질들을 순환을 일으켜 생태계가 유지되기도 한다. 또한 발효시키는 음식과 술, 항생제, 알코올을 이용한 음료, 유기산, 스테로이드 등을 생산하여 사람에게 유익한 작용을 주기도 한다.

인체에 영향을 미치는 진균증은 감염을 일으키는 것으로 국제보건기구(WHO)의 보고에 의하면 전 세계적으로 피부진균증이 약 20%의 유병률을 예측하고 있다. 우리나라에 2009~2013년까지 건강보험 자료 분석에 따르면, 진균증 전체의 연도별 유병률이 2009년 6.9%에서 2013년 7.4%로 증가한 것으로 나타났으며, 피부진균증의 유병률이 5.2%로 가장 높게 감염된 것으로 보고된다. 다음은 기회감염진균증으로

1.7%, 표재성 진균증은 0.2%로 발생하였으나, 피하진균증은 10만 명당 8명, 전신성 진균증은 100만 명당 3명의 수준으로 유병률이 매우 낮게 보고되었다.

피부의 진균은 임상적으로 피부 침입 부위에 따른 분류로 표피 및 피부감염성 진균증(superficial, dermatophytosis), 피하감염성 진균증(subcutaneous mycosis), 심부감염성 진균증(deep mycosis)으로 세단계로 분류된다.

미용업에서 감염될 빈도가 높은 것은 표피 및 피부감염성 진균증(superficial, dermatophytosis)으로 나타나며, 유병률이 점차적으로 늘어나고 있기 때문에 감염에 주의하여야 한다. 피하감염성 진균증(subcutaneous mycosis), 심부감염성 진균증(deep mycosis) 경우는 발생될 빈도가 극히 드물다.

2) 피부 진균 감염증의 분류

(1) 표재성 진균증

표제성 진균은 피부나 모발의 가장 외층에 나타나는 감염으로 피부 조직에 거의 침범하지 않는다. 종류는 전풍(잡색성 비강진, 어루러기, 색소침착기), 사모증, 흑색 백선으로 나누어진다.

① 전풍

전풍은 말라세지아 푸르푸르(Malassezia furfur)가 원인균으로서 이 효모균이 피부 각질층에 과다 분비로 생기는 것으로 전 세계적으로 분포되어 있다. 보통 20~30대의 성인에게서 나타나며, 땀이 많이 분비되는 사람과 땀 분비가 많은 얼굴, 목, 손, 발, 등, 가슴 등에서 감염 증상이 나타난다. 계절은 더운 여름과 습기가 많을 때 혹은 면역력이 약해졌을 때 감염에 노출되기 쉽다. 피부 색소 이상으로 색소가 억제되어 백반이 나타나거나 반대로 피부 색소가 증가하여 갈색 및 적색이 반점에 나타난다.

② 사모증

사모증은 흑색사모증(black piedraia)과 백색사모증(white piedraia)으로 나누어진다.

흑색사모증은 열대지역인 아프리카, 아시아 등에서 나타난다. 대부분 모발이 있는 두피에 감염되며, 작고 단단한 갈색 또는 흑색의 결절을 형성한다.

백색사모증(white piedraia)은 사람의 피부뿐만 아니라 말 등 가축도 감염된다. 아프리카와 아시아에서 주로 발생하지만 유럽에도 발생한다. 특히 인체의 털이 난 겨드랑이, 음모에 잘 감염되며 감염된 모발은 연백색. 황색, 초록색의 결절이 형성되며, 눈썹과 모발에는 나타나지 않는다.

③ 흑색백선

흑색백선(tinea nigra)은 엑소피알라 베르네키(Exophiala werneckii)의 원인균으로 주로 열대지역인 아프리카, 아시아 등에서 발생한다. 보통은 손바닥, 발바닥, 목 등에 갈색 또는 흑색의 반점이 나타나며, 무증상 질환이다.

(2) 임상 피부사상균증

피부사상균은 피부에 침입하거나 부속기관이 각질화되어 주로 두피, 손톱, 피부의 케라틴에 증식하여 발병하는 진균증이다. 피부사상균은 인체의 전신 조직에 감염되지 않으며, 백선(tinea)이라고 한다. 피부사상균의 원인균에는 백선균(trichophyton), 소포자균(microsporum), 표피균(epidermophyton)등 3균 속(genus)으로 약 42종(species)에 이른다.

① 백선성 모창

백선성 모창(白癬性毛瘡)은 '턱수염 백선'이라 하며, 턱수염 부위의 안면과 목 부분의 모근에 편평하게 퍼져있는 결절로 피부가 붉어지고 모근에 농포를 형성하여 독창(kerion)이 나타난다. 또한 부스럼같이 딱딱한 가피(痂皮)가 생기는 증상이 보이 기도하며, 특히 수염이 많거나 중년의 남성에게 많이 발생한다. 이것은 턱수염을 깎는 면도기와 이 · 미용 시 비위생적인 도구 사용으로 감염된다.

② 두부백선

두부백선(tinea capitis)은 소포자균(microsporum)과 백선균(trichophyton)에 의해서 두부에 발생하는 백선을 말하는 것으로 성인보다는 어린이에게 잘 감염된다. 감염된 모발은 힘이 없어 빠지거나 부스러지거나 표피의 약간 위에서 잘라진 면이 마치 탈모된 것처럼 보인다. 또한 가려움을 동반되며, 원인균에 따라 비염증성, 인설, 홍반성, 구진성 염증의 형태를 가지며 이는 탈모, 궤양성 탈모증을 형성하여 켈로이드(keloid), 반흔과 영구적 탈모증을 일으킬 수 있다.
식물성 기생충 질병으로 모발을 짧게 자르면, 백선이 모낭으로부터 떨어져 나가 감소되기도 한다. 모발의 침투 방식에 따라 모외사상균(exothrix invasion)과 모내사상균(endothrix invasion)으로 나눈다.

③ 체부백선

체부백선(tinea corporis)은 몸 백선으로 털이 없는 피부에 나타나는 것으로 얼굴, 팔, 목, 엉덩이 등에 비늘이 있는 붉은 원의 형태를 가지며, 가벼운 증상과 심하면 농포를 형성하기도 한다. 증상은 원인균에 따라 다르며, 환자의 면역과 주변 환경의 위생에 따라 달라진다. 체부백선의 원인은 감염된 사람, 동물, 토양 등에서 접촉되거나 옷, 침구 등의 매개물에 옮겨지기도 한다.

④ 서혜부백선

서혜부백선(tinea cruris)은 완선(頑癬), 샅백선, 음고부백선이라고도 하며, 주로 성인 남성에게서 나타난다. 남성의 서혜부, 음낭, 항문, 음경등 피부가 접히고 습기가 잘 차는 부위의 피부 표면에 감염되는 것으로 특히 땀을 많이 흘리는 운동 선수와 환기가 되지 않는 폐쇄된 장소, 비위생적인 환경 등에서 주로 발생한다.

⑤ 수부백선

수부백선은 손 무좀으로 피부사상균에 의해 감염되며, 발의 무좀이 손으로 감염되는 경우로 연관성이 깊다. 또한 감염된 사람이 쓴 수건 등에 옮을 수 있으며, 감염부위는 손등, 손가락 사이에 많이 발생한다. 다른 백선보다 가려움 증상이 덜하여 발견하기가 어려워 만성이 될 위험이 있으며, 각화 증상으로 하얗게 일어나고 부스러지며, 피부가 갈라지고 수포가 생기기도 한다. 이때는 가려움증이 심하게 나타난다.

⑥ 족부백선

족부백선(tinea pedis, athlets foot)은 백선 중 30%이상의 빈도를 나타내는 발의 무좀으로 신발과 양말에 관계가 있다. 감염은 발가락 사이의 작은 물집이 생기거나 표피의 각질화로 하얗게 일어나 떨어져나가기도 하며, 발바닥과 손까지 번지기도 한다.

운동선수의 발에서 확산된 표재성 곰팡이 감염 중 하나이며, 만성이거나 중증의 경우에는 소결절이 나타나며, 조직이 약해지고 습진을 동반한다. 또한 가려움을 동반하며 피부의 갈라진 상처의 틈새로 박테리아가 침입할 수 있는 환경을 제2차 감염의 위험성이 있다.

주로 습한 환경과 공공장소에서 감염되는데, 샤워실, 목욕탕, 수영장, 탈의실, 양말, 신발, 매트 등에서 감염될 위험이 높다.

⑦ 조갑백선

조갑백선은 손톱과 발톱에 생기는 감염으로 표면이 두꺼워지고 하얗게 일어나 부스러지기도 하며, 모양의 변형과 변색이 일어나 색소 침착으로 어두워지기도 한다. 원인균으로 수부백선, 조부백선과 동일하다.

주로 물을 많이 만지는 직업에서 나타나는 것으로 음식점 종사자, 미용업, 수영선수 등으로 예를 들 수 있다.

⑧ 반상수포성백선

반상수포성백선(斑狀小水疱性白癬)은 여름에 발생하는 빈도가 높으며, 피부에 동그란 형태로 홍반을 동반한 수포가 생길 수 있고 경계선이 정확하게 사지, 배, 가슴, 목, 얼굴 등에 나타난다. 어른부터 어린이까지 다양한 연령대에 감염되는 것으로 완치과정은 홍반의 중심으로부터 서서히 정상피부로 돌아온다. 이때 피부의 가려움증이 나타난다.

(3) 피부사상균

① 개 소포자균

개 소포자균(Microsporum canis)은 개와 고양이로부터 사람에게 전염되는 것으로 두부백선, 체부백선, 족부백선, 조갑백선을 일으킨다. 특히 애견을 기르는 집에서는 애견의 증상을 잘 살펴야 한다. 애견 피부의 원형 탈모와 각질이 생기고 부스러지며, 예민성이 동반하며, 털갈이 할 시기에 더욱 심해지고 가려움이 거의 없기 때문에 주의하여 관찰한다. 또한 개와 고양이로부터 감염이 노출되어 있는 어린이나 면역력이 약한 어르신에게는 더욱더 조심하여야 한다.

② 오도안 소포자균

오도안 소포자균(Microsporum audouinii)은 체부백선, 모발을 천공하지 않지만 두부백선을 일으키는 균으로서 감염된 부위는 형광을 발한다. 주로 성인보다는 어린이에게서 빈도가 높으며, 현미경 관찰에서는 분생자는 거의 형성하지 않지만 형성 시에는 두껍고 거칠며 세포벽의 대분생자와 소분생자가 발견된다.

③ 석고상 소포자균

석고상 소포자균(Microsporum gypseum)은 토양에 많이 있으며, 흙이 묻은 애견이나 동물, 식물을 통해 감염되는 것으로 두부백선과 체부백선을 종종 일으키는 균이지만 인체에 감염되는 경우는 극히 일부분이다.

현미경 관찰에서는 얇은 세포벽을 이루며, 타원형, 방추형 모양 형태의 대분생자에는 6개 이상의 격막이 있다.

④ 적색 백선균

적색 백선균(Trichophyton rubrum)은 피부사상균의 감염을 일으키는 가장 흔한 균으로 족부백선, 체부백선, 조갑백선 등을 일으키는 원인균이다. 보통 20~40대에 주로 발생빈도가 높으며, 습한 환경에 따라 미생물이 더욱더 빈번하기 때문에 건조를 잘 시켜 위생적인 관리를 하여야 한다. 감염 시에는 병원의 치료를 받아 초기에 예방하여야 만성으로 번지지 않는다.

⑤ 백색 종창균

백색 종창균(Trichophyton mentagrophytes)은 족부백선, 조갑백선, 두부백선, 체부백선을 일으키며 모외사상균을 모간(毛幹) 주위에 포자가 형성하여 소피층을 파괴하여 떨어져 나가 모발을 천공한다. 현미경 관찰에서는 곤봉형의 대분생자(Macroconidium, 大分生子)가 형성하기가 매우 드물며, 대부분 소분생자로 이루어지며, 마치 포도송이 형태를 지닌다.

⑥ T. 톤슈란스균

T. 톤슈란스(Trichophyton tonsurans)균은 모내사상균으로 모간(毛幹) 주위의 소피층에 영향을 미치지 않은 상태에서 포자가 형성되어 두부백선을 일으킨다. 간혹 체부백선, 족부백선, 조갑백선을 일으킨다. 운동선수들에게 발견되어 일반인들에게 퍼져나간 균으로 투사(鬪士) 무좀(Trichophytosis gladiatorum)으로 유명한 톤슈란스(tonsurans)균에 의해 세계적으로 확산되었다. 특히 신체 접촉을 하는 레슬링, 태권도, 유도, 권투 등의 운동선수에게서 감염이 빠르게 나타나며, 사용하는 매트 등에서도 균이 발견된다. 현미경 관찰에서는 대부분 곤봉형의 소분생자가 다수로 나타난다.

⑦ 흔상백선균

흔상백선균(Trichophyton verrucosum) 모외사상균으로 백선성 모창(턱수염 백선), 두부백선, 체부백선을 일으킨다. 현미경 관찰에서는 분생자는 극히 일부이며, 대부분 무성포자(無性胞子)의 일종인 후막포자(거대포자)로 나타난다.

⑧ 황선균

황선균(Trichophyton schoenleinii)은 모내사상균으로 두부백선을 일으키며, 체부백선, 조갑백선에서 종종 발생된다. 황선은 1959년에 우리나라에서 처음 발생한 것으로 6.25전쟁 직후 아동들에게 유행한 것이 시점으로 위생 상태가 불량한 환경에서 주로 발생한다. 또한 황선균 발생 시 초기에 치료를 하지 않으면 영구적 반흔성 탈모로 진행되기도 한다.

⑨ 선모상 표피균

선모상 표피균(Epidermophyton floccusum)은 애완동물에 많이 나타나는 피부질환으로 모내사상균이다. 사람에게는 두부백선, 체부백선을 일으키며, 때론 조갑백선과 심부감염증이 발생되기도 한다. 또한 현미경관찰에서는 후막포자가 형성된다.

(4) 피하감염성 진균증

피하감염성 진균은 피부 상처를 통해 피하조직과 림프절에 감염을 일으키며, 주로 열대와 아열대지역에 많이 분포되어 있으며, 토양과 식물에서 서식하는 진균증(subcutaneous mycosis)이다.

① 스포로트리쿰증

스포로트리쿰증(sporotrichosis)은 따뜻하고 습한 지역에서 발생하는 빈도가 높고 아프리카, 멕시코, 오스트리아에서 나타난다. 감염 경로에 따라 달리하며, 침입 부위에 피하결절을 만들어 피부에 농포가 형성되고 심하면 괴사에 이른다.

② 색소분아진균증

색소분아진균증(chromoblastomycosis)은 전 세계적으로 퍼져있는 피부질환이다. 특히 농촌에서 발생하는 것으로 다리와 발에 많이 발생하며, 맨발로 다니거나 비위생적인 환경에서는 더욱더 감염에 노출된다. 검은 사마귀 형태의 궤양과 구진이 발생하며, 가피를 형성하고 무통증의 증상이 나타난다.

③ 흑색진균증

흑색진균증(갈색사상균증, Phaeohyphomycosis)은 피부와 털에 감염되어 탈모를 유발하며, 세포의 어두운 벽으로 둘려있는 멜라닌과 유사한 색소를 가진 곰팡이로 균사체를 가진 진균에 의해 감염되는 질환이다.

④ 균종

균종은 진균성 균종(enmicotic mycetoma)와 방선균성 균종(actinomycotic mycetoma)으로 두 가지로 나뉜다. 토양과 식물에 피부가 노출되었을 때 감염되며, 주로 발에 발생하여 '족균종'이라 한다. 간혹 손에도 감염되며 피하조직에 농양이 생기고 종양과 같은 결절의 형태를 지니며, 심할 경우 근육과 뼈 등의 골격을 침범하여 통증을 동반한다.

(5) 심부감염성 진균증

심부감염성 진균증은 피부와 점막의 표면에 침투하여 감염을 일으키는 질환으로 인체의 각 기관에 영향을 미치는 진균이다. 크게 기회 감염 진균증과 전신성 진균증으로 나뉜다.

① 기회감염 진균증

면역력이 저하되었을 때 감염되는 것으로 칸지다증, 크립토코쿠스증, 털곰팡이증, 아스퍼질루스증 등이 있다.

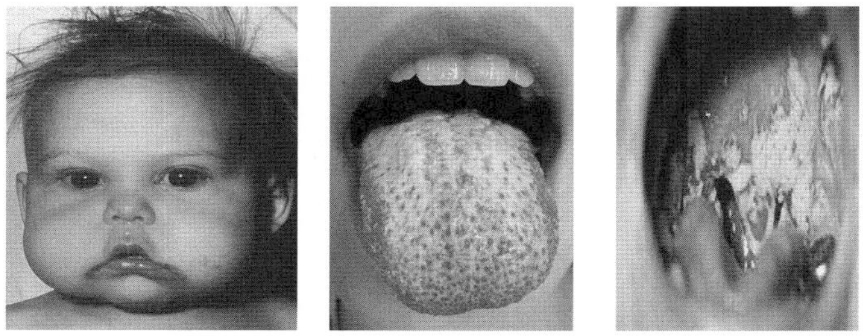

[그림 4-1] 칸디다증에 의한 아구창, 구강, 구내염 (출처: 위키피디아)

a. 칸디다증(candidiasis): 인체에 정상상주균으로 건강한 사람에게는 아무런 영향을 받지 않지만. 면역력이 저하될 경우 그 증상이 심하면 뇌와 폐 등에 침입하여 심부감염증을 일으키기도 한다.

얼굴과 두피, 손, 손톱에 나타나는 점막피부 칸디다증(Chronic mucocutaneous candidiasis), 식도 칸디다증(Esophageal candidiasis), 비식도 위장 칸디다증(Nonesophageal gastrointestinal candidiasis), 생식기 칸디다증(Genitourinary tract candidiasis), 칸디다 귀두염(Candida balanitis), 칸디다 방광염(Candida cystitis), 구강 점막에 하얗게 쌓이는 반점의 증상으로 구강 칸디다증(Oropharyngeal candidiasis) 등으로 나타난다. 칸디다증 중 가장 흔히 발생하는 전막에 나타나는 질환으로 구강 칸디다증(Oropharyngeal candidiasis)은 크게 4분류로 나누어지는 것으로 멤브레인 칸디다증(Membranous candidiasis), 위축성 칸디다증(Chronic atrophic candidiasis ; 의치성 구내염), 홍반성 칸디다증(Erythematous candidiasis), 구각 구순염(Angular cheilitis)으로 나타난다.

b. 크립토코쿠스증(cryptococcosis): 인체의 호흡기계, 중추신경계, 피부 점막에 침입하는 질환이다. 비둘기나 조류의 분변을 통해 감염되고, 사람과 사람에게는 감염되지 않는다. 특히 면역 저하된 사람에게는 뇌수막염, 혈류감염 시 심각한 합병증이 나타나 건강 관리에 유의하여야 한다.

c. 털곰팡이증(mucormycosis): 털곰팡이증을 일으키는 원인균은 다양한 것으로

'모균증'이라고도 일컫는다. 포자낭에서 방출된 포자는 공기 중에 떠다니며 건강한 인체에는 거의 해가 없지만, 상한 과일과 채소는 조심할 필요성이 있다. 2014년 미국에서 프로바이오틱스 보충제를 사용한 유아가 털곰팡이증에 걸려 사망한 사례가 있다. 이처럼 면역력이 약한 노약자와 어린이, 백혈병, 화상, 영양실조, 당뇨병 등 주의 하여야 한다.

d. 아스퍼질루스증(aspergillosis): 에스퍼질루스증은 인체에 침입하면 균사체로 증식하는 특이한 균으로 면역력이 저하될 경우 감염되는 것으로 사람과 동물원의 펭귄 등에도 나타난 보고가 있다. 증상으로는 폐질환, 외이도염, 알레르기 천식, 각막염, 심내막염 등의 질환을 일으키는 것으로 심한 경우 암을 유발하고 사망에 이른다.

② 전신성 진균증

전신성 진균증은 면역력이 약한자에게 감염되는 기회진균증과는 달리 건강한 자에게도 감염에 노출된다는 점에 유의하고, 우리나라에서는 100만 명당 3명 정도로 매우 낮은 유병률을 보였지만 감염력이 강한 것으로 조심할 필요가 있다. 주로 토양과 식물 등에서 진균의 포자들이 공기에 노출되어 흡입 등에 의해 감염되는 것으로 전신성 진균증은 북아메리카 분아진균증, 남아메리카 분아진균증, 콕시디오이디스증, 히스토플라즈마증 등이 있다. 이러한 4종류의 전신성 진균증은 균사형(실모양)과 효모형(둥근모양)을 두 형태를 모두 가지고 바꿔가며 살아가는 이형성 진균이다.

a. 북아메리카 분아진균증(north america blastomycosis): 북아메리카 분아진균증은 주로 아프리카, 중앙아시아, 미국 등에서 발생하는 것으로 피부 분아진균증과 전신성으로 나누어진다. 원발성 피부질환은 몇 달이 지난 후 자연 치유되기도 하며, 주로 농촌의 헛간과 창고 등에서 감염되기 쉽다. 주로 상처가 난 피부를 통해 감염되며, 증상으로는 기침과 가슴의 통증과 사마귀 모양의 육아종이 얼굴, 손, 다리 등에서 발견된다.

b. 남아메리카 분아진균증(south america blastomycosis): 남아메리카 분아진균증은 브라질, 콜롬비아, 멕시코, 남아프리카 등에서 발생되며, 오염된 토양 속의

포자가 인체에 침입하거나 식품과 식물을 통해 감염되면 구강점막, 치은감염, 장관감염을 일으킨다.

c. 콕시디오이디스증(coccidioidomycosis): 미국, 멕시코 등의 건조한 지역에서 발생하며, 인체 내에서 구상이지만 발아하면 다핵체가 되어 내부에 포자를 형성되고 자낭균류로 분류된다. 증상은 기침, 가슴 통증, 고열 등이 나타난다.

d. 히스토플라즈마증(histoplasmosis)은 미국과 중앙아프리카 등에서 발생되며, 히스토플라스마 캡슐라툼(Histoplasma capsulatum)의 원인균으로 진균인 자낭균류에 속한다. 보통은 시간이 지나면서 자연 치유가 되지만 일부는 폐질환, 암 덩어리 같은 육아종성 병변, 결핵 모양의 병소를 형성하기도 한다. 토양이나 먼지 등 흡입을 통해 감염되기도 하며, 닭장, 박쥐 동굴 등의 공기 속에서 발견되기도 한다.

Learning Point

1. 피부 진균의 종류

1) 개요

진균이란, 엽록소가 없는 유기물을 이용한 종속영양생물로서 진핵세포를 가지고 있는 미생물로 일명 곰팡이라 불림(효모, 버섯, 사상균 등)

2) 피부 진균 감염증의 분류

(1) 표재성 진균증

① 전풍 ② 사모증 ③ 흑색백선

(2) 임상 피부사상균증

① 백선성 모창 ② 두부백선 ③ 체부백선 ④ 서혜부백선
⑤ 수부백선 ⑥ 족부백선 ⑦ 조갑백선 ⑧ 반상수포성백선

(3) 피부사상균

① 개 소포자균 ② 오도안 소포자균 ③ 석고상 소포자균 ④ 적색 백선균
⑤ 백색 종창균 ⑥ T. 톤슈란스균 ⑦ 흔상백선균 ⑧ 황선균 ⑨ 선모상 표피균

(4) 피하감염성 진균증

피하감염성 진균은 피부 상처를 통해 피하조직과 림프절에 감염
열대와 아열대지역에 많이 분포

① 스포로트리쿰증 ② 색소분아진균증 ③ 흑색진균증 ④ 균종

(5) 심부감염성 진균증

심부감염성 진균증은 피부와 점막의 표면에 침투하여 감염을 일으키는 질환

① 기회감염 진균증
칸지다증, 크립토코쿠스증, 털곰팡이증, 아스퍼질루스증

② 전신성 진균증
북아메리카 분아진균증, 남아메리카 분아진균증, 콕시디오이디스증, 히스토플라즈마증

Quiz

1. 진균증 중 미용업에서 감염될 빈도가 높은 것은

① 표피 및 피부감염성 진균증(superficial, dermatophytosis)
② 스포로트리쿰증(sporotrichosis)
③ 심부감염성 진균증(deep mycosis)
④ 색소분아진균증(chromoblastomycosis)
⑤ 피하감염성 진균증(subcutaneous mycosis)

정답: 1
해설: 미용실에서 감염될 빈도가 높은 것으로 표피 및 피부감염성 진균증(superficial, dermatophytosis)이다.

2. 개 소포자균(Microsporum canis)은 개와 고양이로부터 사람에게 감염되는 것으로 백선을 일으킨다. 아닌 것은?

① 두부백선 ② 체부백선 ③ 족부백선
④ 조갑백선 ⑤ 턱수염백선

정답: 5
해설: 흔상백선균(Trichophyton verrucosum) 모외사상균으로 백선성 모창(턱수염 백선)을 일으킨다.

3. 6 · 25전쟁 직후 아동들에게 유행한 것으로 위생상상태가 불량한 환경에서 주로 발생한 균은?

① 흔상백선균(Trichophyton verrucosum)
② T. 톤슈란스균(Trichophyton tonsurans)
③ 황선균(Trichophyton schoenleinii)
④ 석고상 소포자균(Microsporum gypseum)
⑤ 적색 백선균(Trichophyton rubrum)

정답: 3
해설: 황선균은 비위생적인 환경에서 발생하며 초기에 치료를 하지 않으면, 영구적 반흔성 탈모로 진행되기도 한다.

4-2 진균 감염증 예방과 치료

1) 진균 감염증 발생의 조건

진균은 일상생활에서 우리에게 유익한 점도 있지만 일부 진균은 사람에게 해를 입히기도 한다. 우리의 환경 속에서 공생(共生)하는 관계인 진균 중 해를 입히는 질환은 공기를 통한 호흡과 접촉을 통해 나타나는 조건이 있는지 알아보도록 하자!

(1) 진균 감염증의 17가지 발생 조건

① 노약자

② 어린이

③ 에이즈 환자(Human immunodeficiency virus, HIV)

④ 각종 암

⑤ 백혈병

⑥ 당뇨병

⑦ 폐결핵

⑧ 피부 화상

⑨ 영양 결핍

⑩ 면역 기능을 저하시키는 약물 투여(항생제, 항암제, 스테로이드 등의 과잉 투여)

⑪ 알코올 중독

⑫ 약물 중독

⑬ 여름철 과도하게 꽉 낀 옷 착용

⑭ 국소 다한증(Localized hyperhidrosis)

⑮ 직업적으로 물과의 접촉이 많은 자

⑯ 고도의 습한 환경

⑰ 그 밖의 면역 기능이 저하된 자

(2) 진균중독증

진균이 만들어내는 독소로 인한 중독증으로 사람과 가축에 감염을 일으키는 미코톡신(mycotoxin)이 독을 발생하여 식품에 의한 식중독 발병을 말한다. 또한 아스퍼질루스균이 생산하는 아플라톡신(aflatoxin)은 강한 발암성을 가져 견과류, 토양, 식물, 건초, 곡식 등에서 발견되며, 상한 음식이나 잘못된 보관 등으로 진균중독증을 일으킨다.

(3) 진균성 알레르기

진균의 포자나 대사산물이 항원이 되고 진균성 부비동염(얼굴뼈 빈 공간의 염증 유발)을 일으켜 비염, 축농증을 유발하며, 아토피성 피부염 등 다양한 알레르기성 질환이 나타난다.

2) 진균 감염증 예방과 치료

(1) 진균 감염증 치료

진균을 치료하기 위하여 세균의 성장을 멈추거나 없애는 정균 · 세균성이 있는 연고, 로션, 파우더, 용액 등 사용의 용도가 다양하다. 또한 과도한 약물과 항생제 사용과 면역억제제 등 후천적인 면역결핍증이 증가하면서 진균성 질환 또한 증가하는 추세다. 진균감염증 치료제는 1992년 영국에서 항진균제로 전신에 사용된 이래 점차적으로 전 세계에서 널리 사용되고 있다. 안전성이 우선인 항진균제가 일부의 부작용이 알려진 것으로 복통, 백혈구 수 감소, 간 기능 장애, 설사. 오심, 미후각 장애, 발진, 피부의 색소 침착, 급성 간염 등 다양한 보고가 전해진다. 이에 따른 항진균제의 세심한 연구와 환자의 몸 상태에 따라서 사용 여부의 적합성을 고려하고 사용설명서를 잘 숙지하여야 한다.

(2) 예방 방법

진균은 정상적인 피부의 유 · 무를 떠나 덥고 습한 환경의 조건이 갖추어지면 질환이 발생할 수 있으며, 특히 면역력이 저하된 사람은 더욱더 조심하여야 한다.

진균은 땀을 많이 흘리는 사람(운동선수 등)과 작업장, 실내수영장, 실내체육관, 운동 매트, 공중목욕탕 등 습하고 더운 여름에 더 많이 발생하기 때문에 습기와 땀 등을 제거하고 청결한 환경을 유지하고 통풍이 잘되도록 한다. 또한 청결하게 샤워한 후에 몸을 잘 건조시키며, 옷을 헐렁하게 입어 피부 마찰을 피하고 습한 부위에는 항균 파우더를 사용하는 것도 하나의 방법이다.

감염된 환자와 애완동물 등과의 접촉을 피하고 공동으로 사용하는 물품 또한 사용하지 말아야 한다. 특히 공공장소에서의 많은 사람이 사용하는 물건 등은 각별한 주의가 필요하며, 신발, 수건, 양말, 의류 등의 청결하게 관리하고 다른 사람과 같이 사용하지 말아야 한다. 또한 미용업에서 공동으로 사용하는 수건, 기구 등 소독과 멸균을 철저히 하여야 한다.

임상실험을 통해 확인되지 않은 불분명한 민간요법은 부작용이 나타날 수 있으므로 정확한 정보 없이 행위를 하지 말아야 한다. 한 예를 들면 무좀에 좋다는 '빙초산'을 발에 사용하면 피부가 자극을 받아 화상을 입을 수 있어 2차적인 감염과 증상이 더 악화 될 수 있기 때문이다. 설사 신뢰가 가는 민간요법이라 하더라도 의사와 상담하여 질환에 맞는 방법인지 먼저 확인한 후 실행하여야 착오 없이 치료할 수 있다.

Learning Point

1. 진균 감염증 예방과 치료

1) 진균 감염증의 발생 조건

(1) 진균 감염증의 17가지 발생 조건

① 노약자 ② 어린이 ③ 에이즈 환자(Human immunodeficiency virus, HIV)
④ 각종 암 ⑤ 백혈병 ⑥ 당뇨병 ⑦ 폐결핵 ⑧ 피부화상 ⑨ 영양결핍
⑩ 면역기능을 저하시키는 약물 투여(항생제, 항암제, 스테로이드 등의 과잉 투여) ⑪ 알코올 중독 ⑫ 약물 중독 ⑬ 여름철 과도하게 꽉 낀 옷 착용
⑭ 국소 다한증(Localized hyperhidrosis) ⑮ 직업적으로 물과의 접촉이 많은 자 ⑯ 고도의 습한 환경 ⑰ 그 밖의 면역기능이 저하된 자

(2) 진균중독증

진균이 만들어 내는 독소로 사람과 가축에 감염시킴

(3) 진균성 알레르기

아토피성 피부염 등 다양한 알레르기성 질환 발생

2) 진균 감염증 예방과 치료

(1) 진균 감염증 치료

치료제는 1992년 영국에서 항진균제로 전신에 사용

(2) 예방 방법

- 습하고 더운 여름에 더 많이 발생하기 때문에 습기와 땀 등 제거
- 청결한 환경을 유지하고 통풍이 잘되도록 하여야 함
- 청결하게 샤워한 후에 몸을 잘 건조하여야 함
- 옷을 헐렁하게 입어 피부 마찰을 피함
- 감염된 환자와 애완동물 등과의 접촉을 피함
- 공동으로 사용하는 물품 또한 사용 금지
- 임상실험을 통해 확인되지 않은 불분명한 민간요법에 의한 부작용 고려

Quiz

1. 진균 감염증의 발생조건 중 가장 먼 것은?

① 노약자
② 백혈병
③ 심폐결핵
④ 건강한 자
⑤ 국소 다한증(Localized hyperhidrosis)

정답: 4
해설: 진균 감염증은 면역력이 떨어진 경우에 매우 취약하다.

2. 진균 감염증 치료제로 전신에 사용된 이래 점차적으로 전 세계적으로 사용 된 것은?

① 미코톡신
② 항진균제
③ 아스퍼질루스
④ 진균성 부비동염
⑤ 아플라톡신

정답: 2
해설: 진균 감염증 치료제는 1992년 영국에서 항진균제로 전신에 사용된 이래 점차적으로 전 세계에서 널리 사용된다.

3. 진균은 정상적인 피부의 유 · 무를 떠나 환경에 따라 질환이 발생된다. 질환이 잘 발생되지 않는 장소는?

① 실내수영장
② 공중목욕탕
③ 실내체육관
④ 야외 공원
⑤ 습한 작업장

정답: 4
해설: 진균은 땀을 많이 흘리는 사람(운동선수 등)과 작업장, 실내수영장, 실내체육관, 운동 매트, 공중목욕탕 등 습하고 더운 여름에 더 많이 발생하기 때문에 습기와 땀 등을 제거하고 청결한 환경을 유지하고 통풍이 잘되도록 한다.

스트레스가 피부에 미치는 영향은?

우리 몸에서 스트레스에 반응하는 곳은 시상하부-뇌하수체-부신 축(HPA 축)이다. 스트레스를 받으면 HPA 축이 이를 인지하고, 특정 화학물질이나 호르몬을 분비하면서 염증 반응을 일으킨다. 이러한 반응으로 인해 피부트러블이 발생한다. 특히 스트레스 호르몬인 '코르티솔'이 그 주범이다.

스트레스에 반응해 분비되는 물질들은 피부의 면역기능에 영향을 미친다. 스트레스로 면역체계에 불균형이 발생하면 우리 몸은 바이러스, 박테리아, 곰팡이 등에 대항할 능력이 감소한다. 이로 인해 여드름, 건선, 주사비, 피부염 등 각종 피부 질환이 활성화되는 것이다. 또한, 스트레스는 유분과 땀 분비에도 영향을 미치고, 피부를 예민하게 만들어 가려움, 화끈거림 등이 심해지도록 만들기도 한다. 스트레스로 인해 호르몬 균형이 깨지면서 발진 등의 피부 트러블이 심해지기도 한다. -중략-

만성 스트레스를 받고 있을 땐 우리 몸이 지속적으로 스트레스를 일으키는 환경요인에 노출돼 있다고 판단해 염증을 촉발하게 된다. 습진, 건선 등의 문제가 있는 사람들은 이로 인해 증상이 더욱 심해진다.

평소에 충분한 휴식을 취하고, 채소·과일 등의 건강한 식사를 하고, 운동을 하는 등 기본 생활수칙을 잘 따르는 것이 중요하다.

출처: 코메디닷컴, 문세영 기자(2020-12-16)
http://kormedi.com

기사를 읽고 생각해 봅시다.

CHAPTER 5

미용과 소독

학습목표

- 미용업의 소독과 위생관리에 대한 이해
- 미용업과 소독의 필요성 이해

CHAPTER 5. 미용과 소독

5-1 미용과 위생관리 1

1) 개요

세계보건기구(WHO)의 환경위생전문위원회(Expert Committee on Environmental Sanitation)에서는 '환경 위생은 인간의 신체 발육, 건강 및 생존에 유해한 영향을 미치거나 미칠 가능성이 있는 인간의 물질적 생활환경에 있어서 모든 요소를 관리하는 것이다.'라고 규정하고 있다. 이처럼 미용업소는 다양한 화학적, 물리적, 생물학적 인자 등 3,000종 이상의 각종 유해물질이 노출되어 소독과 위생관리, 환경을 깨끗하게 만드는 것이 병원균으로부터 인체를 보호하고 안전한 환경을 유지하는 것이다.

미국의 산업위생학회(American Industrial Hygiene Association; AIHA)는 노동이나 산업 활동으로부터 야기되는 바람직하지 않은 모든 요인을 '예측, 인식(확인), 평가, 그리고 관리(개선)하는 과학과 기술인 것이다. 즉 모든 위험과 유해요인을 제거하기 위해서는 위생 매뉴얼을 만들어 소독과 위생을 인식·실천하여 미리 예방할 수 있도록 힘써야 한다. 위생 매뉴얼은 미용업소에 존재하는 미생물 가운데 일부는 사람을 통해 전파, 이동, 오염될 수 있는 세균, 곰팡이, 바이러스, 실내환경오염, 각종 질병 등 위험요인에서 안전하게 지킬 수 있다.

미용위생 매뉴얼은 미용용품, 미용기기, 미용 도구, 종사자의 위생, 실내, 환기 시설, 화장실 등을 고려하여 미용업은 환경과 위생에 관한 감염 가능성을 예측하고 인식하여 평가하고 개선하는 것이다. 이것은 미용업 종사자들의 건강한 직무 수행과 생활수준을 높이고 더 나아가 고객의 미(美)적 아름다움과 건강을 유지할 수 있다. 따라서 미용업 종사자는 개인위생의 범위를 벗어나 공중위생관리법에 준수하여야 한다.

(1) 환경위생과 미용

위생(衛生)에 말의 어원은 희랍 신화에 나오는 태양의 신 아폴로의 아들 의술의 신으로서 아스클레피오스(Aesculapius)는 의술 지향의 상징인 4명의 딸 중 건강의 여신인 막내딸인 히게이아(hygeia)의 이름에서 유래되었다. 기원 2세기경 의학자 갈레노스(Galenus, AD 130~200)에 의해 사람의 건강 유지와 증진에 관한 학문으로 위생학(Hygiene)을 사용하게 되었으며, 동양에서는 중국의 고서 《장자(莊子)》에서 '위생(衛生)'이라는 말이 최초로 사용됐다. 미용업은 많은 고객들이 출입하는 곳으로 환경위생은 매우 중요하다. 특히 미용은 고객의 얼굴과 피부, 모발 등에 직 · 간접적으로 작업하는 것으로 위생과 소독은 미용환경에 있어 다음 사항을 정확하게 유지하여야 한다.

① 고객 시술 직전 손을 소독할 것
② 미용도구는 1인 사용 전후 소독할 것
③ 채광, 조명을 미리 확인할 것
④ 실내 벽면, 유리창, 현관 입구, 바닥 등의 청결을 유지할 것
⑤ 소독기, 소독약을 준비할 것
⑥ 작업복, 마스크를 청결하게 사용할 것
⑦ 종사자는 매년 건강검진을 할 것
⑧ 미용기기 등을 청결하게 유지할 것
⑨ 실내 환기 등으로 쾌적한 환경을 만들 것
⑩ 고객용(손소독 제품, 1회용 마스크, 구비 약품 등)을 배치할 것

(2) 실내 공기 오염

현대 사회에서 크게 문제가 되고 있는 공기 오염은 눈에 보이지 않는 질병을 야기하는 것으로 사람에게 생명을 유지하기 위한 매우 중요한 생활요소 중 하나이다. 실내의 공기 오염은 밖의 공기 오염보다 심각한 경우가 많기 때문에 환기, 공기청정기, 청소 등으로 항상 쾌적한 환경을 만들어야 한다.

사람들이 이용하는 공공장소는 물리 · 화학적 변화를 일으켜 불쾌감, 두통, 권태, 현기증, 구취, 식욕 부진과 구토를 발생시키기도 하며, 이것을 군집독(群集毒)이라 한다. 특히 계절 중 여름에 발생빈도가 높으며, 영화관, 강연장, 체육관, 버스, 전철, 공공건물, 지하실 등에서 나타난다.

미용업소 사람이 많이 이용하는 공공장소로서 직업에 특성상 드라이, 아로마, 시술 약품과 제품, 미용기기 등으로 공기 오염에 노출되어 있어 더욱더 공기 정화(空氣淨化)를 시켜 쾌적한 실내환경을 만들어야 한다. 이러한 환경을 만들기 위해서는 환기가 매우 중요하며, 실내의 공기 오염은 다음과 같은 현상이 나타난다.

① 먼지나 연기 등으로 공기가 탁해짐
② 무더워짐
③ 과하게 습하거나 건조해짐
④ 공기의 냄새 증가
⑤ 공기 중 균 증가
⑥ 탄산가스 증가

공기 중 균 증가와 탄산가스 증가는 다양한 검사방법에 따라 측정할 수 있으며, 환기는 자연 환기와 인공 환기로 나누어진다.

자연 환기는 동력장치를 사용하지 않고 개방된 창문과 환기 공에 의해 자연적으로 환기를 순환시키는 방법이다. 또한 인공 환기는 동력장치에 의해 팬(fan)을 이용한 환기로 영화관, 극장, 기선, 공장 등에 설비된다. 미용업소에서 인공 환기를 사용 시 다음과 같은 위생에 주의하여야 한다.

- 실내의 취기를 제거하고 실내온도가 상승하지 않도록 주의할 것
- 오염된 공기를 완전하게 제거하고 필터 청결하게 사용할 것
- 강한 기류와 기기 음으로 고객과 종사자에게 불쾌감을 주지 않도록 주의할 것
- 외부 공기를 잘 정화할 수 있는 구조일 것
- 실온보다 높은 온도의 공기는 바닥 가까이에 송풍구를 설치할 것
- 실온보다 찬 공기는 높은 곳에서 아래를 향하여 송풍되도록 설치할 것

(3) 미용 공중위생 서비스 평가

미용업소는 공중위생관리법에 적용되며 이 중 '미용 공중위생 서비스 평가'는 미용업소에서 지켜야 할 의무이다. 법률을 참고하여 숙지하도록 한다.

第13조(위생 서비스 수준의 평가)

① 시 · 도지사는 공중위생영업소(관광숙박업의 경우를 제외한다. 이하 이 조에서 같다)의 위생관리 수준을 향상시키기 위하여 위생 서비스 평가계획(이하 "평가계획"이라 한다)을 수립하여 시장 · 군수 · 구청장에게 통보하여야 한다. 〈개정 2005.3.31.〉

② 시장 · 군수 · 구청장은 평가계획에 따라 관할 지역별 세부 평가계획을 수립한 후 공중위생 영업소의 위생 서비스 수준을 평가(이하 "위생 서비스 평가"라 한다)하여야 한다. 〈개정 2005.3.31〉

③ 시장 · 군수 · 구청장은 위생 서비스 평가의 전문성을 높이기 위하여 필요하다고 인정하는 경우에는 관련 전문기관 및 단체로 하여금 위생 서비스 평가를 실시하게 할 수 있다. 〈개정 2005.3.31〉

④ 제1항 내지 제3항의 규정에 의한 위생 서비스 평가의 주기 · 방법, 위생관리등급의 기준 기타 평가에 관하여 필요한 사항은 보건복지부령으로 정한다. 〈개정 2008.2.29, 2010.1.18〉

第14조(위생관리 등급 공표 등)

①시장 · 군수 · 구청장은 보건복지부령이 정하는 바에 의하여 위생 서비스 평가의

결과에 따른 위생관리 등급을 해당 공중위생 영업자에게 통보하고 이를 공표하여야 한다. 〈개정 2005.3.31, 2008.2.29, 2010.1.18〉

② 공중위생 영업자는 제1항의 규정에 의하여 시장 · 군수 · 구청장으로부터 통보받은 위생관리등급의 표지를 영업소의 명칭과 함께 영업소의 출입구에 부착할 수 있다. 〈개정 2005.3.31〉

③ 시 · 도지사 또는 시장 · 군수 · 구청장은 위생 서비스 평가의 결과 위생 서비스의 수준이 우수하다고 인정되는 영업소에 대하여 포상을 실시할 수 있다. 〈개정 2005.3.31〉

④ 시 · 도지사 또는 시장 · 군수 · 구청장은 위생 서비스 평가의 결과에 따른 위생관리등급별로 영업소에 대한 위생 감시를 실시하여야 한다. 이 경우 영업소에 대한 출입 · 검사와 위생 감시의 실시 주기 및 횟수 등 위생관리등급별 위생 감시기준은 보건복지부령으로 정한다. 〈개정 2005.3.31, 2008.2.29., 2010.1.18〉

(4) 공중위생 서비스 평가 조사표

가. 일반 현황과 권장 사항 (공중위생 서비스 평가 항목표)

<table>
<tr><th>구분</th><th>항 목</th><th colspan="4">내 용</th><th>비고</th></tr>
<tr><td rowspan="4">업소
구분</td><td>1. 업소명</td><td colspan="4"></td><td></td></tr>
<tr><td>2. 업소주소</td><td colspan="4"></td><td></td></tr>
<tr><td>3.영업자
(대표자)</td><td colspan="4">성명(　　　)</td><td></td></tr>
<tr><td>4.전화번호</td><td colspan="4">☎ (　　　)</td><td></td></tr>
<tr><td rowspan="6">업소
현황</td><td>5. 위치</td><td colspan="4">□ 일반주택밀집지역
□ 아파트밀집지역
□ 상가밀집지역
□ 기타(　)</td><td></td></tr>
<tr><td>6. 보유장비</td><td colspan="4">□ 의자 (　　)개
□ 소독기종류:(　　　)
□ 세면대 (　　)개
□ 베드 (　)개 (피부 추가)
□ 미용기기 (　)개 (종류 :)
(피부 추가)</td><td></td></tr>
<tr><td>7. 영업장
형태 · 면적
(공통영업형태)</td><td colspan="4">· 사용 형태 □ 단독건물
□ 건물 내 입주 □ 목욕장 내
· 운영 형태 □ 임대　□ 자영
· 사용 층 □ 지상(층) □ 지하
· 영업장 면적( )㎡ 또는 ( )평
· (공통)영업형태
□ 헤어 □ 메이크업□ 네일아트
□ 피부미용업</td><td></td></tr>
<tr><td rowspan="3">8. 영업자및
직원 현황</td><td></td><td>수</td><td>국가기술
자격자</td><td>학교
졸업자</td><td rowspan="3"></td></tr>
<tr><td>영업주</td><td></td><td></td><td></td></tr>
<tr><td>종사자</td><td></td><td></td><td></td></tr>
</table>

[표 5-1] 일반 현항 (출처: 화성시 위생과)

구분	평가대상	평가항목	평가척도
위생 관리	8. 이 · 미용 · 피부 · 네일기구 소독장비 (소독기, 자외선살균기)	8.1 청결 상태	□ 우수 □ 미흡 □ 없음
	9. 수건, 커트(염색)보 스파츌러,터번등 (피부추가) 퍼프,브러시 등 (메이크업추가)	9.1 청결 상태	□ 우수 □ 미흡
	9-2. 화장품 (피부 · 메이크업만 해당)	9.3 관리상태	□ 우수 □ 미흡
	9-4. 네일미용기구 (니퍼, 드라이머신 등)	9.5 청결 상태	□ 우수 □ 미흡
	10. 이 · 미용기구 (빗, 가위 등) 롯드(일반미용 추가)	10.1 청결 상태	□ 우수 □ 미흡
	11. 천장, 벽, 바닥	11.1 청결 상태	□ 우수 □ 미흡
	12. 세면대 손 · 발톱 작업대 (네일추가)	12.1 청결 상태	□ 우수 □ 미흡
	13. 거울, 의자	13.1 청결 상태	□ 우수 □ 미흡
	14. 탈의 공간(피부추가), 물품보관함, 선반.	14.1 청결 상태	□ 우수 □ 미흡
기타	15. 옥외최종지불 요금표 게시 (영업장 면적 66㎡미만)	15.1 자율 게시 여부	□ 게시 □ 미게시

[표 5-2] 공통 권장사항 (출처: 화성시 위생과)

공중위생 서비스 평가 조사표의 항목을 보면 미용업소에서 갖추어야 할 위생관리 및 소독기의 의무사항과 세부적인 위생 점검을 알 수 있다. 이에 바탕으로 미용위생 매뉴얼에 적용하여 위생적인 환경을 체계적으로 관리 할 수 있다. 특히 준수사항은 의무사항이며, 불이행 시 경고, 과태료, 벌금 등 법적 조치가 이루어진다.

나. 이용 및 공통 준수사항

구분	평가대상	평가항목	평가척도
시설 및 설비 기준	1. 이용기구 소독장비(소독기, 자외선살균기)	1.1 비치 및 작동 여부	□작동 □미작동
	2. 커튼, 칸막이	2.1 설치여부	□미설치 □설치
	3. 별실 및 유사한 시설	3.1 설치여부	□미설치 □설치
위생 관리 기준	4. 이용기구 관리	4.1 소독에따른 분리보관 여부	□분리 □미분리
	5. 1회 용 면도날	5.1 1인 1회 사용 여부	□1회 사용 또는 미사용 □여러 회 사용
	6. 게시현황	6.1 영업 신고증	□게시 □미게시
		6.2면허증원본	□게시 □미게시
	7. 최종지불요금표	7.1 내부 게시 여부	□게시 □미게시
		7.2 외부 게시 여부 (영업장 면적 66㎡ 이상)	□게시 □미게시
		7.3 외부 게시 항목(영업장 면적 66㎡ 이상)	□3개 이상 □3개 미만

[표 5-3] 이용 준수사항 (출처: 화성시 위생과)

구분	평가대상	평가항목	평가척도
시설 및 설비 기준	1 미용기구 소독장비 (소독기, 자외선살균기)	1.1 비치 및 작동여부	□작동 □미작동
위생 관리 기준	2. 작업장소, 응접장소, 상담실출입문 시설기준 (탈의실 제외)	2.1 1/3이상 투명기준 준수여부	□준수 □미준수
	3. 의약품 또는 의료기기	3.1 사용여부	□미사용 □사용
		4.1 소독에 따른 분리 보관 여부	□분리 □미분리
	4. 미용기구 관리	6.1 내부 게시 여부	□게시 □미게시
		6.2 외부 게시 여부 (영업장 면적 66㎡ 이상)	□게시 □미게시
	5. 최종지불 요금표	6.3 외부 게시 항목 (영업장 면적 66㎡ 이상)	□5개 이상 □5개 미만

[표 5-4] 공통 준수사항 (출처: 화성시 위생과)

2) 미용업의 소독기구와 세척

(1) 미용 소독기

자외선 소독기는 미용업에서 주로 사용하는 소독기이다. 공중위생관리법에도 소독기를 구비하여야 하는 필수 사항이다. 헤어· 화장· 네일 등 업소에서 각종 도구를 소독하는 것으로 폭넓게 사용되고 있다. 하지만 이 자외선 소독기에 사용되는 램프는 도구별로 소독되는 시간 타임이 각각 다르며, 수은이 발생하여 인체에 해롭다. 그러므로 직접 눈에 자외선이 조사되지 않도록 주의하고 도구별 소독 시간을 체크 하는 것이 중요하다. 또한 수은이 발생하지 않는 자외선 LED 사용을 권장한다. 더 정확한 소독을 위해 알코올과 같이 사용하여 이중 소독을 해주는 것이 세균을 막고 위생적으로 안전하게 사용할 수 있다. 모든 도구는 소독기 사용 전에 오염물질을 제거하고 건조시킨 후 소독기를 사용하여야 한다.

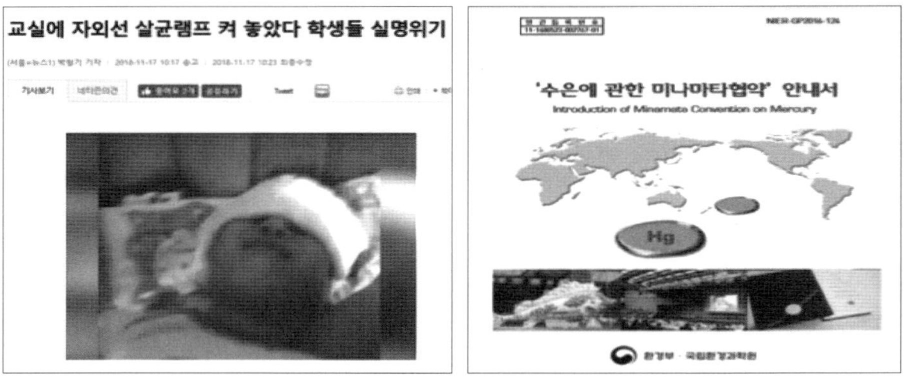
교실에 자외선 살균램프 켜 놓았다 학생들 실명위기
'수은에 관한 미나마타협약' 안내서
Introduction of Minamata Convention on Mercury
Hg

[그림 5-1] 살균램프 관련 언론 기사 및 미나마타협약 안내서
(출처: a. 뉴스1(2018.11.17.) b. 국립환경과학원)

(2) 미용 세척

① 물리적 세척

물과 물리적 마찰과 세제로 세척하여 오염물질을 제거하는 목적으로 깨끗하게 씻어내는 것을 말한다. 즉 소독과 멸균 전에 이물질을 제거하는 것으로 미용업의 위생개념에서 가장 기본이 되는 과정이다. 미용 도구 및 기기는 사람들이 공동으로 사용하는 물건으로써 제대로 세척하지 않으면, 각종 세균에 노출되어 감염을 일으킬 수 있다. 그러므로 미용 세척은 섬세하게 하며, 세척 후 바로 소독할 수 있도록 위생실의 공간 및 소독제, 소독 전용 천 등을 미리 구비하고 소독한 도구는 따로 보관함에 보관하여야 한다.

② 초음파 세척기

초음파 세척기는 미용 도구 외 과일, 안경 등의 세척기로 많이 사용되기도 한다. 초음파는 소독할 도구의 표면에 초음파 진동에 의한 미세한 거품을 일으켜 이물질을 제거한다. 그러므로 초음파 세척기는 내부 안에 자주 청소하고 세척 시마다 깨끗한 물을 사용하는 것이 좋으며, 작은 도구 세척 시 플라스틱을 제외한 금속망에 사용하는 것이 좋다. 그 이유는 플라스틱류는 초음파를 흡수하기 때문에 사용을 피해야 한다. 사용 후 깨끗하게 헹군 후 잘 건조시켜야 한다.

③ 다양한 세척제의 부작용

미용업은 물과 계면활성제 등이 들어가 있는 다양한 세척제를 사용하고 있다. 여기에 각종 화학성 물질까지 더한다면, 우리의 직무는 매일 유해물질과 직 · 간접적으로 수십 가지 이상을 접하게 된다. 특히 물을 많이 사용하는 업으로 습진과 건선인 '수장족저농포증(수족농포증)'이 발생하는 빈도가 높다. 이 증상은 붉은 반점과 하얀 각질이 발생하며, 피부의 표피가 갈라지고, 각질층이 과도하게 탈락하고, 농포가 생기고, 가렵고, 따가운 증상이 나타난다.

조사에 따르면, 미용실 종사자의 손에 피부질환 경험 60% 이상, 손 상처 95% 이상이 경험하였다. 치료 시기를 놓치거나 건선 연고제가 아닌 무분별한 연고제 사용으로 증상이 더 심해지고 이로 인해 2차 감염에 노출된다. 산업안전보건메뉴얼(미용)에 따르면'미용사는 피부 질환을 앓고 있는 동안 작업을 금해야 하며, 작업실에서는 작업 중 고객 외 사람을 함부로 출입을 시키지 않는다.'라고 되어 있다. 조사에 따르면 피부 질환 상태에서 계속 근무하는 경우가 50%가 넘었다. 세균 감염 시 다른 사람에게 전파시킬 수 있어 피부 질환이 회복할 때까지는 현장을 벗어나야 한다. 빠른 회복을 위해 다음 사항을 숙지하여야 한다.

a. 화학·물리적 자극을 줄이기 위해 반드시 장갑을 착용해 직접 접촉을 피함.
b. 인스탄트 가공식품, 화학첨가물 음식, 다이어트, 술, 담배, 스트레스, 만성피로, 불균형 식사 등 피함.
c. 피부가 건조하면 보습제를 충분히 발라 보호함.

d. 피부가 갈라져 피가 나거나 농포가 생기면 환부를 깨끗하게 소독 후 거즈로 피부를 보호함(보습제 사용 금지).
e. 피부 질환의 증상이 보일 때 즉시 병원 진료함(임의 판단금지).
f. 충분한 휴식과 수면 보충하여야 함.

Learning Point

1. 미용 소독과 위생관리 1

1) 개요

세계보건기구(WHO)의 환경위생전문위원회- 환경위생은 인간의 신체 발육, 건강 및 생존에 유해한 영향을 미치거나 미칠 가능성이 있는 인간의 물질적 생활환경에 있어서의 모든 요소를 관리하는 것.

(1) 환경 위생관리와 미용

① 고객 시술 직전 손을 소독할 것
② 미용도구는 1인사용 전후 소독할 것
③ 채광, 조명을 미리 확인할 것
④ 실내 벽면, 유리창, 현관 입구, 바닥 등의 청결을 유지할 것
⑤ 소독기, 소독약을 준비할 것
⑥ 작업복, 마스크를 청결하게 사용할 것
⑦ 종사자는 매년 건강검진을 할 것
⑧ 미용기기 등을 청결하게 유지 할 것
⑨ 실내 환기 등으로 쾌적한 환경을 만들 것
⑩ 고객용(손 소독 제품, 1회용 마스크, 구비 약품 등)을 배치할 것

(2) 실내 공기 오염

① 먼지나 연기 등으로 공기가 탁해짐
② 무더워짐
③ 과하게 습하거나 건조해짐
④ 공기의 냄새 증가
⑤ 공기 중 균 증가
⑥ 탄산가스 증가

(3) 미용 공중위생 서비스 평가

시 · 도지사는 공중위생 영업소의 위생관리 수준을 향상시키기 위하여 위생 서비스평가계획 수립 후 시장 · 군수 · 구청장에게 통보

시장 · 군수 · 구청장은 보건복지부령이 정하는 바에 의하여 위생서비스평가의 결과에 따른 위생관리등급을 해당공중위생영업자에게 통보하고 이를 공표
시 · 도지사 또는 시장 · 군수 · 구청장은 위생서비스평가의 결과에 따른 위생관리등급별로

Learning Point

영업소에 대한 위
감시를 실시(감시 기준은 보건복지부령)

2) 미용업의 소독기와 세척

(1) 미용 소독기

공중위생관리법에도 소독기를 구비하여야 하는 필수 사항

(2) 미용 세척

① 물리적 세척
② 초음파 세척기
③ 다양한 세척제의 부작용

Quiz

1. 미국의 산업위생학회(American Industrial Hygiene Association; AIHA)가 노동이나 산업 활동으로 인해 유해요인을 제거하는 것과 거리가 먼 것은?

① 평가 ② 관리 ③ 예측 ④ 인식 ⑤ 감독

정답: 5
해설: 유해요인과 위험요인을 제거하기 위해서는 평가. 관리, 예측, 인식이 필요하다.

2. 동양에서 최소로 위생(衛生)이란 말을 중국의 고서에서 사용되었다. 누구의 책인가?

① 장자 ② 노자 ③ 원효 ④ 맹자 ⑤ 지눌

정답: 1
해설: 동양에서는 중국의 고서 장자(莊子) 책에 있는 '위생(衛生)'이라는 말을 최초로 사용되었다.

3. 위생관리 수준을 향상시키기 위해 현재 사용되고 있는 평가는?

① 공중보건위생 서비스 평가 ② 미용 소독 서비스 평가
③ 산업 공중위생 서비스 평가 ④ 미용 공중위생 서비스 평가
⑤ 미용 살균 서비스 평가

정답: 4
해설: 미용 공중위생 서비스 평가를 2년에 한 번씩 업소마다 조사한다.

5-2 미용과 위생관리 2

1) 물리적 소독법

물리적 소독법은 물리적인 방법을 이용하여 소독하며, 특히 열을 이용하는 방법은 효과가 커서 많이 사용되고 있다.

(1) 건열멸균법

미생물을 완전 멸균하는 방법으로 공기를 밀폐시키고 건조한 상태에서 열을 가해 소독하는 원리로 유리 제품, 거즈, 주사기 등에 사용된다. 종이나 천은 바래거나 변색 되어 사용 용도는 부적합하다.

(2) 자비소독법

자비소독법은 100℃ 이상의 열탕에서 소독이나 살균을 하는 방법으로 도구들을 소독할 때 사용된다. 열탕을 가열 후 15~20분 정도의 시간과 물체를 물에 완전히 잠겨야 소독 효과를 볼 수 있다. 금속제품은 가열되지 않은 상태에서 넣으면 얼룩이 생기므로 꼭 가열 후에 소독하며, 녹이 스는 것을 방지하는 효과와 살균력이 강해지도록 탄산나트륨 1~2%를 넣어준다.

크래졸 비누액 2~3%를 물에 희석하여 사용하면 멸균 효과가 커지는 것으로 의료기구에 사용되는 소독법이다. 하지만 칼이나 가위 등은 높은 온도로 반복 가열하게 되면 날에 변형이 생길 수 있으므로 특히 미용 가위는 사용하지 않는 것이 좋다.

미용업소에서 자비소독법은 사용되기 번거로워 예전만큼 사용 빈도가 낮지만, 순간온수기 등을 이용하여 오염물을 제거하기도 한다.

(3) 유통증기소독법

아놀드 증기솥이나 코흐 증기솥을 사용하여 뚜껑 사이로 증기가 새어 나와 있어 압력이 1기압으로 유지되는 것으로 100℃ 의 유통 증기를 30~60분간 작용시키는 소독법이다. 각종 기구, 유리, 거즈, 약액, 의류, 고무 제품, 식기, 스팀 타올, 도자기 등을 소독하며, 화상에 주의한다.

2) 화학 소독제와 관리 방법

물리적 소독 방법에 적합하지 않거나 편리성 때문에 사용 빈도가 높은 소독법으로 다양한 종류의 화학물질이 있으며, 액체와 고체 등이 있다. 방부제와 소독제는 세균을 억제해 보통 액체 형태를 가진다. 소독제는 피부에 묻지 않도록 주의하여야 하며, 방부제는 소독제보다 약하기 때문에 화장품 등 인체 피부에 밀접한 제품에 사용되기도 한다. 소독약의 농도의 사용량을 이해하기 위해서는 농도 표시에 관한 사항을 다음과 같이 숙지하여야 한다.

① 소독약이 액체(ex; 석탄산수, 크레졸)인 경우에는 3% 용액이란 소독약 3cc에 물 97cc를 넣어 전체를 100cc로 만든 것을 용량 %라고 한다.

② 소독약이 고체인 경우는 소독약 1g에 100cc의 물에 녹으면, 1% 수용액이 되는 것으로 물은 1g이 1cc이므로 1% 용액이라고 한다. 즉 물은 1g에 100cc에 녹인 것을 말하고 이를 100배 용액이라고 한다.

- 퍼센트(percent) 용질량(소독약)/용액량(희석액) × 100 = (%)
- 퍼밀리(permilliage) 용질량/용액량 × 1,000 =(‰)
- 피피엠(parts per million) 용질량/용액량 × 1,000,000 =PPM

(1) 크레졸

크레졸은 무색 액체이고 시간이 지나면서 갈색으로 착색되지만, 소독 효과는 영향을 받지 않는다. 소독에 적합한 용도는 의류, 침구, 피부 소독, 배설물, 화장실, 가구, 브러시, 고무 제품 등에 사용된다.

(2) 포름알데히드와 포르말린

포름알데히드는 메틸알코올을 산화시켜 만든 액화가스로 자극이 강하며 물에 잘 희석된다. 약 35%가 포함된 수용액으로 강한 살균력으로 아포까지 살균 효과를 발휘한다. 포르말린의 농도에 따라 방부제, 소독제 등 다양한 용도로 사용되지만, 과하게 사용할 경우는 호흡기, 피부, 호흡곤란 등 새집증후군의 현상이 일어날 수 있어 적합한 농도와 사용 시 마스크 착용 등 조심히 다루어야 한다. 크레졸보다 살균력이 뛰어나고 사용 용도가 넓은 것이 장점이며, 소독 형태에 따라 용액을 조절하여 사용하는 것이 특징이다. 20% 용액은 도구 살균에 사용되며, 10% 용액은 브러시 등 깊숙이 침투력이 강할 때 사용된다. 5% 용액은 상처 부위, 손 소독 등에 사용되며, 의류, 고무 제품, 의장, 작업대, 수건 등에 사용하기 적합하다.

(3) 알코올

알코올은 미용업소에서 사용 빈도가 높으며, 직업의 특성상 손의 상처가 빈번하여 상처 소독과 손 소독에 쉽게 사용되고 화장품, 제품 등에 많이 이용된다. 알코올은 빨리 증발하기 때문에 솜이나 거즈에 묻혀서 도구의 표면에 소독하는 것이 바람직하다.

(4) 차이염소산나트륨

가정용 표백제로 알려진 락스 성분으로 강한 살균력과 표백 효과가 있으며, 값이 저렴하여 많이 사용되고 있다. 차이염소나트륨은 균체에 염소가 결합하거나 산화되어 소독 효과를 얻을 수 있다. 강한 자극과 의류 퇴색, 냄새가 심한 것이 단점이지만, 사용이 편리하여 가정에서도 쉽게 사용되는 장점이 있다.

(5) 대상별 소독관리방법

① 유리그릇, 도자기- 증기, 자비, 건열, 자외선, 약액 소독, 가스 소독 등에 소독하는 것이 적합하다.

② 금속제품- 녹이 슬거나 날이 망가지지 않도록 잘 선택하여 소독하여야 한다. 크레졸, 포르말린, 역성비누액, 알코올, 자외선 소독, 자비 소독에 사용하고 승홍, 염소, 요오드는 피하는 것이 좋다.

③ 플라스틱, 고무 제품- 열이나 화학제품에 의해 변형, 변질, 퇴색 등을 고려하여

소독한다. 알코올, 석탄산, 크레졸, 역성비누액등이 적합하다.

④ 섬유제품–약품 냄새가 적고 섬유가 상하지 않는 방법으로 소독제를 선택하여야 한다. 특히 미용업소에 수건 사용은 필수다. 또한 청결하지 못할 시에는 감염률도 높아지는 것으로 수건 세척 후에 차아염소산나트륨 액을 50ppm 정도 세제와 같이 사용하면 살균 효과를 볼 수 있다.

⑤ 하수구, 쓰레기통–소독제는 가격이 저렴하고 살충 효과로 소독의 효과가 좋아야 한다. 생석회, 석회유 사용하는 것이 적합하며, 습한 장소에는 생석회 가루를 뿌려서 소독하는 것이 좋다. 역성비누액, 승홍수, 포르말린, 에탄올은 소독에 적합하지 않다.

⑥ 나무, 뿔, 상아–열과 과도한 소독에 노출 시 변형·변질될 수 있어 농도를 잘 맞추어 사용하는 것이 좋으며, 3%의 역성비누액으로 닦는 것을 권장한다.

⑦ 손과 피부–피부에 자극적인 것을 피해 소독제를 선택하며, 특히 농도가 강할 경우에는 접촉성 피부염 발생이 높은 것으로 소독용 에탄올, 3% 역성비누액, 양성계면활성제 등으로 자극을 최소화한다.

3) 소독제와 방부제 사용 시 주의사항

피부 상처를 소독하고 제2차 오염으로부터 보호하기 위해서는 소독약의 조건을 알아야 한다. 인체에 독성이 적고 피부에 자극적이지 않으며, 상처 회복 시 영향을 받지 말아야 한다. 또한 작용이 지속되어야 하며, 소독제와 방부제 사용 전에 다음 주의사항을 확인하여 정확한 소독과 방부제의 관리를 숙지하고 안전하게 사용한다.

- 미용업 종사자는 소독제와 방부제 사용 전에 손 씻기와 장갑 착용함.
- 소독제와 방부제로부터 호흡기계통을 보호하기 위해 마스크 착용함.
- 소독제와 방부제 사용 전에 작업장과 사용할 물건에 오염물 제거함.
- 소독제와 방부제를 조심히 다루며, 소독할 물건이 적합한지 확인함 .
- 소독제와 방부제를 사용 시 주의사항과 사용 용도를 확인 후 사용함.
- 소독제와 방부제를 사용 시 농도를 잘 숙지한 후 조금씩 만들어 사용함.

- 소독제와 방부제의 혼합 시 정확한 농도를 숙지하고 별도 용기를 준비함.
- 약품에 따라 밀폐해서 냉 · 암소에 보존함.
- 소독제와 방부제의 사용 목적, 유효기간, 사용 방법 등 구별하여 라벨을 사용함.
- 소독제와 방부제는 소량 구매를 권장하며, 계절 변화에 따라 변질 등에 영향을 받지 않도록 통풍이 잘되고 건조된 장소에 보관함.

Learning Point

1. 미용 소독과 위생관리 2

1) 물리적 소독법

- 건열멸균법, 자비소독법, 유통증기소독법

2) 화학소독제와 관리방법

편리성 때문에 흔히 사용하는 소독법
방부제와 소독제는 세균을 억제시키는 것으로 보통 액체 형태를 가짐.

- 크레졸, 포름알데히드, 포르말린, 알코올, 차이염소산나트륨
  (소독약의 농도 표시에 관한 사항)
- 퍼센트(percent) 용질량(소독약)/용액량(희석액)×100 = (%)
- 퍼밀리(permilliage) 용질량/용액량×1,000 =(‰)
- 피피엠(parts per million) 용질량/용액량×1,000,000 =PPM

대상별 소독관리방법

① 유리그릇, 도자기 - 증기, 자비, 건열, 자외선, 약액 소독, 가스 소독 등에 소독하는 것이 적합
② 금속제품 - 크레졸, 포르말린, 역성비누액, 알코올, 자외선 소독, 자비 소독
③ 플라스틱, 고무제품 - 알코올, 석탄산, 크레졸, 역성비누액
④ 섬유제품 - 수건 세척 후에 차아염소산나트륨 액을 50ppm 정도 세제와 같이 사용
⑤ 하수구, 쓰레기통 - 생석회, 석회유
⑥ 나무, 뿔, 상아 - 3%의 역성비누액
⑦ 손과 피부 - 소독용 에탄올, 3% 역성비누액, 양성계면활성제

3) 소독제와 방부제 사용 시 주의사항

인체에 독성이 적고 사용 시 자극이 적어야 하며, 지속력과 상처 회복 시 영향을 받지 않아야 한다.

Quiz

1. 100℃ 이상의 열탕에서 소독이나 살균을 하는 방법으로 도구들을 소독할 때 사용되는 소독법은?

① 유통증기소독법 ② 건열멸균법
③ 자비소독법 ④ 건열소독법
⑤ 아놀드증기소독법

정답: 3
해설: 자비소독법은 100°C 이상의 열탕 가열 후 15~20분 정도의 시간과 물체를 물에 완전히 잠겨야 소독 효과를 볼 수 있다.

2. 미용업장에서 사용이 많으며, 상처 소독과 손 소독에 쉽게 사용되는 소독제는?

① 차이염소산나트륨 ② 포름알데히드
③ 크레졸 ④ 알코올
⑤ 포르말린

정답: 4
해설: 알코올은 상처 소독과 손 소독에 쉽게 사용되며, 화장품, 제품 등에 많이 이용된다.

3. 가정용 표백제로 알려진 '락스'의 성분으로 강한 살균력과 표백 효과가 있으며 값이 저렴하다. 이 화학소독제는?

① 자비소독법 ② 포르말린
③ 크레졸 ④ 포름알데히드
⑤ 차이염소산나트륨

정답: 5
해설: 차이염소산나트륨은 강한 자극과 의류 퇴색, 냄새가 심한 것이 단점이지만, 사용이 편리하여 가정에서도 쉽게 사용되는 장점이 있다.

인천광역시 미용실 · 헬스장 실내 공기질 조사 착수
미세먼지 · 일산화탄소 · 휘발성유기화합물(VOCs) 등 10개 항목

인천광역시 보건환경연구원은 실내공기질관리법 미규제 대상인 미용실, 소규모 실내 운동시설 등을 대상으로 이달 말부터 오는 9월까지 실내 공기질 실태조사를 한다고 밝혔다.

이번 조사는 염색제 등 각종 화학제품을 사용하는 미용실과 호흡기 질환에 취약한 어르신들이 주로 작업하는 노인인력개발센터 내 공동작업장, 헬스장 등 소규모 실내운동시설을 대상으로 진행된다.

조사 항목은 총 10종으로 미세먼지(PM10), 폼알데하이드, 이산화탄소, 일산화탄소, 총부유세균 등 실내공기질 유지기준 5종과 휘발성유기화합물(VOCs) 5종이다. 시는 정밀검사 결과를 바탕으로 현장의 문제점을 파악하고 개선 방안을 마련할 방침이다.

그동안 시 보건환경연구원은 실내공기질 관리가 상대적으로 소홀한 법적 비대상시설인 소규모 어린이집, 노인복지시설, 어린이문화시설, 지역아동센터 등을 대상으로 지속적으로 실내공기질 무료 측정 서비스를 해왔다.

또 인천시는 다중이용시설의 실내공기질 관리를 강화하기 위해 현행 '실내공기질관리법'에서 정한 기준보다 엄격한 자체 기준을 제정(인천시 다중이용시설 실내공기질 관리에 관한 조례), 오는 9월 시행을 앞두고 있다.

출처: 화장품 신문 뷰티누리, 김재련 기자 (2018-02-22)
http://www.beautynury.com//m/news/view/80513/cat/0)

기사를 읽고 생각해 봅시다.

CHAPTER 6

미용 소독과 실내환경 위생관리

학습목표

- 미용 소독관리 실전 이해
- 미용 실내환경 위생관리 적용

CHAPTER 6. 미용 소독과 실내환경 위생관리

6-1 미용(일반) 소독과 실내환경 위생관리

1) 미용(일반) 기기와 도구 소독

(1) 개요

다양한 이 · 미용 기기와 도구 사용은 여러 고객에게 사용되는 것으로 병원성 미생물에 노출되어 오염될 확률이 높으며, 이로 인한 감염률 또한 높게 나타난다. 그러므로 각종 기기와 기구 소독은 매우 중요하며 현장에서 지켜야 할 의무이다. 다음은 각 나라별로 이 · 미용 소독의 매뉴얼을 살펴보도록 하자!

① 우리나라의 위생 매뉴얼(도구)

우리나라에서의 미용 도구 소독 규정에서는 물리·화학적 방법을 제시하고 있다. 소독을 한 기구와 소독을 하지 아니한 기구로 분리하여 보관하고 헤어 도구는 소독 전에 브러시 및 솔을 이용해 머리카락 등의 오염물질을 제거한 후, 소독액이 묻은 천, 거즈를 이용하여 표면을 닦아낸다. 단, 1회용 면도날은 손님 1인에 한하여 사용하여야 한다.

혈·체액이 묻은 기구는 소독 전에 흐르는 물에 씻어 혈·체액을 제거한 후 소독액이 묻은 일회용 천, 거즈를 이용하여 표면을 닦아 물기를 제거한다. 단, 혈액이 묻은 타올, 도포류는 폐기하여야 한다.

고객에게 세탁된 타올 및 도포류를 제공하며, 한번 사용한 타올과 도포류는 구별된 용기에 담아 보관하고 세탁한다. 다양한 화학제품이 묻은 타올이 다른 타올에 오염되는 것을 방지할 수 있다. 사용한 타올과 도포류는 세제로 세탁한 후 건열 멸균 소독·증기 소독·열탕 소독 중 한 방법을 진행한 후 건조하거나, 0.1% 차아염소산나트륨용(유효염소농도 1000ppm)에 10분간 담가둔 후 세탁하여 건조한다. 스팀 타올은 사용 전 80℃ 이상의 온도에서 보관하고, 사용 시 적당히 식힌 후 사용하고 사용 후에는 타올 및 도포류와 동일한 방법으로 소독한다.

가. 공중위생관리법 준수사항 1

준수사항 시행규칙 제5조 관련 (개정 2008. 3. 30)
① 자외선 소독: 1㎠당 85㎼ 이상의 자외선을 20분 이상 쬐어 준다.
② 건열멸균 소독: 섭씨 100℃ 이상의 건조한 열에 20분이상 쐬어 준다.
③ 증기 소독: 섭씨 100℃ 이상의 습한 열에 20분 이상 쐬어 준다.
④ 열탕 소독: 섭씨 100℃ 이상의 물속에 10분 이상 끓여 준다.
⑤ 석탄산수 소독: 석탄산수(석탄산 3%, 물 97%의 수용액을 말한다)에 10분 이상 담가 둔다.
⑥ 크레졸 소독: 크레졸수(크레졸 3%, 물 97%의 수용액을 말한다)에 10분 이상 담가 둔다.
⑦ 에탄올 소독: 에탄올수용액(에탄올이 70%인 수용액울 말한다. 이하 이호에서 같다)에 10분 이상 담구거나 에탄올 수용액을 머금은 면 또는 거즈로 기구의 표면을 닦아 준다.

나. 공중위생관리법 준수사항 2

기구명	위험도	소독 방법
가위 바리캉 · 클리퍼 푸셔 빗	피부 감염 및 혈액으로 인한바이러스 전파 우려	① 표면에 붙은 이물질과 머리카락 등을 제거한다. ② 위생티슈 또는 소독액이 묻은 천이나 거즈로 날을 중심으로 표면을 닦는다. ③ 마른 천, 거즈를 사용하여 물기를 제거한다.
토우세퍼레이터 라텍스 퍼프 해면	감염 매체의 전달이나 자체 감염 우려	① 천을 이용하여 표면의 이물질을 닦아낸다. ② 세척 후 소독액에 10분 이상 담근 후 흐르는 물에 헹구고 물기를 제거한다. ③ 자외선 소독 후 별도의 용기에 보관한다.

브러시(화장 · 분장용)	감염 매체의 전달이나 자체 감염 우려	① 표면의 이물질을 제거한다. ② 세척제를 사용하여 세척한다. ③ 자외선 소독 후 별도의 용기에 보관한다.

② 호주 위생 매뉴얼(도구)

호주의 이 · 미용사의 도구 세척과 오염 제거 의무와 일반적 세척과 소독에 대해 상세히 제시되어 있으며, 세척과 오염 제거를 하기 위해서는 다음 요구 절차를 반드시 따라야 하며 소독과정은 다음과 같다.

물에 완전히 담근 도구(핀셋, 솔, 빗 등)는 반드시 수중 세척 방식을 사용하여 세척하고, 물에 완전히 담그지 않는 도구(가위, 클리퍼 등)는 비 수중 세척 방식으로 사용하며, 혈액과 체액으로 오염된 도구는 세척 후 소독제를 사용한다.

이 규칙에 따라서 도구는 이전의 세척 과정을 하지 않거나 젖은 상태로 살균제에 넣거나 보관 할 수 없으며, 자외선(UV) 캐비넷은 이 규칙에 따라 세척된 도구들 보관 장소로만 쓰여야 하고, 이 · 미용사는 손님이 떠난 후, 반드시 손님에게 사용한 오염된 종이수건(1회용 페이퍼)을 폐기한다.

세척 후 재사용 할 수 있는 수건(수건, 목 보호대, 이와 유사한 물건 등)은 면도용으로 깨끗한 물 사용과 면도용 비누는 물비누, 면도용 크림과 파우더만 사용하며, 손님에게 회전식 빗은 사용 금지하고 손님의 피부에 스펀지. 파우더 펌프 등 사각형 모양은 금지한다.

③ 미국 위생 매뉴얼(도구)

미국의 이 · 미용실에는 소독실 및 소독 용기를 갖추며, 습식 소독 용기는 기구가 완전히 담길 수 있도록 갖추고 소독액의 오염을 막기 위해 덮개가 있어야 한다. 소독용액은 미국 환경보호청에 등록된 것으로 결핵멸균성을 가진 소독제를 사용한다.

소독 방법은 다음과 같은 과정과 같다.

소독할 물건 모발, 이물질 등 제거 후 뜨거운 물과 비누로 깨끗하게 닦은 다음 맑은 물로 충분히 헹군다. 종이타월로 꼼꼼히 말리고 용액에 기구 완전히 담군 후

기구를 헹구며 종이수건으로 꼼꼼히 건조 시킨다.

소독된 기구는 건조 보관함이나 밀폐용기에 넣어 보관하고, 충전 가능한 전자도구는 밀폐되지 않은 청결한 곳에 보관한다. 전자도구 모발 제거는 칼날 아래의 모발 분진과 이물질을 제거하고 칼날을 10분 정도 미국 환경보호청에 등록된 결핵멸균살성을 가진 용액을 사용하여 소독한다.

클리퍼 칼날 제거가 안 될 경우는 제조사에 지시에 따른 미국 환경보호청에 등록된 결핵 멸균 살성을 가진 용액을 스프레이나 폼 형태의 소독제를 사용한다.

④ 일본 위생 매뉴얼(도구)

소독한 기구는 사용하는 것과 구분하여 청결히 보관하며, 모발과 이물질이 붙지 않도록 하여야 한다. 세척된 도구들은 자외선(UV) 보관함에 보관한다. 피부에 접하는 기구의 소독은 다음과 같다.

- 자외선 조사 20분 이상
- 끓기 시작한 후 2분 이상 끓일 것
- 80℃ 이상의 증기에 10분 이상 쪼일 것
- 에탄올수용액(76.9~81.4%)에 10분 이상 담그거나 에탄올 솜으로 닦을 것
- 차이염소산나트륨수용액에 10분 이상 담글 것
- 역성비누수용액에 10분 이상 담글 것
- 양성계면활성제수용액(0.1%)에 10분 이상 담글 것
- 면도칼, 가위, 빗 등은 손님마다 소독 및 세척하여 사용할 것

⋆ 특히 면도기는 칼날이 긴 재래식 면도기 사용 금지
(1회용 면도기 1인 1회 사용 후 반드시‘날카로운 것’을 따로 분리하여 사용)

⋆ 일반 면도기는 매번 사용 후 반드시 아래와 같이 처리
면도기 해체 → 면도날은 준수한 날카로운 것을 담는 용기에 처리
→ 면도기 몸체 따뜻한 물에 여러 번 헹굼 → 뜨거운 물에 헹굼(최저 75℃)
→ 철저히 건조 → 알코올(70%)로 닦음 → 건조 보관

- 천류는 청결히 유지하고 손님마다 교환(타올, 넥 페이퍼 등)
- 청결한 작업복(오염이 쉽게 보이는 밝은색), 마스크 등을 착용할 것

(2) 미용(일반) 기기 소독법

기기를 닦는 전용 물수건, 건조 수건, 물티슈, 부직포 등 따로 분류하여 깨끗하게 사용하여야 한다. 특히 재사용 수건은 꼭 청결하게 세척하여 따로 보관하여 사용한다.

① 열처리기(전기스팀)

열처리기는 펌, 염색 등 기기에 약제가 묻지 않도록 주의하며, 묻은 약제는 즉시 물티슈, 물수건으로 닦아준다. 평소 청소 시에는 전원을 끈 상태에서 스위치 등 작은 홈은 면봉을 사용하고, 기기 본체와 전선을 물수건으로 닦아준다.

② 드라이기

자주 사용하는 드라이기는 모터 부분에 먼지가 쌓이게 되어 고장의 원인이 되며, 먼지가 호흡기로 유입될 수 있어 솔로 먼지 제거를 하여야 한다. 또한 드라이 필터는 세제로 깨끗하게 세척하고 건조시킨 후 알코올 또는 자외선 소독기(램프) 35분 이상, 자외선 소독기(LED)는 5분 이상 소독한다.

③ 롤러 볼

필터 역할을 하는 망 사이에 먼지가 끼지 않도록 물티슈, 물수건, 면봉을 이용하여 자주 닦아 준다. 또한 바닥의 바퀴에 머리카락과 이물질 때문에 옮기는 중에 다칠 수 있다. 오염물질을 잘 제거해야 위험을 예방할 수 있다.

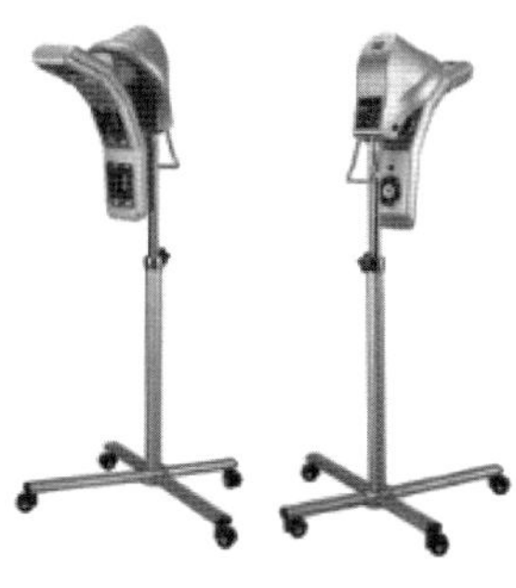

출처: (주) 아시아 전자 롤러 볼

④ 샴푸대

샴푸대는 다양한 미용 작업에 따른 화학약품 사용으로 염색·파마 등 샴푸 시 오염될 확률이 높다. 특히 염색은 착색이 잘 되기 때문에 기구에 얼룩이 남길 수 있어 주의하여야 한다. 고객 샴푸 후 물수건을 이용하여 샴푸 도기와 의자를 닦는다. 또한 개수구에 소독제를 사용하여 세균 번식을 막고 하수구가 막히지 않도록 하여야 한다. 특히 모발이 긴 고객은 샴푸할 때 개수구 철조망에 머리카락이 들어가지 않도록 주의하며 샴푸하여야 한다.

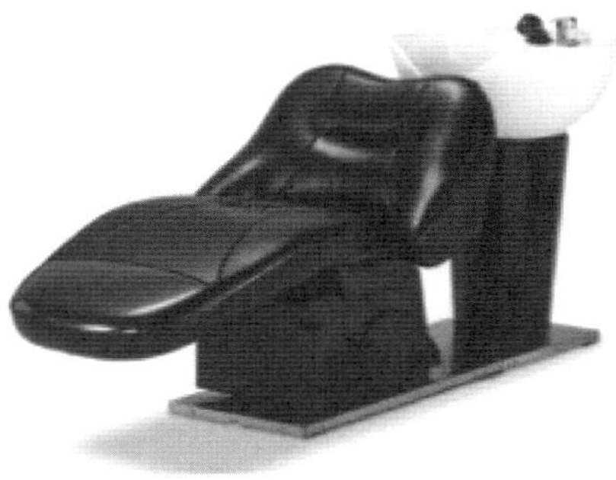

⑤ 미스트

물통에 물을 담아 사용하는 스팀을 이용해 헤어 트리트먼트, 두피 관리 등 미용 작업 시 사용하는 기기이다. 물통을 자주 청소해 주며, 스팀이 나오는 입구를 면봉 등을 이용하고, 호스는 따로 분리하여 깨끗하게 세척과 소독을 한다. 특히 미스트는 습한 환경에 있는 기기로 세균이 증식하기 좋은 환경이므로 더욱더 청결에 유의하여야 한다. 기기 중 자외선(UV) 센서가 내장되어 있으면 세척 후 자외선(UV)을 사용하는 것도 한 방법이다.

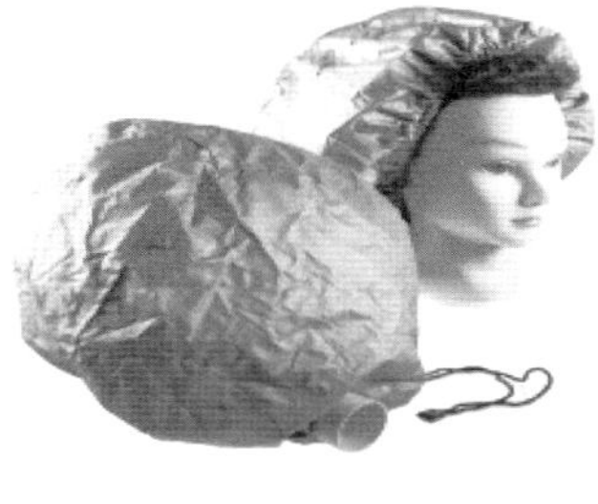

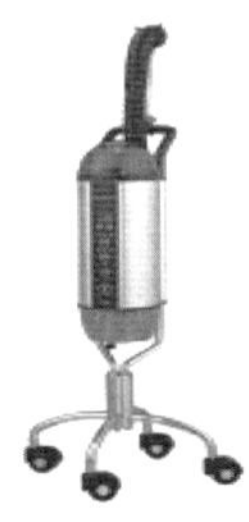

출처: 아시어 전자

⑥ 세팅기

세팅기 본체는 물수건 등을 이용하여 청소하며, 세팅기 전용 롯드는 물에 담그면 고장의 원인이 되므로 주의한다. 물수건, 거즈 등으로 오염을 제거한다. 롯드 연결용 전선은 물수건으로 닦고, 전선이 꺾여 피복이 벗겨져 합선되지 않도록 주의한다.

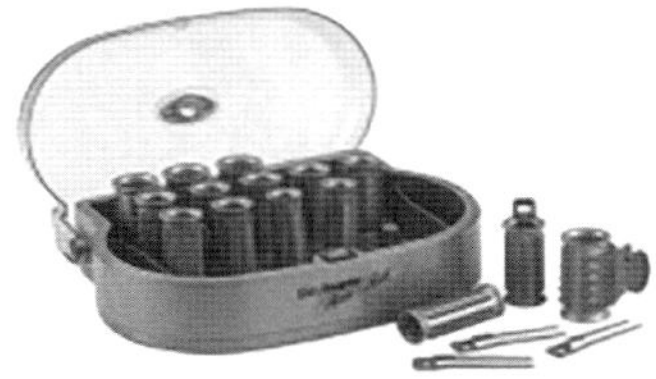

출처: 에스뷰티

⑦ 직펌용 세팅기

세팅기 본체 안의 사이사이에 이물질을 제거하고 손에 화상을 입지 않도록 코드를 뺀 후 청소한다. 또한 직펌용 롯드는 깨끗하게 물수건이나 마른 수건 등을 이용하거나 물 세척이 가능한 롯드는 세척 한 후 건조시킨다. 롯드 구멍에 수분을 제거하지 않으면 고객의 두피와 얼굴에 화상을 입을 수 있으므로 반드시 잘 건조한 후 사용하여야 안전하다.

⑧ 두피 진단기

두피 진단기 본체는 물수건 등을 이용하여 닦고, 렌즈와 두피에 접촉하는 부위는 알코올을 솜에 묻혀 소독한다.

⑨ 전기 클리퍼

클리퍼에서 나오는 모발 분진는 각종 병원성 미생물과 대장균이 검출되었다. 1인 사용 전·후로 소독을 철저히 하여야 한다. 클리퍼 본체는 브러시를 이용해 머리카락을 제거한 후 물수건과 마른 수건으로 닦아 오염물질을 제거한다. 오염 제거 후 자외선(UV) 소독기를 사용하거나 알코올을 솜에 묻혀 소독한다. 또한 클리퍼 날은 분리한 후 안에 브러시를 이용하여 머리카락 제거 후 알코올로 충분히 담궈 소독하는 것을 권장하지만, 날이 분리가 안 될 경우는 소독 분무 및 알코올 거즈를 사용하여 충분히 소독하여야 한다. 이 외에 자외선(UV) 소독기가 있으며, 소독한 후 클리퍼 날을 보호하기 위해 클리퍼 전용 오일을 사용한다.

(3) 미용(일반) 도구 소독법

① 가위

가위는 가위 전용 천을 이용하여 머리카락 등 이물질을 제거한 후 소독한다. 자비소독(煮沸消毒) 이용 시 가위 날을 보호하기 위해 헝겊으로 감싼 후 소독하는 것이 좋으며, 1% 탄산나트륨을 사용해 살균작용을 극대화한다. 알코올 이용 시 솜으로 닦거나 20분간 담근 후 마른 수건으로 닦아 소독한다. 고압 증기 멸균기를 사용할 때는 소독포에 싸서 소독한 후에 가위 전용 오일로 가위 날을 닦아 보관한다.

② 면도날

사용한 면도날은 1회용으로 사용 후 분리하여 다치지 않도록 천, 신문지 등으로 감싸서 버리고 면도날 본체는 석탄산수, 크레졸, 알코올을 이용하여 솜에 묻혀 소독한다. 면도날이 분리가 안 되면 알코올에 솜과 면봉을 이용하여 소독하거나 자외선 (UV) 소독기를 이용하여 20분 이상 소독한다. 하지만 소독의 기준은 있으나 분리되지 않는 면도날은 재사용하지 않는 것이 좋다.

③ 빗

다양한 빗의 종류로 소독하는 시간을 빗 모양과 빗 사이의 간격에 따라 달리하여야 제대로 소독할 수 있다. 빗은 소독 전에 오염물질을 제거한 후 세제를 이용하여 세척 후 알코올과 자외선(UV) 소독기를 이용하여 35분 이상 소독한다. 또한 빗의 재질에 따라 크레졸수, 석탄산수를 이용하여 소독을 할 수 있지만, 자극적인 냄새가 남기 때문에 주의한다.

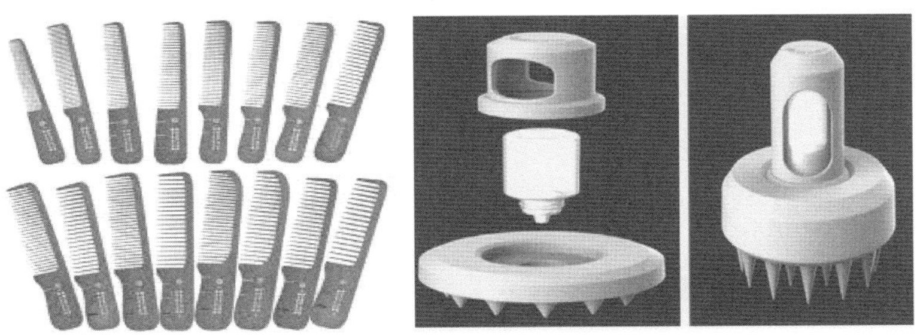

출처: a. Dcbeautymart. Com b. 뷰끌레르 제공

④ 트레이

미용 도구 등을 보관하는 것으로 이동하기 편리한 것을 선택하는 것이 중요하며, 물수건 등을 이용하여 주기적으로 깨끗하게 청소하여야 한다.

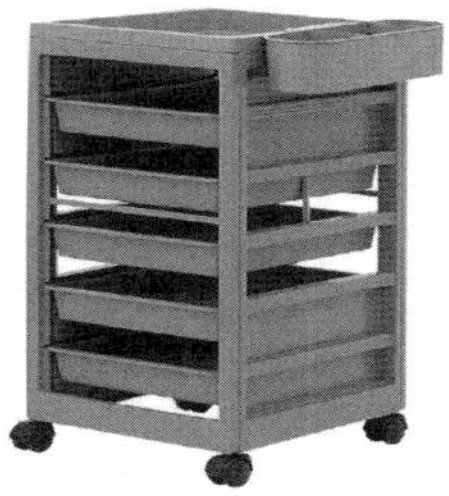

⑤ 분무기

분무기를 사용 후에 세척하고 잘 마를 수 있도록 건조해 세균에 오염되는 것을 미리 예방하여야 한다. 특히 분무기 바닥에 물때가 생기지 않도록 솔을 이용하여 세척 한다.

⑥ 펌 전용 엔드페이퍼

엔드페이퍼는 세균이 번식하기 좋아 1회용으로 사용하는 것이 좋다. 하지만 많은 폐기물이 발생하기 때문에 다양한 기능성 제품이 개발되고 있다. 재사용하는 엔드페이퍼는 뜨거운 물(최소 75℃)로 오염을 제거하고 세제를 사용하여 세척 후 완전히 건조해 사용하여야 한다.

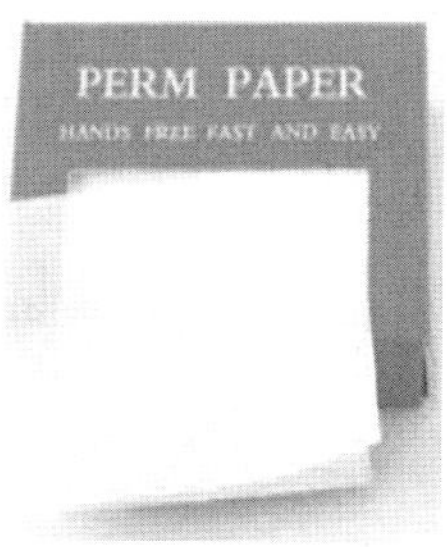

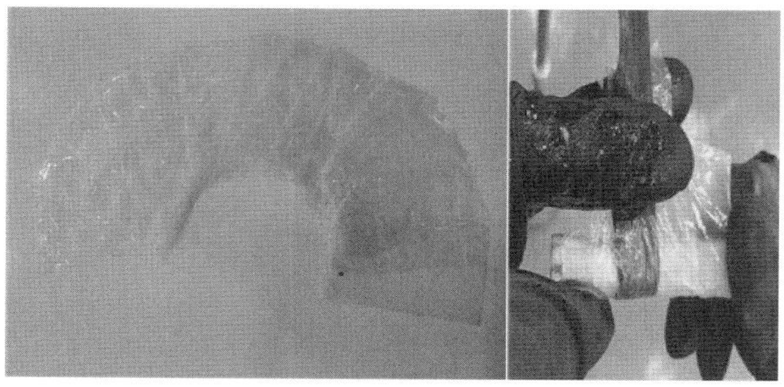

출처: a. hairnmi.co.kr b. 뷰티에이아 제공

⑦ 장갑

이 · 미용실과 고객을 접객할 때 장갑은 필수이다. 가장 많은 시간을 피부 접촉와 접촉하기 때문에 1회용을 사용하길 권장한다. 재사용 장갑은 다른 사람과 같이 사용하면 세균과 접촉성 피부염 등에 감염될 수 있어 단독으로 사용하는 것이 좋다. 재사용 장갑은 오염물질을 제거한 후에 세제로 세척하고 건조한 후 자외선(UV) 소독기를 이용하여 30분 이상 소독한다.

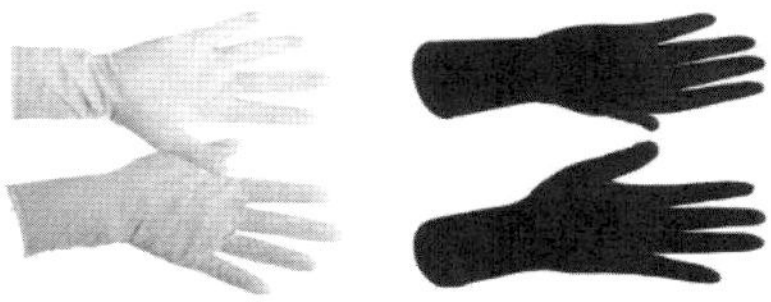

⑧ 스폰지

모발 분진 등을 털어내는 스폰지는 고객의 얼굴에 직접 접촉하는 것으로 항균 처리된 1회용 스폰지를 사용하거나 솜을 둥근 모양으로 만들어 사용하면 각종 피부염 등 미리 예방할 수 있다. 특히 스폰지의 뾰족한 부분은 위험하므로 눈 등에 닿지 않도록 주의하여야 한다.

⑨ 롯드

롯드는 자주 사용하는 것과 사용하지 않은 롯드를 분리하여 보관한다.

세제로 깨끗하게 세척한 후 건조시킨다. 크레졸수, 석탄산수, 자외선(UV) 소독기를 이용하여 20분 이상 소독한다.

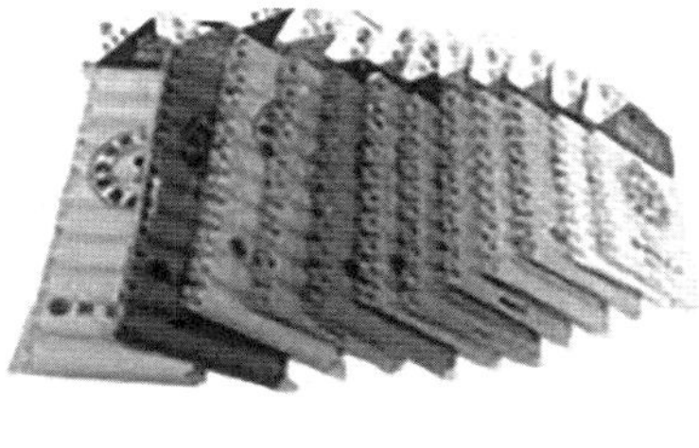

⑩ 미용용 위생보

커트, 펌, 염색, 코팅, 샴푸 시술 시에 사용되는 위생보는 바닥에 머리카락과 시술용 약품이 바닥에 떨어지지 않게 사용하는 미용 전용 위생보이다. 염색용은 오염제거 후 마른 수건이나 물수건으로 닦거나 물 세척한다.

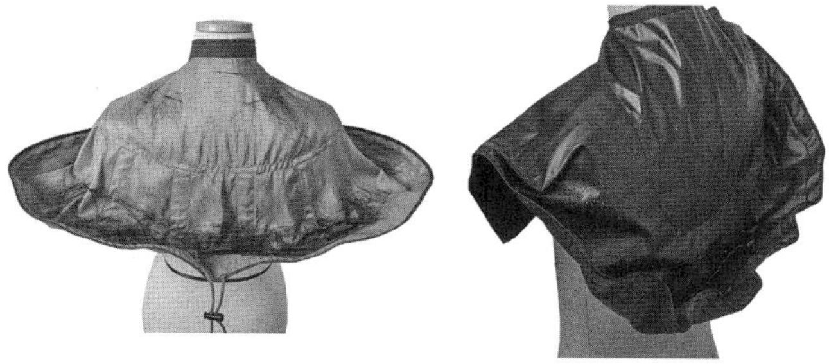

출처: 뷰티에이아

⑪ 미용 가운

미용 가운은 1990년대 주식회사 와이디 해조의 '요들' 브랜드를 통해 최초로 종합 카달로그를 발행하여 미용실에 알리는 계기가 되었다. 커트, 샴푸, 펌, 염색 등 작업 시 입는 가운은 1인 1가운을 사용하는 것이 위생적이며, 사용한 가운은 주머니(귀중품, 휴지 등)를 확인한 후에 세탁하여 잘 건조시킨다. 특히 가운 끈이 풀어진 체 고객이 걷다가 넘어질 수 있어 끈을 잘 묶어 주어야 한다.

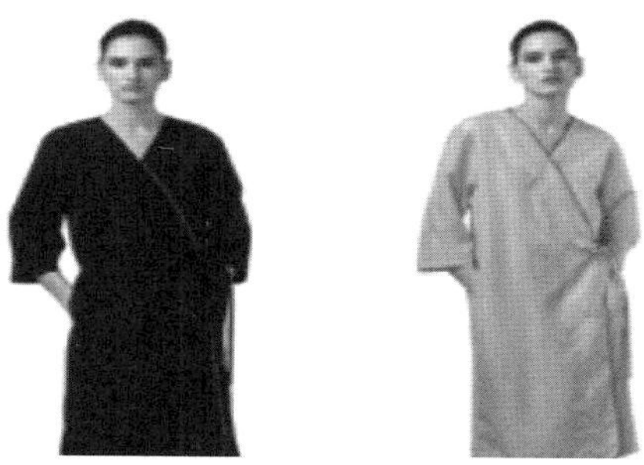

출처: http://www.yodelgown.co.kr/shop/list.php?ca_id=1010

⑫ 수건

사용된 수건은 세제로 세탁한 후에 자비소독, 건열멸균소독, 증기소독, 열탕소독을 한 후에 건조하거나 0.1% 차아염소산나트륨용액에 10분 이상 담근 후에 세탁하여 건조시킨다. 또한 넥 페이퍼는 커트 시 목을 보호하는 1회용 커버이며, 수건 대용으로 사용된 페이퍼는 1회용으로 폐기하여야 한다.

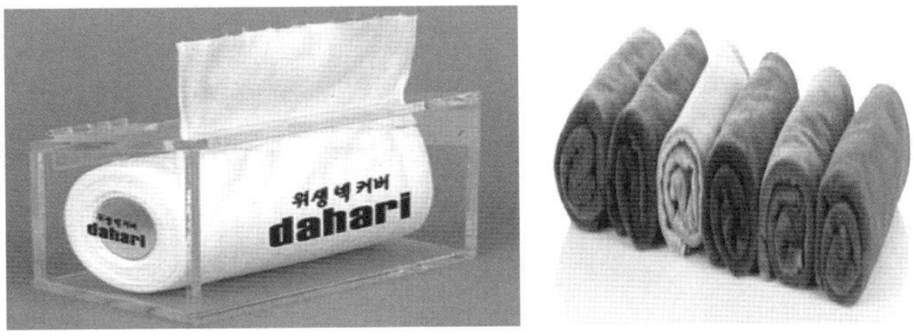

출처: http://www.ibeautyplus.com/index.html

⑬ 연습용 가발

가발을 사용 후에 덜 건조하여 보관하면, 악취와 세균 증식되어 오염된다. 그러므로 세제로 세척 후 잘 건조시켜 보관하여야 한다.

⑭ 비닐캡

펌이나 코팅 등 작업 시 사용되는 비닐캡과 랩은 1회용으로 사용한다. 재사용 시 습진과 같은 피부병을 일으키며, 약액이 다른 사람에게 묻을 수 있어 위생적으로 사용하여야 한다.

⑮ 펌 전용 헤어밴드

펌 작업 시 펌제로 부터 얼굴을 보호하는 용도로 사용되며 사용 시 이마, 귀, 목에 흐르지 않도록 주의하여야 한다. 세척 시에 손세탁을 권하며, 세탁기 사용 시에는 벨크로(찍찍이) 부분을 붙여 돌돌 말아 세탁망에 넣어 사용해야 다른 세탁물을 보호하고 오염을 방지할 수 있다.

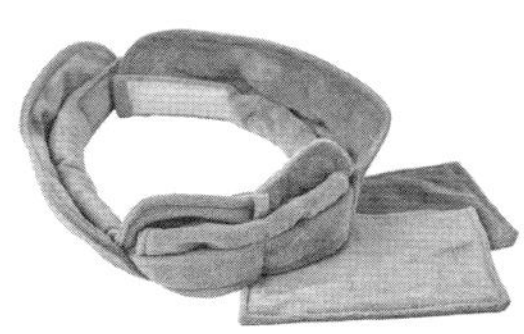

출처 :뷰티에이아 제공

⑯ 얼굴 앞가리개

얼굴 앞가리개는 스프레이 전용과 커트 전용 가리개가 있다. 스프레이 전용은 이물질을 잘 제거하여 수건 및 물 세척을 한 후에 알코올 거즈로 가볍게 닦는다. 커트용은 직접 피부에 붙여 장시간 사용함으로 재사용을 하지 말아야 하며 1회용으로 사용한다.

2) 미용(일반) 실내환경 위생관리

(1) 개요

이 · 미용실의 실내를 위생적으로 관리하여 세균과 질병으로부터 미리 예방하고 보호하여야 한다. 통계청에 의하면 미용업의 종사자는 약 16만 명으로 다양한 화학약품과 물리적인 유해요인(危害要因)에 노출되어 있어 위생적인 실내환경은 매우 중요하다. 특히 실내 인테리어는 친환경적인 건축자재를 사용하여 유해물질로부터 보호하고 건축자재가 오래되어 미세한 분진이 날리거나 오래된 건축물로 석면 자재가 있는지 체크해야 한다.

실내 공기 중 오염되는 원인 중 일산화탄소, 이산화탄소, 암모니아, 이산화질소에 의한 것이다. 미세먼지, 인공적인 향료, 냉난방 시설, 드라이와 미용기기에서 품어져 나오는 각종 유해물질과 눈에 보이지 않는 모발 분진이 공기에 떠다니며, 호흡기를 통해 인체에 악영향을 줄 수 있다. 따라서 위생적인 실내환경을 조성하고 환기를 잘 시키고, 여름에는 ±27℃, 겨울에는 ±19℃로 실내의 온도와 습도를 적절하게 하여 유지하여 쾌적한 환경을 만들 수 있다.

① 우리나라 위생관리 매뉴얼

미용업소는 독립된 장소이거나 공중위생영업 외의 용도로 사용되는 시설은 분리하고, 고객에게 건강상 위해요인(危害要因)이 발생하지 않도록 영업 관련 시설 및 설비를 위생적이고 안전하게 관리하여야 한다. 위생의 의무사항은 최적한 위생관리 서비스를 제공하며, 감염병 환자는 출입을 금지하고 건전한 영업 질서를 유지하여야 한다.

미용업소에 애완견이 다른 고객에게 피해가 되지 않도록 주의한다. 애완견을 보관하는 장소가 따로 배치되어 있다면 소독을 철저히 하여 청결하게 유지하여야 한다. 호주(남호주)의 미용 공중보건 실무지침서에는 미용업 종사자에게 동물을 출입하지 못하도록 권고하고 있으며, 금연과 함께 머릿니를 가진 고객에게 서비스를 거절할 수 있다. 우리나라에서도 보다 위생적으로 관리하기 위해 매년 영업자에게 위생 교육을 하고 있다. 이 교육은 의무사항이며, 받지 않으면 2020년부터 과태료 60만 원를 부과한다(법 제17조 제1항). 2019년 이전보다 3배가 많은 과태료는 그만큼 위생 교육의 중요성을 반영한 것이다. 또한 미용업소 안의 조명도는 75럭스 이상이 되도록 유지하며, 실내환경을 쾌적하고 편안하게 유지하여야 한다.

② 일본 위생관리 매뉴얼

다음은 일본의 위생관리 매뉴얼 내용 중 환기와 위생에 관한 내용이다.

a. 환기

펌, 염색 등의 시술 시 작업은 환기가 잘 되는 곳이나 환기 시설을 잘 갖추어야함.

냉, 난방 공기 조절장치는 오염된 공기를 제거보다는 희석되며, 공기 중에 존재하는 오염물질을 순환시킴.

가능하면, 국부배기장치도 설치할 것을 권장함.

환기가 어려운 경우 공기청정기를 24시간 가동함.

b. 위생

벽, 바닥, 마루깔개, 부속품, 가구, 도구들은 반드시 청결해야 하며, 손질이 잘 되어 있어야 함.

업소 환경은 늘 청결을 유지하여, 청소 시 실내에 먼지를 일으키는 진공청소기 사용을 자제하고 물걸레 청소를 통해 공기 중에 있는 부유 먼지를 제거함.

시설 내 기구 등에 정기적인 스팀 청소가 필요함.

벽과 천장에 설치되어 있는 전기제품 등 손에 닿지 않거나 눈에 띄지 않는 보관함 등은 누적된 먼지를 주기적으로 청소하여야 함

(2) 이 · 미용실 환경 위생관리 매뉴얼

① 출입구를 청결하게 하고 특히 사람의 손이 닿는 문에는 자주 소독한다.

② 미용실의 환기(공기청정기 등)를 주기적으로 하여 드라이, 화학약품 냄새 등을 없애준다.

③ 고객 대기실에 손 소독기를 설치해서 수시로 소독할 수 있도록 한다.

④ 고객이 이용하는 의자와 가구 등을 물 세척과 소독을 한다.

⑤ 화학용액이 들어있는 살균 용기는 자주 교환한다.

⑥ 자외선(UV) 소독기 속에 소독된 미용도구들을 보관하도록 한다.

⑦ 고객이 사용한 다양한 물건(책, 충전기, 머그컵 등)은 세척, 소독한다.

⑧ 경대의 거울은 깨끗하게 닦아 얼룩이 남아 있지 않도록 한다.

⑨ 고객이 사용한 수건 등은 따로 분리하여 보관한다.

⑩ 혈액이나 체액이 묻은 물건은 멸균하거나 폐기한다.

⑪ 진공청소기를 사용 시 먼지가 날릴 수 있어 영업시간 전·후에 사용한다.

⑫ 바닥과 벽 등을 물 청소를 매일 하여 먼지를 제거한다.

⑬ 냉, 온수를 사용할 수 있는 정수기 등을 공급하여 깨끗한 식수와 커피, 음료를 제공하고 어린이 등 온수에 화상 입지 않게 안전장치가 되어 있는지 확인한다.

⑭ 정수기 필터, 커피포트 필터 등 정기적인 관리와 1회용 컵을 배치하고 머그컵 등을 사용 시 자외선(UV) 소독기를 사용하여 소독한다.

⑮ 건물 내에 쥐, 파리, 바퀴벌레 등이 없도록 해충 소독을 하여야 한다.

⑯ 화장실의 환기가 잘되어 악취를 예방하고 수시로 변기 등 청소하여 청결하게 유지하며, 방향제, 종이수건, 물비누, 휴지, 손 소독제 등을 체크한다.

⑰ 쓰레기통을 수시로 비우고 뚜껑이 있는 쓰레기통을 사용한다.

⑱ 조명, 환기시설, 채광이 충분한지 확인하여 고객과 종사자가 편안한 환경을 유지하도록 한다.

⑲ 고객이 피부 질환 등 의심스러울 때는 바로 즉시 소독하고 멸균하며, 특히 면역력이 약한 고객에게는 청결과 소독에 철저히 준비한다.

⑳ 이외에 모든 위생적인 영업은 공중위생관리법에 나온 규정을 지켜야 한다..

Learning Point

1. 미용(일반) 소독과 실내환경 위생관리

1) 미용(일반) 기기와 도구 소독

(1) 개요

이 · 미용 기기와 도구 사용은 여러 고객에게 사용되는 것으로 병원성 미생물에 노출되어 오염될 확률과 감염률이 높음

(2) 미용(일반) 기기

기기를 닦는 전용 물수건, 건조 수건, 물티슈, 부직포 등 따로 분류하여 깨끗하게 사용
재사용 수건은 꼭 청결하게 세척하여 따로 보관하여 사용

2) 미용(일반) 실내환경 위생관리

(1) 개요

실내 공기 중 오염되는 원인 중 일산화탄소, 이산화탄소, 암모니아, 이산화질소에 의한 것
위생적인 실내환경을 조성하고 환기가 잘 되도록 하여야 하며, 여름에는 ±27°C, 겨울에는 ±19°C로 실내의 온도와 습도를 적절하게 하여 유지

(2) 이 · 미용실 환경 위생관리 매뉴얼

Quiz

1. 미국 위생 매뉴얼에서 도구를 소독할 때 환경보호청에 등록된 (　　)을 가지고 있는 소독제를 사용한다.( )에 알맞은 것은?

① 진균멸균성
② 결핵멸균성
③ 피부소독성
④ 피부멸균성
⑤ 진균소독성

정답: 2
해설: 소독용액은 미국 환경보호청에 등록된 것으로 결핵멸균성을 가지고 있어야한다.

2. 미용도구 중 1회용으로 사용해야 하는 것은?

① 면도날
② 위생보
③ 가운
④ 수건
⑤ 롯드

정답: 1
해설: 사용한 면도날은 1회용으로 사용 후 분리하여 다치지 않도록 버리고 면도날 본체는 석탄산수, 크레졸, 알코올을 이용하여 솜에 묻혀 소독한다.

3. 자비소독을 이용하여 가위를 소독할 때 살균작용을 높이기 위해 같이 사용되는 것은?

① 1% 크레졸
② 1% 탄산나트륨
③ 70% 알코올
④ 1% 양성계면활성제
⑤ 30% 차이염소산나트륨

정답: 2
해설: 자비소독(날 보호 시 헝겊에 쌓아 사용) 이용 시 1% 탄산나트륨사용으로 살균작용을 극대화시킨다.

6-2 미용(메이크업) 소독과 실내환경 위생관리

1) 미용(메이크업) 도구 소독

(1) 개요

현대의 메이크업은 여성의 미(美)에 매우 중요한 역할을 한다. 한류 열풍으로 전 세계적으로 많은 여성이 한국식 메이크업 테크닉을 배우는 등 유행이 돌고 있다. k-뷰티의 유행만큼 코로나19(COVID-19)로 인해 세계에서 인정한 k-방역 등 위생 관련 모범 사례가 되고 있다. 이에 반해 메이크업 도구에서는 많은 세균이 존재한다.

브러시, 스폰지, 펌프 등 반복 사용과 여러 사람에게 돌려 사용하는 메이크업실의 현장은 더욱더 위험하다. 오염된 도구에 습도가 높은 화장품, 피부의 유분기, 화장품의 오일 성분, 액체, 고체의 공기 중에 날리는 분진 등으로 세균 증식이 활성화되어 피부 트러블이 생겨 염증을 유발하게 된다.

메이크업의 도구들은 얼굴에 직접 닿는 것으로 황색포도상구균, 곰팡이균, 연쇄상 구균 등으로 접촉성 피부염, 눈병, 모낭염, 농가진, 알레르기 등 세균에 의한 질환이 발생한다. 특히 파운데이션을 손으로 직접 펴 바르는 것을 아티스트만의 기법으로 사용되기도 한다. 이는 더욱더 병원성 미생물에 노출되기 쉬우므로 소독된 미용 도구를 사용하거나 손 소독을 충분히 한 뒤에 작업하여야 한다.

오염된 도구들은 버스나 전철 손잡이보다 더 높은 세균이 검출되고 있다. 특히 여름에는 계절 특성상 습한 환경과 온도 상승으로 세균이 증식되기 좋아 위생관리에 더욱 신경을 써야 한다. 메이크업 도구들은 평소에 세척과 소독을 철저히 하여 잘 건조시킨 후 자외선(UV) 소독기에 소독된 미용도구들을 보관하고 도구 사용 전·후로 손 소독과 1인 사용으로 청결하게 유지한다.

(2) 미용(메이크업) 도구 소독법

① 퍼프

쿠션 퍼프는 흔히 사용되는 액체의 화장품으로 많이 사용되며, 제품의 특성상 수분이 퍼프에 남은 상태로 사용하게 되어 유해한 세균이 번식하기 좋은 환경이며 여름에는 더욱더 심해진다.

파우더 퍼프는 미세한 파우더가 남아 있어 공기 중에 날리며 호흡기를 통해 인체에 영향을 미치기 때문에 환기를 잘 시켜야 한다. 또한 세척 시 퍼프 안에 뭉칠 수 있으므로 주의하고 세제를 사용하여 펌프하는 동작으로 살살 씻겨 준다.

* 관리 방법
- 사용 후 퍼프에 남은 잔여물을 티슈에 눌러 닦은 후 보관하여 사용한다.
- 1주일에 한 번 클렌징 오일 사용 후 전용 클렌저, 폼 크린저, 액상 세척제 등에 약 20분 정도 담궈 오염물질을 불린다.
- 퍼프를 미지근한 물에 세척하여 깨끗하게 헹궈 준다.
- 통풍이 잘되는 서늘한 곳에서 말린다.
- 세척한 후 알코올(70% 이상) 소독액에 담가(10분) 두거나 자외선(UV) 소독한 후 건조된 퍼프를 지퍼백, 밀봉된 용기 등을 이용하여 보관한다.

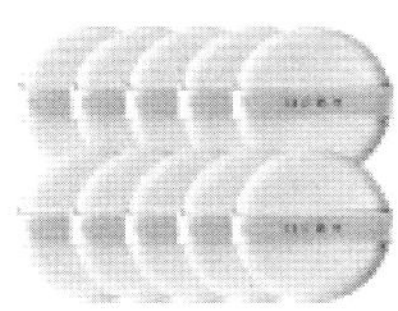

② 스펀지

피부의 피지가 오염된 스펀지에 파운데이션과 함께 뒤섞여 끈적거림에 미세먼지가 달라붙어 세균을 증식시킨다. 1회용으로 사용을 권장하며, 오염물질이 묻은 부위를 잘라서 버린 후 세척하여 알코올(70%) 소독액에 담궈(10분) 두거나 자외선(UV) 소독한 후 밀봉된 용기에 보관하여 사용한다. 또한 여러 번 사용 시 조직이 딱딱해져 스펀지 역할을 못 하므로 사용하지 않는 것이 좋다.

* 관리 방법
- 1주일에 전용 클렌저나 폼 클렌저 등에 20분 정도 담가 오염물질을 불린다.
- 미지근한 물로 세척 후 여러 번 헹구어 준다.

- 스펀지를 마른 종이수건이나, 면수건으로 물기를 제거한다.
- 햇빛에 건조시켜 준다.

③ 아이라이너

아이라이너의 팬슬형은 알코올이나 전용 리무버로 살짝 닦은 후 사용하며, 아이라이너 브러시는 화장품 특성상 붓이 잘 굳어지므로 사용 후 자주 닦아 세척하며, 눈병을 일으킬 수 있으므로 소독을 꼼꼼히 하여야 한다.

④ 립 브러시

립 브러시는 화장품의 특성상 오일 성분이 들어가 있어 브러시 세척 시 잘 지워지지 않기 때문에 꼼꼼히 제거한다. 립 브러시는 화장을 수정할 때 자주 사용하기 때문에 음식물이 묻기도 하며, 감염 시 식중독과 입술염증 등을 유발할 수도 있다.

세정은 전용 클렌저, 폼 크린저, 액상세척제 등을 사용하여 세척해 주고, 1주일에 한 번 미지근한 물을 사용하여 세척한 후에 브러시 모양을 잡아 유지하고, 마른 수건을 이용하여 건조 후 알코올(70%), 자외선(UV) 소독기로 소독한 후 보관한다.

⑤ 브러시

브러시는 소재에 따라 세척 방법을 달리하며, 주 1회에서 한 달에 한 번 정도로 세척한다. 세척 시에는 털 모양을 잘 잡아주어야 오래 사용할 수 있으며, 알코올(70%), 자외선(UV) 소독하고 잘 건조시킨 후 보관한다.

* 관리 방법
- 1주일에 전용 클렌저나 폼 클렌저 등에 5분 정도 담가 오염물질을 불린다.
  (오래 담그면 접착제가 부실해져 털이 빠짐)

- 미지근한 물로 세척 후 흐르는 물에 여러 번 헹궈준다.
- 브러시를 마른 수건, 티슈로 물기를 제거한다.
- 옆으로 눕히거나 털끝이 아래로 향하도록 하면 형태를 유지된다.
- 통풍이 잘되는 그늘에서 건조한다.

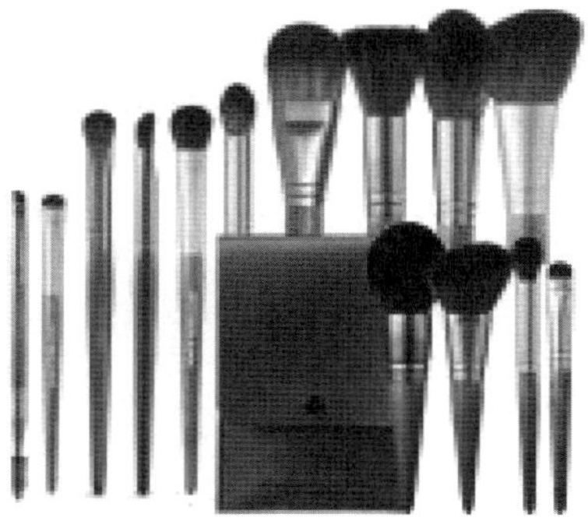

⑥ **파운데이션 전용 브러시**

화장품 특성상 유분과 수분이 함유된 것으로 세균 오염될 확률이 높아 한 번 사용 후 깨끗하게 세척하여 오염물질을 제거하고 소독한 후 통풍이 잘 되는 곳에서 건조한다.

⑦ **속눈썹 뷰러**

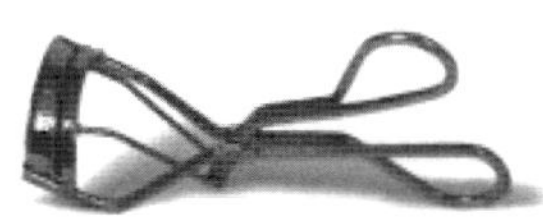

눈 점막에 접촉하는 속눈썹 뷰러 사용 시 고무 패드와 손잡이를 알코올로 솜, 거즈, 면봉 등을 이용해 소독한 후 사용한다. 눈의 각막은 예민하여 알코올로 소독 즉시 바로 사용하면 각막에 손상을 줄 수 있으므로 소독 후 잘 닦아 사용한다.

뷰러·마스카라·아이라이너 등을 통해 다양한 눈병과 심한 경우 실명되는 사례도 있다. 그러므로 꼼꼼한 소독과 세척하여야 세균 번식을 막을 수 있다. 뷰러의 고무 패드는 갈라지거나 손상되면 새로운 패드로 바꾸어서 사용하여야 속눈썹에 무리를 주지 않는다.

⑧ 눈썹 칼 & 눈썹 가위

눈썹 칼과 눈썹 가위는 고객뿐만 아니라 종사자 손에도 상처를 줄 수 있어 조심히 다뤄야 하며, 소독 시 용기에 소독제를 넣어 도구를 담아 소독한다. 또한 폐기 시에는 밀봉하여 잘 처리하여야 한다. 소독 시 알코올(70%), 자외선(UV) 소독하여 잘 건조시킨 후 보관한다.

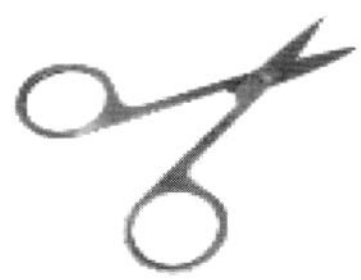

⑨ 터번과 메이크업 밴드

터번과 메이크업 위생보는 1인당 1회 사용한 후에 깨끗하게 세척하여 건조시킨 후 재사용한다. 대부분 고정하는 곳이 찍찍이(벨크로)로 되어 있어 피부에 자극되지 않게 착용한다.

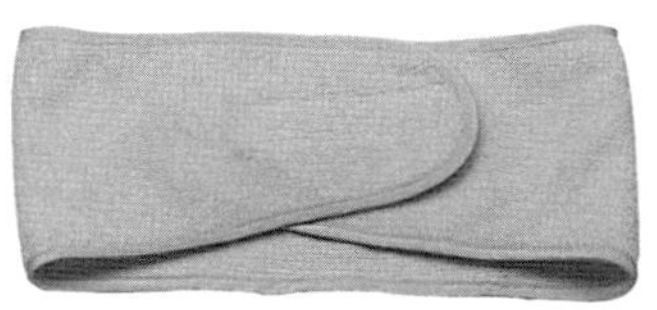

⑩ 메이크업 가운

메이크업의 화장품 특성상 가운에 묻거나 가루 날림 등에 의해 오염될 수 있으므로 1인당 1회 사용한 후에 깨끗하게 세척하여 건조시킨 후 재사용한다.

⑪ 속눈썹 글루

속눈썹 글루는 사람의 피부에 자극적인 유해물질이 종종 발생하는 것으로 눈에 자극적이며 홍반과 함께 통증, 가려움증, 알레르기 반응 등을 유발할 수 있다, 국내에서는 속눈썹 접착제가'일반 생활화학제품'으로 분류되어 있어 안전기준에 미흡할 수 있어 제품선택 시 성분을 꼼꼼히 체크한 후 사용한다.

⑫ 스파튤라 & 속눈썹 핀셋

스파튤라는 손을 대신해서 화장품을 위생적으로 사용하기 위한 도구로 사용 전·후에 (속눈썹 핀셋 포함)이물질을 제거 후 알코올(70%)에 담그거나, 거즈, 솜에 묻혀서 도구 표면을 닦는다. 또는 자외선(UV)소독, 열탕소독을 한 후 밀봉하여 보관 한다.

2) 미용(메이크업) 실내환경 위생관리

현장(메이크업)에서는 출장이 잦으며, 외부에서 하는 경우가 많다. 외부의 환경이 위생적이면 상관없지만, 그렇지 못한 경우가 많아 작업 시 중간에 소독하는 것을 잊지 말아야 한다. 단, 소독 시 소독제가 남은 상태로 작업하면 고객의 피부에 자극이 될 수 있어 마른 수건, 티슈, 면봉을 이용하여 소독 잔류를 없애 준다.

예식장, 미용실 등에서 이루어진 영업으로 도구를 옮겨 사용하거나 일부 업소는 화장품이 오픈 세팅된 체로 밀봉 없이 사용한다. 이때 공기 중에 세균이 노출될 경우 화장품이 오염될 수 있다. 화장품을 사용하지 않을 때는 밀봉시켜 공기와 차단하여 보관한다.

화장품의 특성상 액상과 고체로 되어 있어 이물질과 먼지가 잘 묻고 공기 중에 가루가 날려서 인체 호흡기를 통해 전달될 수 있어 환기와 물청소를 매일 여러 번 실행하여야 한다. 또한 메이크업은 섬세한 작업으로 조명의 밝기를 적당하게 유지해야 종사자의 피로를 줄일 수 있으므로 공중위생관리법에 규정을 잘 따라야 한다.

Learning Point

1. 미용(메이크업) 소독과 실내환경 위생관리

1) 미용(메이크업) 도구 소독

(1) 개요

미용(메이크업) 도구에서 황색포도상구균, 곰팡이균, 연쇄상 구균 등으로 접촉성 피부염, 눈병, 모낭염, 농가진, 알레르기 등 유해한 세균에 노출

① 퍼프: 세제를 사용하여 펌프 하는 동작으로 살살 씻겨줌.
② 스펀지: 세척한 후 알코올(70%), 자외선(UV) 소독한 후 밀봉된 용기에 보관하거나 1회용 사용 권장
③ 아이라이너: 알코올, 전용 리무버 사용
④ 립 브러시: 브러시 전용 클렌저, 폼 크린저, 액상세척제 사용
⑤ 브러시: 알코올(70%), 자외선(UV) 소독한 후 건조 보관함.
⑥ 파운데이션 전용 브러시: 오염 제거 후 소독하여 건조 보관함.
⑦ 손눈썹 뷰러: 알코올로 솜, 거즈, 면봉 등을 이용해 소독한 후 사용
⑧ 눈썹칼 & 눈썹가위: 알코올(70%), 자외선(UV)소독하여 건조보관 함
⑨ 터번과 메이크업보: 1인당 1회 사용(1회용 예외)
⑩ 메이크업 가운: 1인당 1회사용 한 후에 깨끗하게 세척 및 소독
⑪ 속눈썹 글루: 글루 선택 시 일부 유해물질의 반응 고려하여 사용
⑫ 스파튤라 & 속눈썹 핀셋: 알코올(70%)에 담그거나, 거즈, 솜에 묻혀서 소독, 자외선(UV) 소독, 열탕 소독을 한 후 보관

2)미용(메이크업) 실내환경 위생관리

메이크업실은 화장품이 오픈 세팅되어 있거나, 시술 과정에서 오픈된 화장품은 공기 중에 세균에 노출될 확률이 높기 때문에 위생적으로 관리가 필요함.

Quiz

1. 메이크업 도구에서 유해한 균이 검출되었다. 아닌 것은?

① 대장균 ② 곰팡이균
③ 황색포도상구균 ④ 개 소포자균
⑤ 연쇄상 구균

정답: 4
해설: 개 소포자균(Microsporum canis)은 개와 고양이로부터 사람에게 전염되는 것이다.

2. 스펀지의 세척하는 방법으로 적당하지 않는 방법은?

① 클렌저나 폼 클렌저 등에 20분 정도 담금
② 미지근한 물로 세척 후 여러 번 헹굼
③ 통풍이 잘되고 그늘진 곳에서 말림
④ 마른 종이수건이나, 면수건으로 물기를 제거함
⑤ 햇빛에 건조시킴

정답: 3
해설: 햇빛에서 잘 건조시켜야 한다.

3. 눈병을 일으킬 수 있는 메이크업 도구는?

① 스파튤라 ② 터번
③ 가운 ④ 아이라이너 브러시
⑤ 립 브러시

정답: 4
해설: 아이라이너 브러시는 화장품 특성상 붓이 잘 굳어지므로 사용 후 자주 닦아 세척하며, 눈병을 일으킬 수 있기 때문에 소독을 잘 하여야 한다.

6-3 미용(피부) 소독과 실내환경 위생관리

1) 미용(피부) 기기와 도구 소독

(1) 개요

미용(피부)업은 고객의 신체를 직접적으로 접촉하기 때문에 종사자의 위생과 기기와 도구 소독을 철저히 하여야 한다. 또한 의료기기용은 공중위생관리법상의 사용 금지사항이며, 전기를 활용한 기기는 전기 안전, 파손 상태, 케이블 관리 등 안전에 대해 체크해야 할 사항이다.

① 한국 위생관리 매뉴얼

산업안전보건매뉴얼에 따르면, 외부의 깨끗한 공기가 유입될 수 있도록 환기장치를 하고 공기청정기 등을 사용하여 실내 공기 정화를 하여야 한다. 환기를 잘하지 못할 경우 공기 오염으로 두통, 눈 충혈, 기침 등이 발생 할 수 있다. 피부미용업소는 간이 칸막이 등으로 공기 순환이 늦기 때문에 환기 횟수 및 시간 타임을 늘려야 한다. 특히 다양한 화학제품 사용으로 자주 환기를 해주어야 한다.

- 에어컨 및 환풍기 등 시설 기기는 먼지 제거 후 필터 및 환풍기 날개를 청결하게 관리한다.
- 벽면의 장식품, 진열장, 액자 등 먼지 등을 제거한다.
- 조명의 조도를 확인하여 낮으면 전구를 교환하여 눈의 피로를 줄여 준다.
- 잦은 기기 사용으로 손에 상처가 나지 않게 기기의 주의사항을 숙지하여야 하며, 전기선 등이 발에 걸리지 않게 주의한다.
- 냉·난방기에는 곰팡이 균 등 세균이 번식하기 좋은 환경이기 때문에 항상 깨끗하게 관리한다.
- 실내에서 사용하는 실내화는 세척이 가능한 것을 배치하여야 한다.

② 일본 위생관리 매뉴얼

업소 내 실내 공간 청소 시 먼지를 일으키는 진공청소기 사용을 자제하고 물걸레를 사용하여 공기 중에 있는 먼지를 제거한다. 시설 내 기구에 대해 정기적인 스팀청소를 권장하며, 손에 닿기 힘든 벽, 천장에 설치되어있는 전기제품과 누적된 먼지를 주기적으로 청소 관리한다. 실내를 청소하는 기준은 각 나라별로 유사하나 다른 기준이 존재하며 이것은 날씨, 문화, 사회 환경에 따라 반영된 기준으로 보인다.

- 전기 · 전자제품인 경우에는 제품 사용 중에 휘발성 유기화학물 방출량이 약 2~100배 증가는 것으로 사용량을 최대한 줄일 것을 권장한다.
- 전기 · 전자제품에 의한 환기를 하여 실내 공기를 깨끗하게 유지하며, 환기가 어려우면 공기청정기를 24시간 사용을 권장한다.
- 실내 공간에 친환경 상품과 건축자재를 사용할 것을 권장한다.

(2) 미용(피부) 기기 소독법

기기를 닦는 전용 물수건, 건조 수건, 물티슈, 부직포 등 따로 분류하여 깨끗하게 사용하여야 한다. 특히 사용하지 않을 때는 먼지와 이물질에 노출되지 않도록 덮개를 사용하고 습한 환경을 피하여 보관한다.

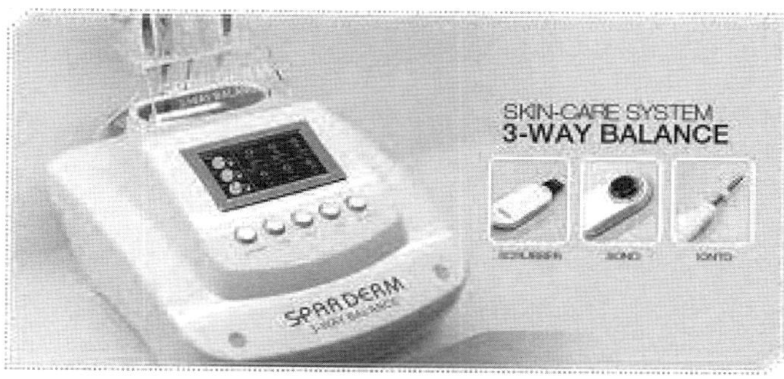

출처: naver.blog

① 스티머

미용(피부) 시술 중 스티머 사용 중에 과열된 증류수 유리병에 화상을 입을 수 있어 종사자는 주의하여 다뤄야 한다. 또한 차갑거나, 뜨거운 증기, 오존 등의 발생으로 고객과 종사자의 호흡 곤란을 일으킬 수 있으므로 눈 주위에 패드를 사용하고, 머리에 맞추어 약 30cm의 거리를 유지하여 적정 온도 40~50℃로 안전하게 사용한다. 또한 증류수를 데우는 열선이 녹이 생기면 피부 질환을 유발하므로 주의하여 관리한다.
증류수 유리병은 솔로 세척 후 식초와 물을 1:10의 비율로 넣어 물석회를 제거한다. 증기가 나오는 입구와 본체를 분리하여 닦아 주고 알코올 등을 면봉과 거즈를 이용하여 틈새를 소독해 준다.

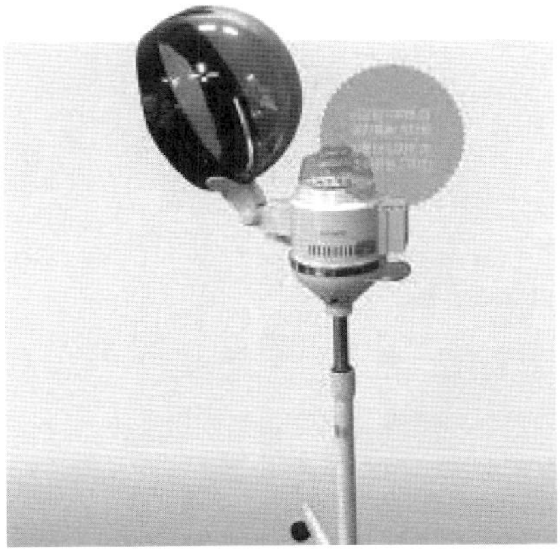

출처: Auction.co.kr

② **적외선 램프**

적외선은 온열 작용으로 피부관리 효과를 높여주는 기기로 장시간 노출 시 고객의 모세혈관 확장, 파열, 피부 손상과 화상, 시력 저하 등을 조심하여야 한다. 적외선램프 사용 시에 종사자는 보호안경을 사용하고 고객은 눈을 보호하는 패드를 사용하여야 하며, 램프 이동 시 넘어지지 않도록 주의한다. 시술에 사용 시 램프 화상에 주의하여 다루고 마른 수건이나 종이수건으로 먼지가 없도록 청소한다.

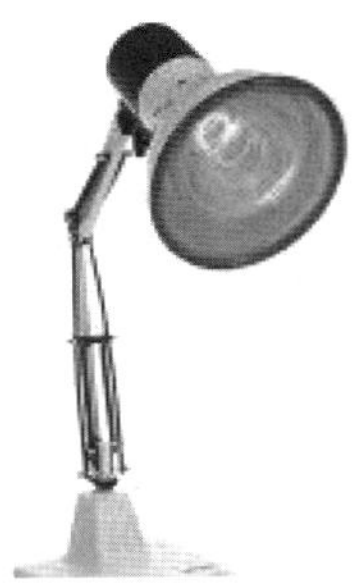

출처: Auction.co.k

③ 우드램프, 확대경

우드램프의 검은 천은 세척해 주고 랜즈는 얼룩이 생기지 않게 청소해 준다. 확대경의 렌즈는 마른 수건이나 종이 수건으로 먼지가 없도록 청소하고 이동 시 넘어지지 않도록 주의 한다.

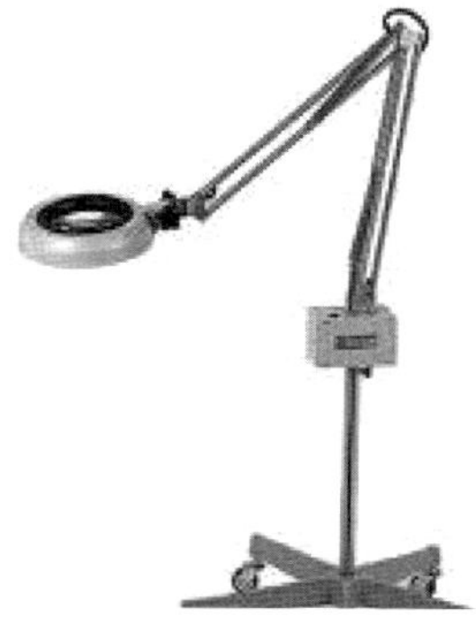

출처:lightstone.tistory.com

④ 진공흡입기(석션)

유리관을 사용한 후에는 세척제를 사용하여 꼼꼼히 닦고 말린 후 자외선 소독한다. 유리관의 끼는 고무부분과 금속은 면봉과 솜에 알코올을 묻힌 후 소독한다. 혹 혈액이나 농이 묻을 경우 사용된 천과 페이퍼는 폐기하고, 유리관은 깨지지 않게 조심히 사용하고, 소독은 자비소독, 증기, 건열멸균기를 사용하여 멸균시켜 감염을 미리 예방한다. 석션 후에는 피부의 이물질(피지, 메이크업 여분 등)을 아스트린젠트를 이용하여 면봉으로 닦아낸다.

⑤ 온장고

젖은 수건을 꺼낼 때는 적당한 거리를 유지하여 얼굴을 보호하고 장갑을 착용 후 쟁반과 집게를 사용하여 화상으로부터 종사자의 손을 보호한다. 또한 적절한 온도 55~65℃를 유지하여 고객에게 화상 입히지 않도록 주의한다. 온장고는 열기와 습기로 인해 악취와 녹슬음을 방지하기 위해 사용이 끝난 후 잘 건조해 전기 합선이 되지 않도록 주의한다.

⑥ 고주파와 저주파

고주파는 직접법인 롤링과 스파킹법을 이용하며, 간접법을 적용 시 두드리기, 바이브레이션 동작은 사용하지 않는다. 시술 중 전기 쇼크에 주의하고 전극봉 교환 시 전원을 차단한 상태에서 실시하여야 하며, 기기 점검을 통해 전기 합선을 미리 방지한다. 금속부분은 이물질을 제거한 후 거즈를 이용해 알코올로 소독한다.

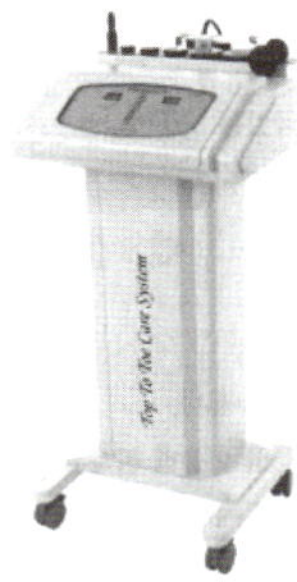

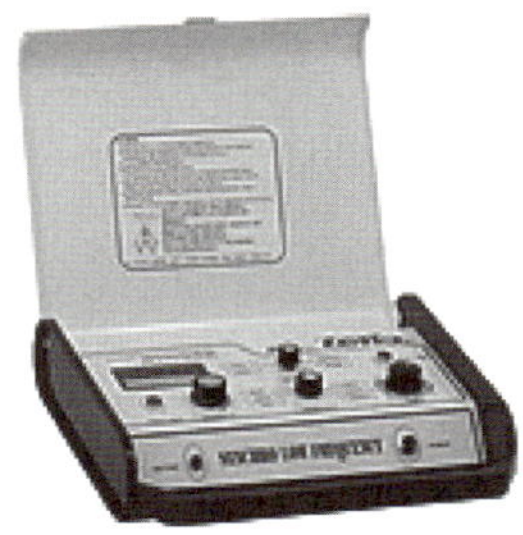

⑦ 브러싱 머신

크렌징 브러시는 용도에 맞지 않으면 과다한 회전에 피부에 상처가 생길 수 있다. 특히 브러시의 핸드피스와 분리 시 조심히 다루어야 하며, 머리카락이 브러시에 엉키지 않게 사용하고 오염된 브러시는 피부염을 일으킬 수 있으므로 청결하게 사용한다. 브러시는 알레르기, 모세혈관 확장, 화농성 여드름, 민감성 등 부적절한 피부에는 사용을 금한다.

- 브러시는 사용 후 이물질을 제거하고 세제로 세척한 다음 건조시킨다.
- 브러시를 알코올(70%)에 20분간 담근 다음 건조시킨다.
- 브러시를 자외선 소독(30분)을 한다.

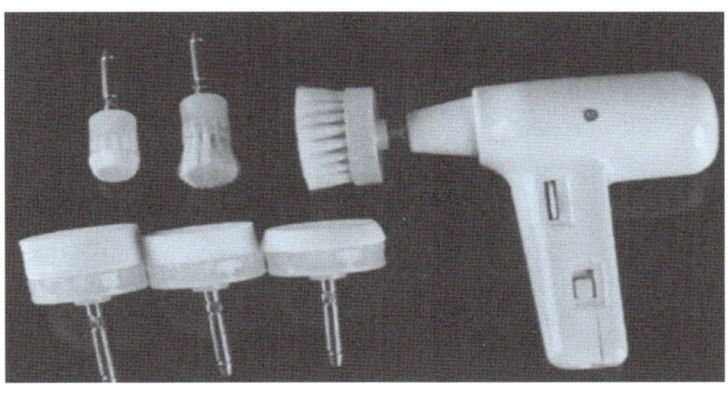

⑧ 근육 안마기

부속 사이는 면봉을 이용하여 이물질을 제거한 후에 알코올로 소독해 준다. 폴리우레탄으로 된 부속품은 세척이 어려움으로 개인용으로 분리하여 사용한다.

⑨ 피부 진단기

모니터와 본체는 마른 수건으로 먼지와 이물질을 제거하고 렌즈 부위는 알코올을 묻힌 솜으로 소독해 준다.

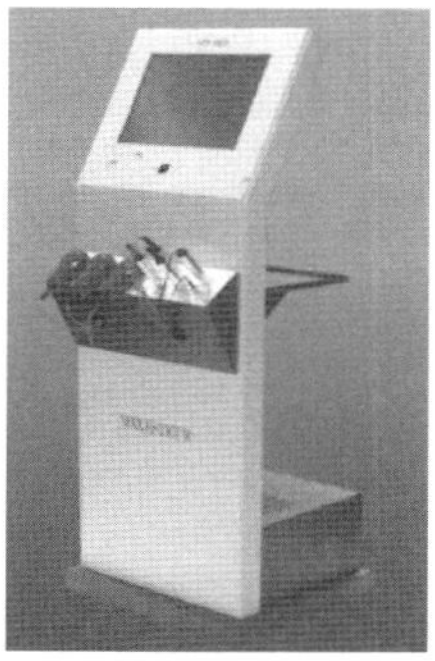

⑩ 스킨 스크러버

초음파와 이온 포레시스의 기능으로 기미, 미백, 주름 완화 등에 사용되는 기기로 본체는 마른 수건으로 닦고 핸드 부분은 이물질을 제거한 후 알코올을 묻힌 솜으로 소독해 준다.

- 스크러버 기기는 사용 후 세제로 세척한 후 건조시킨다.
- 스크러버를 알코올(70%)에 20분간 담근 다음 건조시킨다.
- 스크러버를 자외선 소독(30분)을 한다.
- 스크러버를 소독한 후 온장고에 보관한다.

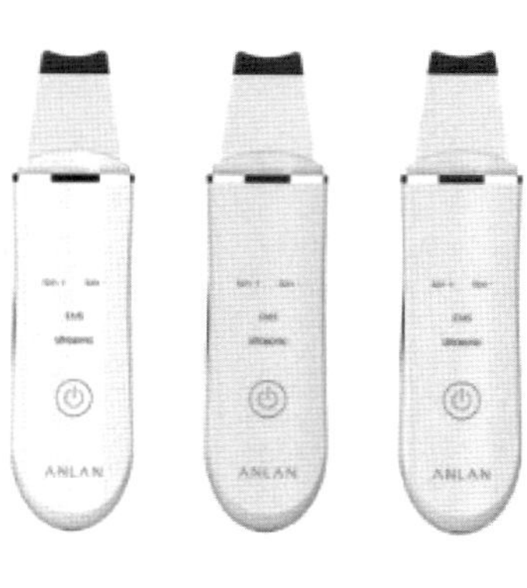

⑪ 백 스프레이

스프레이 병은 열에 의해 변질될 수 있으므로 증기 · 자비 소독은 하지 않고 사용 후 물 세척한 다음 잘 건조시켜 자외선(UV) 소독을 한다. 필터(filter)는 자주 세탁하여 청결하게 사용한다. 스프레이(spray)는 분사 시 눈, 코, 입에 들어가지 않도록 주의하며, 분무 입구에 미네랄이 쌓이지 않게 자주 청소해 준다.

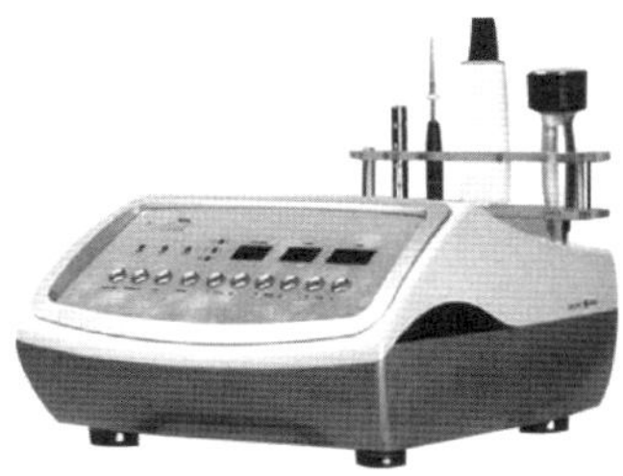

⑫ 왁스 워머기

워머기의 적정온도를 60~70℃을 유지하여 제모 관리를 하고 기기의 주변의 금속에 화상을 입을 수 있음으로 조심한다. 고객에게 사용할때는 사전에 온도 테스트를 실시하고, 사용 후에는 금속 사이와 본체를 마른 수건으로 닦아둔다.

⑬ 스톤 히터기

스톤테라피시 사용되는 기기로 원적외선을 방출하는 현무암을 가공한 스톤으로 화상을 입지 않도록 온도를 체크하고 시술자는 스톤이 떨어지는 것을 대비해 보호 신발을 착용하는 것이 중요하다. 스톤 표면이 가공 상태가 나빠져 거칠어질 수 있으므로 표면 상태를 점검하여야 한다. 사용 후에는 스톤을 중성제세로 세척하고 오일을 제거한 후에 자비 소독 후 충분히 건조시켜 보관한다.

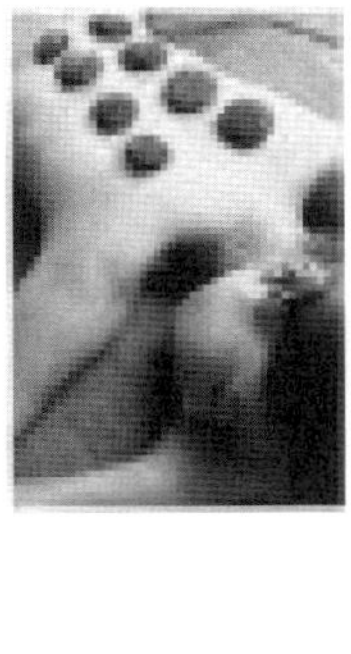
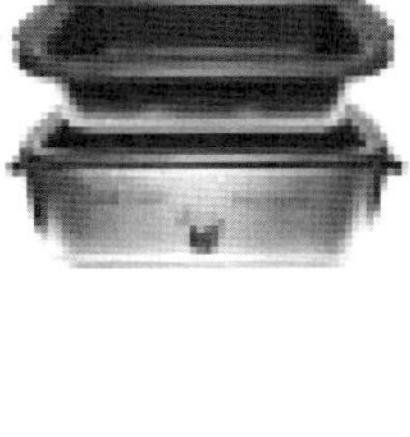
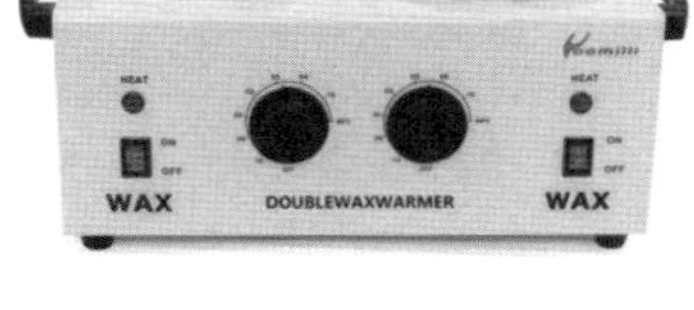

⑭ 유 · 수분 PH 측정기

유 · 수분을 측정하는 기기로 세안 후 1시간 이후가 적당하며 수분 측정은 세안 후 2시간 후에 측정하는 것이 좋다. 본체는 마른 수건으로 닦고, 측정 부위는 사용 후 티슈로 가볍게 사용하고, PH 유리극은 증류수로 세척하여 표준 용액에 담가 보관한다.

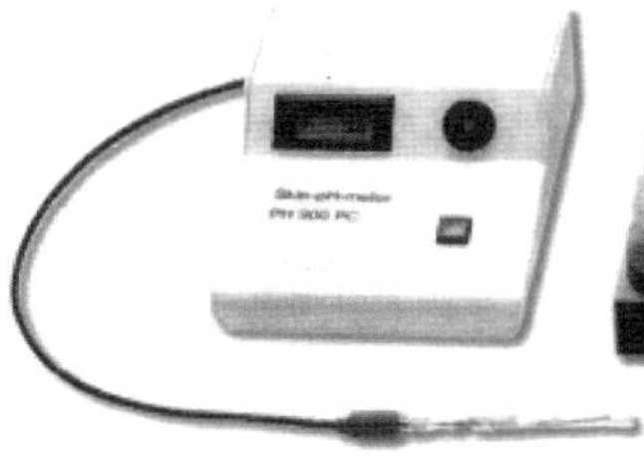

출처: (주) 에피젬

⑮ 선텐기

UV 형광등과 나무로된 발판은 사이에 먼지를 깨끗하게 제거하고 환풍기와 외부 표면은 물수건으로 닦고 알코올 솜으로 소독한다. 사용 후 고객의 땀과 오일 등의 잔여물을 완전히 제거하고 알코올로 닦아주어 청결하게 유지하여야 다음에 사용하는 고객에게 쾌적함을 줄 수 있다. 또한 습한 환경이 되지 않도록 하여 세균 번식을 막을 수 있다.

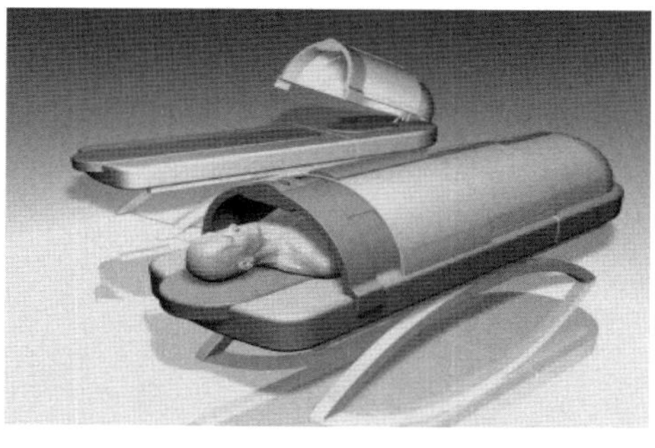

⑯ 갈바닉 기기

갈바닉 전류를 이용해 피부에 침투가 어려운 수용성 물질을 침투시켜(이온토포레시스) 영양 공급을 원활하게 돕고 피부 세정(디스인크리스테이션) 시 사용하는 기기이다.

* 사용 관리

- 롤러 사용 후에는 세정제로 세척하고 알코올(70%)에 20분간 담근 후 물기를 제거하고 온장고에 보관한다.
- 바스켓은 알코올(70%)에 20분간 담근 후 잘 건조시킨다.
- 롤러와 바스켓은 자외선 소독(20분)을 한다.

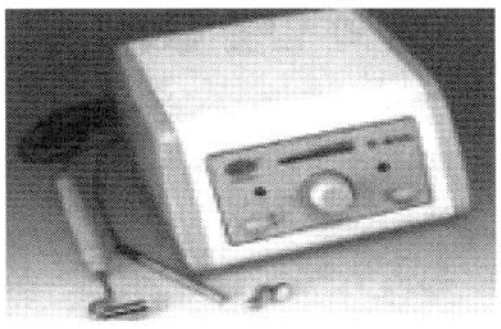

(3) 미용(피부) 도구 소독법

① 해면

비위생적인 해면 사용으로 대장균과 황색포도상구균이 검출되었으며, 1회용으로 사용을 권하지만, 재사용 시 중성세제보다는 항균비누로 사용하여 세척할 것을 권장하며, 자외선 소독은 약 60분 이상 사용하고 전자레인지 사용 시 약 2분 정도 소독하여야 한다. 또한 해면은 습한 환경이 되지 않도록 햇볕이 강한 곳에서 건조시켜 오염물질이 묻지 않게 밀폐시켜 보관한다.

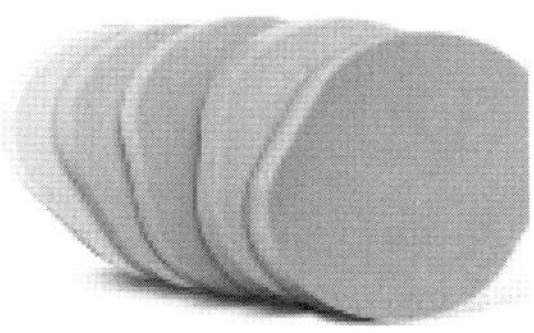

② 볼

내용물을 덜어서 사용하는 다양한 볼(bowl)은 중성세제로 세척하여 잘 건조한 후 재질에 따른 소독법을 선택하여 소독한 후에 보관한다.

③ 베드 & 의자

베드 위의 인체의 각질, 땀, 액체, 머리카락, 화장품 등에 의한 세균 번식과 악취 발생을 방지하기 위해서는 1인용으로 천을 갈아주어야 하며, 베드와 의자를 알코올로 닦아 소독한다.

④ 트레이

피부 관리 시 내용물을 운반하는 트레이는 물수건, 물티슈로 항상 청결하게 사용되어야 한다.

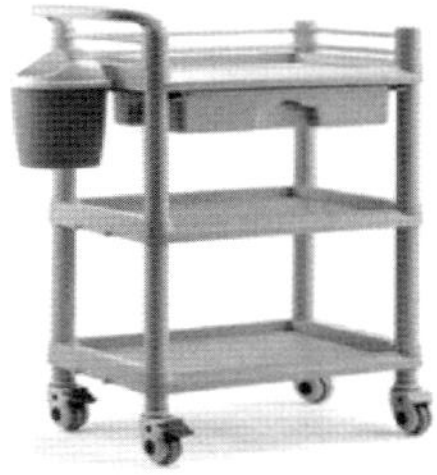

⑤ 화장솜 & 면봉

화장솜은 뚜껑이 있는 용기에 사용하여 습하지 않도록 보관하고 1회용으로만 사용한다. 항균 처리가 된 면봉을 1회용으로 사용하며, 다른 이물질이 묻지 않도록 뚜껑이 있는 용기에 보관하여 사용한다.

⑥ 바늘

바늘(니들)은 찔림과 전염병의 매개로 재사용을 금지하며, 폐기 시 안전보관함에 밀폐시켜 수거업체에 보낸다.

⑦ 터번

1회용 비닐 모자(shower cap)을 사용할 것을 권장하지만. 재사용이 가능한 면류 이용 시 자비, 염소, 일광 소독하여 청결하게 사용한다.

⑧ 여드름 압축기

금속제품인 경우가 많기 때문에 염소계의 소독 시 부식될 우려로 사용하지 않고 이물질(혈액과 농포 등) 제거 후 알코올로 소독하거나 자비소독, 고압 증기 멸균기를 통해 소독하여야 한다.

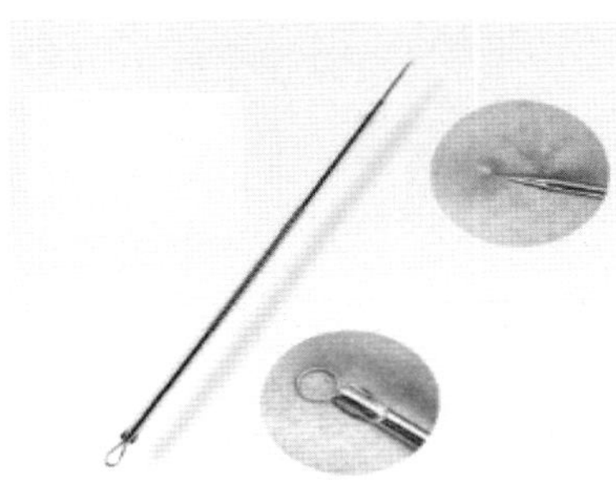

⑨ 수건

사용된 수건은 세제로 세탁한 후에 자비소독, 건열멸균소독, 증기소독, 열탕소독을 한 후에 건조시키거나 0.1% 차아염소산나트륨용액에 10분 이상 담근 후에 세탁하여 건조시킨다.

2) 미용(피부) 실내환경 위생관리

① 조명기구는 피부미용에 중요한 요소로 고객의 편안한 심신 안정에 도움을 주기 때문에 전체적인 분위기를 유도하므로 조명기구의 조도를 맞추어 조절하여야 한다. 또한 전등 갓과 기구 등의 먼지를 제거하여 청결하게 사용한다.

② 사우나 & 샤워실은 습한 환경으로 미생물이 번식할 수 있어 환풍기를 달아 환기를 잘 시켜 세균과 곰팡이의 번식을 막는다. 또한 미끄러지지 않도록 주의하고 바닥 청소와 염소계의 소독제로 소독한 후 물기를 완전하게 건조시킨다.

③ 고객용 슬리퍼는 1회용 종이나 비닐 제품을 사용한다. 재사용되는 섬유제품은 자주 세탁하여 청결하게 유지시킨다.

④ 화장품류를 사용 시 이물질이 들어가지 않도록 주의하며 스파큘라를 이용하여 화장품이 변질되는 것을 막아야 한다. 스파큘라는 1회용으로 사용하여 폐기하되 재사용할 경우에는 소독하여 사용한다.

⑤ 아로마테라피를 하였을 경우에는 적절하게 환기를 시켜 잔류가 실내에 남아 있지 않도록 한다.

⑥ 소독액 등은 소독실에 잘 보관하여 다른 사람에게 노출되지 않도록 주의한다.

⑦ 폐기물은 전용 용기에 넣어 전문 수거업체가 가져갈 수 있도록 한다.

Learning Point

1. 미용(피부) 소독과 실내환경 위행관리

1) 미용(피부) 기기와 도구 소독

(1) 개요

의료기기용은 공중위생관리법상의 규정에 의하여 사용 금지
전기를 활용한 기기는 전기 안전, 파손 상태, 케이블 관리 등 안전에 대해 체크해야 할 사항

(2) 미용(피부) 기기와 기기를 닦는 전용 물수건, 마른 수건, 물티슈, 부직포 등 따로 분류하여 깨끗하게 사용

① 스티머 ② 적외선 램프 ③ 우드 램프, 확대경 ④ 진공흡입기(석션)
⑤ 온장고 ⑥ 고주파와 저주파 ⑦ 브러싱머신 ⑧ 근육 안마기
⑨ 피부 진단기 ⑩ 스킨 스크러버 ⑪ 백 스프레이 ⑫ 왁스 워머기
⑬ 스톤 히터기 ⑭ 유 · 수분 PH 측정기 ⑮ 선텐기 ⑯ 갈바닉 기기

(3) 미용(피부) 도구

① 해면 ② 볼 ③ 베드 & 의자 ④ 트레이 ⑤ 화장솜 & 면봉 ⑥ 바늘
⑦ 터번 ⑧ 여드름 압축기 ⑨ 수건

(4)미용(피부) 실내환경 위생관리(7가지)

Quiz

1. 다음 중 피부미용 기기 중 스티머에 관한 설명이다. 적절하지 않은 것은?

① 스티머 사용 중에 과열된 증류수 유리병에 화상을 입을 수 있어 종사자는 주의
② 고객의 눈 주위에 패드 사용하고 머리에 맞추어 약 30cm의 거리를 유지
③ 증류수 유리병은 물로 헹군 후 원액 식초를 넣어 물 석회 제거
④ 증류수를 데우는 열선이 녹이 생기면 피부 질환을 유발하므로 주의하여 관리
⑤ 증기가 나오는 입구와 본체 분리 후 닦아 주고 알코올로 면봉·거즈 이용 소독

정답: 3
해설: 증류수 유리병은 솔로 세척 후 식초와 물을 1:10의 비율로 넣어 물 석회를 제거한다.

2. 다음은 브러싱 머신의 브러시를 소독 시 알코올 소독 방법은?

① 알코올(60%)에 20분간 담근 다음 건조
② 알코올(60%)에 30분간 담근 다음 건조
③ 알코올(70%)에 30분간 담근 다음 건조
④ 알코올(70%)에 20분간 담근 다음 건조
⑤ 알코올(80%)에 20분간 담근 다음 건조

정답: 4
해설: 알코올(70%)에 20분간 담근 다음 건조시킨다.

3. 다음은 수건 세탁 시 차아염소산나트륨용액 사용 방법은?

① 1% 차아염소산나트륨용액에 5분 이상 담근 후에 세탁 건조
② 0.1% 차아염소산나트륨용액에 10분 이상 담근 후에 세탁 건조
③ 5% 차아염소산나트륨용액에 1분 이상 담근 후에 세탁 건조
④ 0.3% 차아염소산나트륨용액에 10분 이상 담근 후에 세탁 건조
⑤ 0.2% 차아염소산나트륨용액에 20분 이상 담근 후에 세탁 건조

정답: 2
해설: 사용된 수건은 세제로 세탁한 후에 0.1% 차아염소산나트륨용액에 10분 이상 담근 후에 세탁하여 건조시킨다.

6-4 미용(네일) 소독과 실내환경 위생관리

1) 미용(네일) 기기와 도구 소독

(1) 개요

미용(네일) 분야는 세심한 작업으로 다른 미용업보다 화학물질에 피부가 노출되는 경우가 높은 것으로 나타났다. 안전보건공단 보고서에 의하면 화학물질이 직접 접촉한 경우가 약 87%가 경험하였고 이후 피부염을 진단받는 사례가 약 34.5%로 보고된 바 있다. 또한 탁한 공기와 가루 날림으로 인해 호흡기계 질환과 포름알데히드 같은 화학물질이 유발하는 알레르기 등을 유발하기 때문이다. 또한 네일 기구를 소독하지 않고 사용할 경우 손톱 무좀균, 사마귀 등이 옮길 수 있으며, 박테리아, 곰팡이, 바이러스 등 병원균, B · C형 간염에 노출될 수 있다. 미국 럿거스 대학 연구팀이 발표한 자료에 따르면 미용실과 네일샵에서 절반 이상이 진균성 피부 질환 증상이 나타난 보고가 있다. 이처럼 도구 소독이 얼마나 중요한지를 보여주고 있으며, 가루 날림과 각종 화학약품이 공기를 오염시키므로 주기적인 환기 등 주변을 청결하게 관리하여야 한다. 네일 도구는 1회용으로 사용 전·후에 꼭 소독하여 병원성 미생물로부터 인체를 보호해야 한다.

① 일본 위생관리 매뉴얼

손톱 손질 시 일어날 수 있는 직원 및 손님은 눈 부상을 최소화하기 위하여 손톱의 손질이 투명한 스크린과 같은 보호기구 아래에서 이루어질 수 있도록 한다.

네일업소는 가연성이 높은 제품들이 많이 사용되기 때문에 직원 또는 손님이 작업을 하는 동안에는 담배를 피우지 않도록 주의하여야 한다. 또한 네일 용액의 증발 줄이기 위해 디스펜서 병을 사용하고 휘발성이 있는 아크릴 사용 시 구멍이 있는 디스펜서(dappen dish)를 사용한다. 작업 시 제품을 대형 용기에서 직접 덜어 사용하지 말고 내용물을 잘 표기한 작은 용기에 옮겨 담아 사용하며, 이때 물질안전보건자료에서 제시한 눈 보호대나 장갑과 같은 안전장비를 착용하고 작업한다. 이밖에 실내환경에 필요한 매뉴얼은 다음과 같다.

- 냄새가 적은 또는 무향의 제품을 환기 시설을 갖춘 곳에서 사용
- 필요한 양만의 네일 용액을 닫혀 있는 디스펜서 병에 덜어 사용
- 제품의 사용 후, 즉시 제품이 들어 있는 용기를 닫음
- 오일 버너를 네일 제품 가까이서 사용 주의
- 네일 케어 제품을 사용하지 않은 동안에는 뚜껑을 꼭 닫아서 보관함
- 작업 시 내용물을 과다하게 사용 금물
- 작업 테이블에선 내용물을 정확히 표기한 작은 용기에 담아 보관
- 제품의 내용물이 엎지르는 것을 피하기 위해 깔때기, 스포이드 도구를 사용
- 모든 쓰레기는 뚜껑이 자동으로 닫히는 철제 쓰레기통에 버리고 자주 비워줌
- 쓰레기통 안의 봉지를 적어도 하루에 한 번 갈아야 함

(2) 미용(네일) 기기 소독법

① 드릴, 그라인더

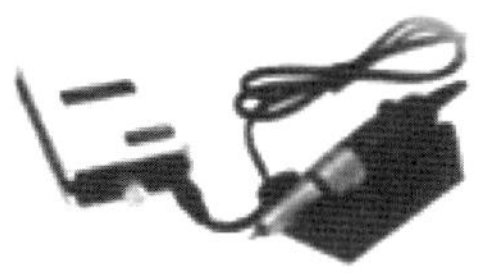

전기 동력을 이용한 파일링의 기계로 팁을 사용 후 솔로 이물질을 제거한 후에 알코올(70%)로 소독한다.

② 네일 드라이어

에나멜 등을 말리는 기계로 본체는 물수건과 물티슈를 이용하여 닦는다. 내부에는 UV 램프 사용으로 많이 이용되고 있지만, 이 램프가 바깥으로 유출되면서 수은이 발생되어 인체에 해를 입히기 때문에 사용을 자제할 것을 권장한다.

③ 풋 스파

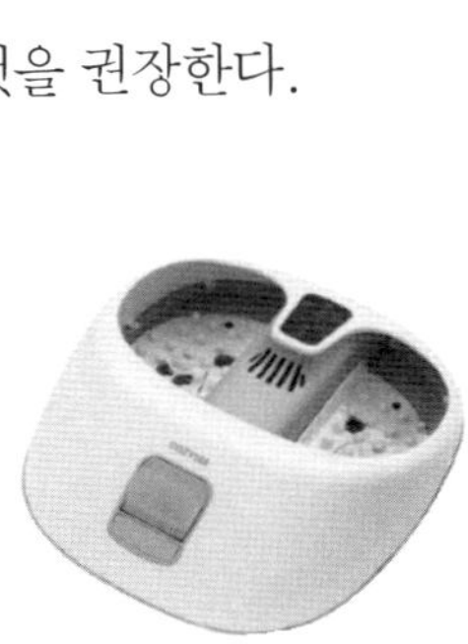

발을 세척하는 기구로 울퉁불퉁한 사이가 많아 면봉과 솔, 스폰지 등을 이용하여 중성세제로 세척한 후 습한 환경이 되지 않도록 잘 건조시키고 혹 잔여물이 남아 감염의 우려가 있는지 확인한다.

④ 족저경

고객의 발의 문제점을 분석하는 기기로 사용전후 알코올로 거즈나 솜으로 소독한다.

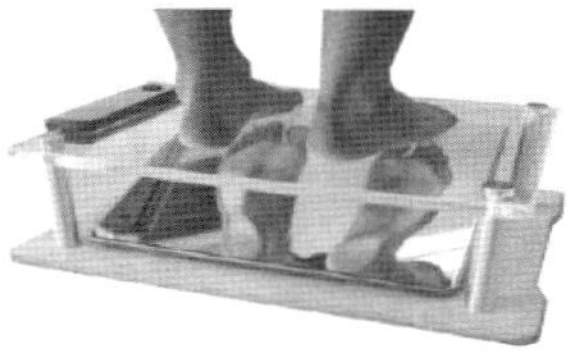

⑤ 파라핀기(paraffin warmer)

건조한 손, 발 보습 효과와 혈액순환에 효과적이며, 녹인 파라핀을 손목 안쪽에 테스트한 후에 사용하며 사용한 확스를 다른 고객에게 사용하면 안 된다. 본체를 마른 수건으로 닦는다

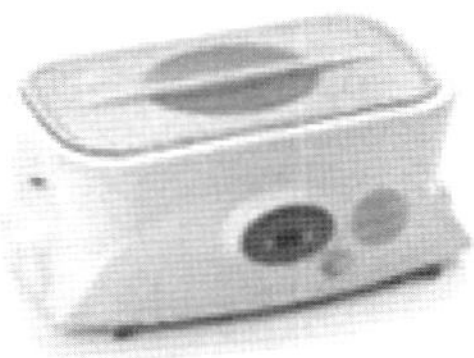

(3) 미용(네일) 도구 소독법

① 파일 & 버퍼

파일링등 손, 발 손질에 사용되는 것으로 1회 사용하거나 개인용으로만 사용한다.

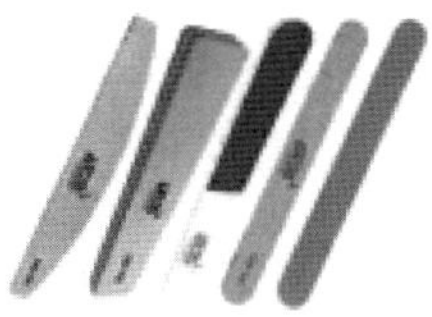

② 니퍼 & 큐티클 가위

사용 후에 알코올(70%) 용액에 20분 이상 담근 후 건조시킨다. 사용 전에도 소독을 하고, 사용하지 않을 시에는 밀폐된 용기에 보관하여 사용 시 다시 소독한다.

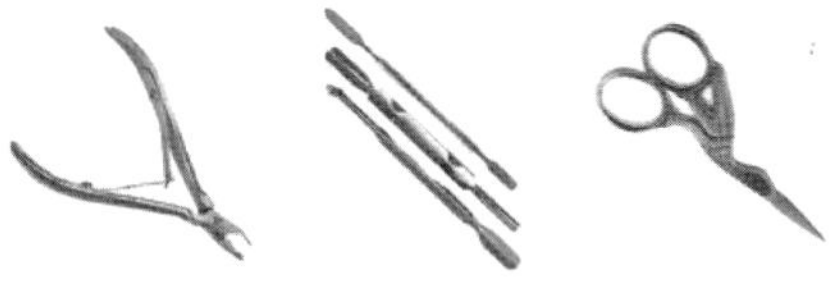

③ 토우 세퍼레이터(toe separator)

페디큐어 작업 시 이용되는 도구로 사용 후 미온수에 중성세제로 세척한 다음 잘 건조 후 자외선 소독을 한다.

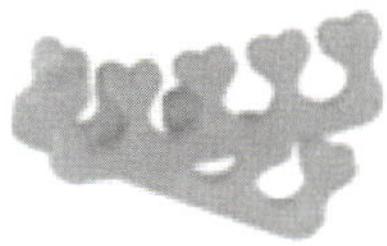

2) 미용(네일) 실내환경 위생관리

(1) 개요

네일샵은 실내환경을 위생적으로 관리하여 다양한 화학약품과 물리적인 유해요인으로부터 보호하고 세균과 질병으로부터 미리 예방하여야 한다.

① 일본 위생관리 매뉴얼(환기 & 업소 청결)

다음은 일본의 위생관리 매뉴얼 내용 중 환기와 업소 청결 방법에 관한 내용이다.

* 환기
- 작업 공간 가까이에 배기 환풍 장치를 설치
- 외부로 공기가 나갈 수 있는 배기 환풍 장치가 부착된 작업 테이블
- 배기구가 천정이나 벽에 고정되어 작업 테이블 위에 매달려 있는 배기 장치
- 환기가 어려운 경우 공기청정기를 24시간 가동할 것을 권장 단, 오존 발생 장치가 있는 공기 청정 제품은 피하여야 함
- 숯이나 먼지 여과 장치는 생산자가 지시한 사용법에 따라 규칙적으로 교환
- 환풍 장치가 되어 있는 작업 테이블 위에는 수건과 같은 장애물을 두지 않음
- 제품을 옮기는 일은 바깥, 또는 열려있는 창문, 문 근처와 같이 환기가 잘 되는 장소를 택함

* 업소 청결
- 작업 전과 후, 시사 전, 제품을 다루고 난 후에 반드시 손 씻기

- 각 고객에게 새 수건 사용
- 자신의 손과 고객의 손과 발을 관리 때마다 씻기
- 건강한 네일과 상처가 없는 깨끗한 피부에만 시술 함
- 감염 및 상처와 염증으로 인한 피부는 네일 케어 서비스를 하지 않음
- 매번 사용 후, 소독 전에 네일 관리 용구들에 남아 있는 잔여물 제거
- 각 고객에게 사용한 네일 관리 용구들을 살균제로 소독
- 고객의 발 살균제가 들어 있는 물에 담그지 않아야 하며 살균제와 피부의 접촉을 피함
- 일회용 용구는 한 고객에게만 사용

(2) 미용(네일) 실내환경 위생관리 메뉴얼

① 네일에 사용되는 리무버, 네일 폴레시, 아크릴 파우더, 글루, 젤 등을 화학제품에 대한 환기가 제대로 이루어져야 호흡기 장애, 불면, 피로감, 피부질환 등을 예방 할 수 있다.

② 제품 사용 전에 제조사의 지침서를 읽어 숙지하고 다른 제품과 혼동하지 않기 위해 라벨을 부착한다.

③ 시술 시 나오는 손톱과 발톱의 분진 등을 진공흡입기를 통해 즉각 없애 준다.

④ 피부에 영향을 미치는 제품을 사용 시에는 보호 장갑을 사용하며 1회용으로 사용 후 폐기한다.

⑤ 공기 중에 떠다니는 미세 분진을 제거하기 위해 물걸레 청소를 자주 한다.

Learning Point

1. 미용(네일) 소독과 실내환경 위생관리

1) 미용(네일) 기기와 도구 소독

(1) 개요: 네일 도구들은 1회용 사용으로 사용 전·후로 소독하여야 병원성 미생물로부터 인체 보호

(2) 미용(네일) 기기

① 드릴, 그라인더 ② 네일 드라이어 ③ 풋 스파
④ 족저경 ⑤ 파라핀기(paraffin warmer)

(3) 미용(네일) 도구

① 파일 & 버퍼
② 니퍼 & 큐티클 가위
③ 토우 세퍼레이터(toe separator)

2) 미용(네일) 실내환경 위생관리

(1) 개요: 네일샵은 실내환경을 위생적으로 관리하여 다양한 화학약품과 물리적인 유해 요인으로부터 보호하여 세균과 질병으로부터 미리 예방함.

(2) 미용(네일) 실내환경 위생관리 매뉴얼

① 네일에 사용되는 화학제품에 대한 환기가 중요(호흡기 장애, 불면, 피로감, 피부 질환 등 예방)
② 제품 사용 전에 제조사의 지침서를 읽어 숙지하고 다른 제품과 혼동하지 않기 위해 라벨 부착
③ 시술 시 나오는 손톱과 발톱의 분진 등을 진공흡입기를 통해 없애줌.
④ 제품 사용 시에는 1회용 보호 장갑 사용하며, 작업 후 폐기
⑤ 물걸레 청소

Quiz

1. 네일 도구 증 휘발성이 있는 화학 약품은 뚜껑에 구멍이 있는 (   )을 사용하는 것이 좋다. ( ) 알맞은 것은?

① 디스펜서
② 파라핀기
③ 파일
④ 큐티클 가위
⑤ 토우 세퍼레이터

정답: 1
해설: 휘발성이 있는 화학 약품은 뚜껑에 구멍이 있는 디스펜서(dappen dish)를 사용하고 필요한 양만큼 덜어서 사용한다.

2. 다음 중 네일아트 작업 시 지켜야 할 사항이 아닌 것은?

① 제품을 사용하지 않은 동안에는 뚜껑을 꼭 닫아서 보관함
② 작업 시 제품을 대형 용기에서 직접 덜어 사용하지 말고 내용물을 잘 표기한 작은 용기에 옮겨 담아 사용
③ 냄새가 적은 또는 무향의 제품을 환기 시설을 갖춘 곳에서 사용
④ 작업 테이블에선 내용물을 정확히 표기한 작은 용기에 담아 보관
⑤ 손님의 편의를 위해 작업 시 담배를 피울 수 있도록 재떨이를 준비함

정답: 5
해설: 가연성이 높은 제품들이 많이 사용되기 때문에 직원 또는 손님이 작업을 하는 동안에는 담배를 피우지 않도록 한다.

3. 네일 도구 중 니퍼 & 큐티클 가위 소독 중 맞는 것은?

① 알코올 (50%)용액에 30분 이상 담근 후 건조
② 알코올 (60%)용액에 25분 이상 담근 후 건조
③ 알코올 (70%)용액에 20분 이상 담근 후 건조
④ 알코올 (70%)용액에 30분 이상 담근 후 건조
⑤ 알코올 (80%)용액에 10분 이상 담근 후 건조

정답: 3
해설: 니퍼 & 큐티클 가위 소독은 사용 후에 알코올 (70%)용액에 20분 이상 담근 후 건조시킨다.

네일살롱 '환기시설' 의무화 추진

화학물질 제품 종업원들 건강 해쳐, 연방의회, 인체 유해여부 공개토록

살롱 종사자와 고객의 건강까지 고려한 법안의 취지는 좋지만 규제와 비용에 대한 부담으로 가주 내 8,000여곳의 네일 살롱을 중심으로 우려도 함께 커지고 있다. 4일 연방상원에 따르면 같은 민주당 출신인 카밀라 해리스(캘리포니아) 의원과 캐더린 코테즈(네바다) 의원이 공동 발의한 '환경 정의에 관한 알권리 법안'이 현재 논의 중이다. 법안을 지지하는 '아시안 헬스 서비스' 측은 "잦은 두통과 기침, 눈의 충혈을 넘어서 기절하는 직원들이 있을 정도"라며 "궁극적인 목표는 뷰티 용품 제조사들이 건강에 무해한 제품을 만들도록 하는 것"이라고 강조했다.

화학 물질의 유해성을 알면서도 네일 살롱의 업주들이 망설이는 이유는 당장 비용 부담이 크기 때문이다. 뷰티 용품에 사용되는 화학 물질 중 유해성 3총사로 통하는 포름알데히드, 톨루엔, 부틸 프탈레이트 등은 착상과 유지, 색상을 위해 저렴하게 이용되는 물질인데 이것이 없는 자연 제품은 비싼 것이 흠이다. LA 한인타운의 한 네일 살롱 업주는 "자연 제품은 화학 제품보다 원가가 3~4배 비싸고 환풍기는 1,000달러에 육박하는데 선뜻 해오던 방식에서 벗어나기 힘든 게 현실"이라며 "당장은 문 열어두고 서비스하고 선풍기 등으로 환기하는 식으로 해나갈 수 밖에 없다"고 말했다.

출처: 한국일보, 류정일 기자 (2020-02-17)
http:www.koreatimes.com

기사를 읽고 생각해 봅시다.

CHAPTER 7

개인위생과 제품 관리

학습목표

- 미용의 개인위생 이해
- 미용(일반, 메이크업)의 제품 사용 시 유의사항

CHAPTER 7. 개인위생과 제품 관리

7-1 미용(일반, 메이크업)

1) 미용(일반)의 개인위생과 제품 관리

(1) 개요

인간의 아름다움을 재창출하는 미용 기술은 작업 시 사용된 다양한 화학물질은 인체에 심각한 문제를 발생시킨다. 포름알데히드(Formaldehyde), 파라-페닐렌디아민(Para-Pheylenediamine), PPDA), 파라톨루엔디아민(Para-Toluenediamine, 갈색), 글리세릴 모노티오글리콜레이트(GMT), 싸이오글리콜산(thioglycolic acid) 등이 그러하다. 펌·염색 시술 시 사용되는 암모니아 성분은 휘발성을 가지고 있어 노출될 경우 눈에 자극을 주어 각막 출혈, 시력 저하, 결막염 등을 유발하며, 두통, 알레르기, 접촉성 피부염, 탈모 등을 일으키기도 한다. 특히 고객의 두피와 종사자의 손에 가려움, 홍반, 진물로 갈라지고 피가 나는 경우가 있으며, 펌·염색 시술 외에 샴푸, 린스, 알칼리성 화학물질이 들어간 제품 등에도 포함된다.

미용종사자의 피부질환 경험자가 연령이 낮을수록 '피부질환 경험'이 높았고 피부질환 상태로 현장에서 근무하는 경우도 연령이 낮을수록 높게 나타났다. 이는 화학물질의 안전에 대한 미숙한 점과 이로 인해 장기적인 이직과 이탈로 이어지게 된다. 따라서 미용업에 종사하기 전에 화학물질의 안전에 대해 숙지하여 건강하게 직무를 수행할 수 있도록 하자!

다음은 일본, 호주의 이 · 미용 위생관리 매뉴얼(화학물질)이다.

① 일본 위생관리 매뉴얼(화학물질)

포름알데히드, 파라-페닐렌디아민, 파라톨루엔디아민, 글리세릴 모노티오글리콜 레이트, 싸이오글리콜산 등과 같은 유해 성분이 들어간 제품은 사용자제하여야 하며, 사용하는 모든 화학제품(약품)에 대한 물질안전보건자료를 업소 내 잘 보이는 곳에 비치하여 열람한다. 직원의 화학제품(약품) 및 개인용 보호구의 안전한 사용에 대해 적절한 안내 및 교육 및 감독을 하여야 한다.

- 화학제품(약품)은 전기 차단기와 같은 에너지 장치, 화기, 고온과 강한 조명 이 있는 곳은 피함
- 가연성이 있는 화학제품(약품)은 안전 잠금장치가 설치된 불연소성의 보관함에 넣어 시원한 곳에 보관
- 화학제품(약품)에 대한 흡수력을 가진 도구가 구비 되어 있고 청소를 할 수 있는 장소에서 사용
- 화학제품(약품)을 쏟았을 때는 즉시 청소하여야 함, 쏟아진 화학제품(약품)과 약품을 청소하는데 사용된 장비는 폐기함.
- 일정량을 덜어서 사용하는 대용량의 화학제품(약품)보다는 바로 사용이 가능한 소량 구매를 권장함
- 종사자에 대하여 안전한 사용 장비 및 제품(약제)만을 구매 사용하도록 권고하며, 취급상의 주의사항과 취급 요령을 교육하여 안전사고 예방함.
- 화학제품(약품)을 보관하고 있는 장소에서는 음식 섭취 금물
- 중성(PH)의 비누로 손을 씻은 후, 음식을 섭취함.

② 호주 안전보건 지침서(유해물질)

화학약품의 보관 방법, 화학약품 보관 장소 관리방법 등이 제시되어있다.

- 직원의 화학약품의 적절한 안내, 교육 및 감독 제공
- 화학약품은 전기 차단기와 같은 에너지 장치, 화기, 고온 그리고 강한 조명과 같은 것에서 먼 장소에 보관
- 가연성이 있는 화학약품은 안전 잠금장치가 설치된 불연소성의 캐비닛에 넣어

시원한 곳에 보관

- 화학약품은 아이들의 손이 닿지 않는 곳에 보관
- 화학약품을 쏟았을 때는 즉시 청소함
- 화학약품을 일정량을 덜어서 써야 하는 대용량보다 바로 사용 가능한 소량 포장을 구매함.
- 화학약품을 보관하고 있는 장소에서는 음식을 섭취하거나, 담배를 피우지 않음.

(2) 개인위생 관리

미용업을 하면서 개인위생은 매우 중요하다. 고객과 미용종사자들이 유해 물질 등 접촉을 통해 병원성 미생물에 감염될 확률이 높아 미리 예방하기 위해서는 자주 손을 깨끗하게 씻고, 의복과 인체를 청결하게 하여야 한다. 또한 각종 전염병에 노출을 피하기 위해서는 마스크를 착용하고 고객의 건강을 지키기 위해 쾌적한 장소를 제공하여야 한다.

다음은 손 씻는 방법(그림 7-1)과 일본과 호주의 개인용 보호 장비 및 주의사항에 관하여 알아보도록 하자!

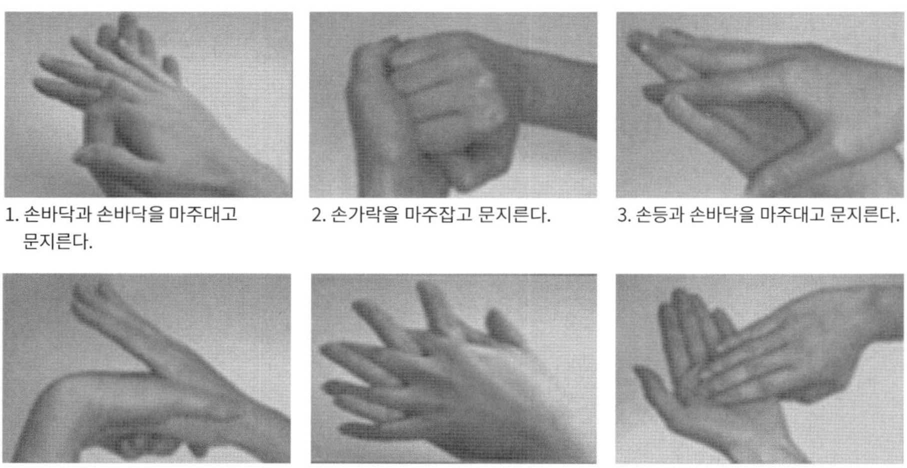

1. 손바닥과 손바닥을 마주대고 문지른다.
2. 손가락을 마주잡고 문지른다.
3. 손등과 손바닥을 마주대고 문지른다.
4. 엄지손가락을 다른 편 손바닥으로 돌려주면서 문지른다.
5. 손바닥을 마주대고 손깍지를 끼고 문질러준다.
6. 손가락을 놓고 문지르며 손톱 밑을 깨끗하게 닦는다.

[그림 7-1] 범국민 손 씻기 운동본부가 추천하는 올바른 손 씻기
(출처: 질병관리본부 손 씻기 요령)

① 일본의 개인용 보호 장비 및 주의사항

- 암모니움 싸이글리콜레이트 성분이 들어간 파마약을 사용 시에는 니켈로 도금된 장비를 사용하지 않고 좋은 품질의 스틸 또는 플라스틱 장비를 사용하도록 한다.
- 시술 시 장갑, 안경, 앞치마, 마스크 등의 안전 보호 장치 등을 착용한다.
- 개인용 보호 장비의 알맞은 착용, 유지 및 사용에 대해 직원교육을 한다.
- 피부 자극이 있을 경우에는 노출된 피부에 보호 크림을 바르도록 교육한다.
- 피부에 상처가 있을 경우에는 방수 기능의 붕대를 사용하여 상처를 보호하도록 한다.
- 화학제품(약품)이 튈 경우를 대비하여 보호안경과 신발 보호 장치를 사용한다.
- 이 · 미용사와 다른 스텝들이 사용할 종이수건과 물비누를 항상 갖춰 놓는다.
- 이 · 미용사는 반드시 손님을 대하기 전에 물비누와 깨끗한 물로 손을 씻는다.
- 이 · 미용사는 손님이 떠난 후, 반드시 손님이 사용한 오염된 모든 종이·수건을 폐기 및 세척 분리한다.
- 이 · 미용사는 손님을 면도해 줄 때 반드시 깨끗한 물을 사용한다.
- 이 · 미용사는 손님을 면도해 줄 때 반드시 물비누, 면도용 크림이나 면도용 파우더만을 사용한다.
- 이 · 미용사는 손님에게 회전식 빗을 사용 금지하고, 손님의 피부에 스펀지, 파우더 퍼프를 사용 금지한다.
- 사람이 출혈을 일으키면, 그 사람은 반드시 출혈이 멈출 때까지 건조 살균한 1회용 붕대로 상처 부위를 압박하여야 한다.
- 오염된 붕대나 도구를 다룬 사람은 반드시 철저하게 손을 씻어야 한다.
- 붕대와 도구는 반드시 혈·체액의 접촉을 피해야 하므로 조심히 다뤄야 한다.

② 호주의 개인용 보호 장비 및 주의사항

간염 상태에 놓인 미용사

이 · 미용 시 고객이 백선, 옴, 이 및 농가진 포함하여 다른 이에게 전염시킬 수 있는 상태에 놓인 고객을 접객한 이 · 미용사는 2차 감염을 예방 및 조치를 취하여야 한다. 예를 들면 미용 작업 중 이상한 질환이 예상되면 바로 작업을 멈추고 고객에게 알리거나 질문을 통해 사항 파악을 하는 동시에 반드시 모든 제품을 소독하고 다른 제품과 분리하여야 한다.

주요한 내용으로 개인별 맞춤형 보호 장비 마련 등에 대한 제시이다.

- 개인용 보호 장비의 알맞은 착용, 유지 및 사용에 대해 직원교육 및 제공
- 피부 자극이 있을 시 노출된 피부에 보호 크림을 바르도록 직원교육
- 피부에 상처가 있을 시 방수 기능이 있는 붕대를 사용하여 상처를 보호
- 화학약품이 튈 경우를 대비하여 안구 보호 장치를 사용하도록 직원교육
- 위에 제시된 방법 외, 다른 관리방법 역시 각각의 산업에 맞게 적용
- 손님을 대할 때 청결한 상태이어야 하며 깨끗한 의상 착용

2) 미용(메이크업)의 개인위생과 제품 관리

(1) 개요

메이크업의 도구와 화장품의 화학물질이 인체에 해를 입히고 있으며, 베이비파우더, 치약, 물티슈 등 다양한 유해 물질에 관한 언론기사를 통해 그 심각성을 엿볼 수 있었다. 보존제인 파라벤류는 0.1~0.2%를 초과하지 않는 것은 안전하며, 식품, 식음료, 의약품, 의약외품, 화장품 등 흔히 쓰이는 것으로 체내에 축적되지 않는 선에서 규제하고 있다.

식약처의 화장품연구팀에 따르면, 한 달에 사용되는 화장품은 여성은 27개, 남성은 13개를 사용한다. 각각의 제품의 최소량만 사용되지만 여러 제품을 반복적으로 사용됨으로써 양이 점차 쌓이게 되면 인체의 내분비계 장애물질을 유발하게 된다, 특히 화장품은 피부를 통해 흡수될 수 있어 주의하여 사용한다.

메이크업 중 립스틱 하나만 하더라도 평생에 80개 정도를 먹는 것으로 나타났으며, 사용자 중 약 10%는 알러지성 입술염을 경험하였다. 이 증상은 가려움과 붓기, 수포 등이 발생하며, 입술의 멜라닌 색소에도 영향을 미치기 때문에 청결하게 사용되어야 한다. 화장품에 사용되는 왁스 성분 등 끈적임과 촉촉함은 공기 중에 오염물질이 피부와 눈, 입 등에 달라붙어 감염을 일으키며, 청결하지 못한 화장품에서 유해

한 세균이 검출되기도 한다.

한 언론기사에 의하면, 매장의 테스트용 화장품 종류 중 아이섀도는 세균과 곰팡이, 황색포도상구균이 검출되었고 마스카라는 세균과 곰팡이가 발견됐다. 립스틱에서는 황색포도상구균이 검출되었으며, 세균과 곰팡이는 기준치의 2,140배로 나타났다. 세균과 곰팡이는 모낭염, 종기, 부스럼, 화농성감염증 같은 세균성 피부 질환에 노출되며, 황색포도상구균은 사람의 피부·점막에서 2차 감염을 일으켜 세균성 각막염을 유발하며, 대장균도 검출되었다. 특히 감염병이 유행처럼 번지는 시기에는 소독 및 제품의 노출을 최소화하여야 한다. 미용업 현장에서 사용되는 화학약품을 유통기한과 개봉 시기를 잘 지키고 대량보다는 소량을 선택하며, 덜어서 사용할 수 있는 면봉, 스파튤라 등을 이용하여 청결히 사용한다.

(2) 개인위생 관리

메이크업의 종사자는 손 소독을 한 후에 제품을 다루어야 하며, 감염에 노출된 눈썹 칼, 눈썹 가위 등을 손이 베이지 않도록 사고에 주의하며, 폐기할 때는 폐기 전용통에 버려야 한다. 고객과 접촉 전에 반드시 소독하고 마스크, 작업복 등 개인위생의 보호 장비를 착용하여야 한다. 특히 면봉에서는 세균이 검출된 보고가 있으므로 향균성을 갖는 1회용으로 사용하여야 한다. 또한 개봉 전에 면봉은 청결하게 보관하여야 하며, 항균 처리된 제품을 사용할 것을 권한다.

- 색조화장품은 알코올과 위생티슈로 사용 전·후로 닦은 후에 사용한다.
- 덜어서 쓰는 화장품은 꼭 면봉, 스파튤라를 이용하고 1회용으로 사용하거나 소독 후 사용한다.
- 화장품은 사용 직후 외부 오염된 유해 물질이 들어가지 않도록 덮개를 확인한다.
- 화장품의 유통기한을 확인 후 구매하며, 대형 용량은 피하고 소량을 사용한다.
- 화장품의 개봉 시기와 유통기한을 레벨을 붙여 오염의 소지를 예방한다.

(3) 개인이 사용하는 화장품 수

우리나라에서 한 달에 화장품을 가장 많이 사용하는 연령대는 남·녀 모두 20대로 나타났다(표 7-1). 여성의 경우 평균적으로 기초 제품류, 메이크업(포인트) 제품류, 바디 제품류, 헤어 제품류 등의 순으로 많았으며, 남성은 평균 기초 제품류, 헤어 제품류, 바디 제품류, 클렌징 제품류, 등으로 조사되었다(표 7-2). 한 달 평균 여성은 29.8개, 남성은 15개를 사용하는 것으로 조사되었으며, 식품의약품안전처 식품의약품안전평가원이 국내에서 유통되는 72개 화장품 품목에 대한 소비자의 성별, 연령별 사용현황을 조사하였다. 결과는 한 달 평균 여성이 27.4개, 남성은 13.3개를 사용했다. 또한 사용하는 화장품 중 한 달간 사용횟수(빈도)가 가장 높은 화장품 종류는 여성 29.5회, 남성 34.9회로 남·녀 공통으로 핸드크림, 액상비누, 립글로스/립밤, 스킨토너, 로션 등 5개의 제품을 사용하였다(표 7-3).

이렇게 자주 사용되는 제품은 성분을 꼼꼼히 파악하여 사용할 것을 권장한다. 일반인의 조사 결과이지만, 화학제품을 자주 접하는 직업으로 노출을 최소화하고 건강을 위해 장갑과 마스크를 착용하여야 한다. 특히 화장품법에의한'맞춤형화장품조제관리사'가 시행되면서 화장품에 대한 관심이 높아지고 있다.

가. 한 달 동안 화장품 사용하는 연령대

표 7-1 화장품 개 수

성별(개) \ 연령대	10대	20대	30대	40대	50대
여성 (27.4)	24.4	29.8	28.3	26.7	26.6
남성 (13.3)	1.2	15	14.5	12.7	11.9

나. 한 달 동안 화장품 사용률

표 7-2 화장품 사용률(%)

성별 \ 순위	1	2	3	4	5	6	7	8	9
여성	샴푸 (99.7)	핸드 크림 (94.1)	스킨 토너 (92.5)	바디 클린저 (92.3)	썬크림 (90.1)	린스, 헤어컨디셔너 (90.1)	로션 (87.9)	폼 클린져 (86.1)	바디 로션 (84.8)
남성	샴푸 (98.7)	로션 (87.2)	바디 클린저 (76.3)	썬크림 (56.4)	비비 크림 (19.4)	메니큐어(1.2)			

다. 한 달 동안 사용한 화장품 종류

표 7-3 화장품 종류 사용빈도 회

성별 \ 순위	1순위	2순위	3순위	4순위	5순위	6순위	7순위	8순위	9순위
여성	핸드 크림 (72.1)	액상 비누 (65.9)	립그로스/립밤 (62)	스킨 토너 (53)	로션 (51.1)	립스틱 (48.7)	에센스, 세럼 (46.8)	수분 크림 (42.2)	아이 크림 (37.1)
남성	액상 비누 (56.2)	핸드 크림 (50.4)	립글롱스/립밤 (49.4)	로션 (49.4)	스킨 토너 (38.5)	폼클렌져 (37.7	샴푸 (34.9)	데오드란트 (30.5)	수분 크림 (30.3)

Learning Point

1. 개인위생과 제품 관리 유의사항 1

1) 미용(일반)의 개인위생과 제품 관리

(1) 개요: 인간의 아름다움을 재창출하는 미용 기술은 작업 시 사용된 다양한 화학물질은 인체에 심각한 문제 발생

(피해야 할 화학물질)
- 포름알데히드(Formaldehyde)
- 파라-페닐렌디아민(Para-Pheylenediamine), PPDA)
- 파라톨루엔디아민(Para-Toluenediamine, 갈색)
- 글리세릴 모노티오글리콜레이트(GMT)
- 싸이오글리콜산(thioglycolic acid)

(2) 개인위생 관리

고객과 유해물질 등 접촉을 통해 병원성 미생물에 감염될 확률이 높아 미리 예방하기 위해서는 자주 손을 씻고, 의복과 인체를 청결 유지

2) 미용(메이크업) 개인위생과 제품 관리

1. 보존제인 파라벤류는 0.1~0.2%를 초과하지 않는 것
2. 립스틱 사용자 중 약 10%는 알러지성 입술염(가려움·붓기·수포 등이 발생)
3. 매장의 테스트용 화장품 종류 중 아이섀도는 세균과 곰팡이, 황색포도상구균이 검출 됨

[개인위생 관리]
1. 메이크업의 종사자는 손 소독을 한 후에 제품을 다루어야 함.
2. 감염에 노출된 눈썹 칼, 눈썹가위 등을 손이 베이지 않도록 주의
   폐기 시 폐기전용 통에 버려야 함.
3. 고객과 접촉 전 소독 및 마스크, 작업복 등 개인위생의 보호장비 착용

Quiz

1. 다음은 위생관리 매뉴얼(일본)이다. 해당사항이 아닌 것은?

① 직원의 화학제품과 보호장비 사용에 대한 안내, 교육 및 감독을 제공
② 화학제품은 안전 잠금 장치가 미설치된 불연소성의 보관함에 넣어 손쉽게 찾는 곳에 보관
③ 대용량의 화학제품보다는 바로 사용이 가능한 소량 구매
④ 화학제품을 쏟았을 때는 즉시 청소하고 약품을 청소하는데 사용된 장비는 폐기함
⑤ 화학제품을 보관하고 있는 장소에서는 음식 섭취 금물

정답: 2
해설: 가연성이 있는 화학제품(약품)은 안전 잠금 장치가 설치된 불연소성의 보관함에 넣어 시원한 곳에 보관한다.

2. 다음은 질병관리본부의 손 씻기 요령이다. 적절하지 않는 것은?

① 손바닥과 손바닥을 마주대고 문지른다.
② 손등과 손바닥을 마주대고 문지른다.
③ 엄지손가락을 다른 편 손바닥으로 돌려주면서 문지른다.
④ 손바닥을 마주대고 손깍지를 끼고 문질러 준다.
⑤ 손가락을 놓고 문지르며 손을 깨끗하게 닦는다.

정답: 5
해설: 손가락을 놓고 문지르며 손톱 밑을 깨끗하게 닦는다.

3. 다음 중 메이크업 개인위생 관리에 맞는 것은?

① 색조화장품은 알코올과 위생티슈로 사용 후에 닦아 사용
② 덜어서 쓰는 화장품은 면봉, 스파튤라를 이용하여 다수 사용되므로 소독 후 사용
③ 화장품은 사용 전 외부 오염된 유해물질이 들어가지 않도록 덮개 확인
④ 화장품 구매 시 유통기한을 확인 후 많은 양을 사용하므로 대형 용량 사용
⑤ 화장품의 개봉 시기와 유통기한을 레벨을 붙여 오염 예방

정답: 5
해설:
① 색조화장품은 알코올과 위생티슈로 사용 전후로 닦은 후에 사용한다.
② 면봉에서는 많은 미생물이 검출된 것으로 반드시 1회용으로 사용하여야 한다.
③ 화장품은 사용 후 외부 오염된 유해물질이 들어가지 않도록 덮개를 확인을 하여야 한다.
④ 화장품의 유통기한을 확인 후 구매를 하며 대형 용량은 피하고 소량을 사용하도록 한다.

7-2. 미용(피부, 네일)

1) 미용(피부)의 개인위생과 제품 관리

(1) 개요

피부미용 종사자는 고객의 피부를 직접적으로 접촉을 하여 각종 기기와 화장품 사용으로 접촉성 피부염, 지루성, 두드러기, 여드름을 유발하기도 한다. 피부 관리에 사용되는 화장품의 농도에 따라 의약품과 화장품으로 분류되며, 고농도의 화장품을 사용 시에는 의료법에 저촉된다. 화장품 농도 조절 부주의에 의한 딥 클렌징에 사용되는 아하(AHA), 미백 효과에 좋은 비타민C, 주름 예방은 레티놀 화장품이 사용된다.

하지만 피부 타입에 따라 자극이 될 수 있으며, 사용 방법이 미숙하여 피부 트러블이 발생할 수 있으며, 사용 후 자외선을 피하는 것이 피부 보호에 좋다. 또한 화장품과 아로마테라피에 사용되는 아로마의 부작용이 빈번하게 발생되고 있다. 특히 아로마는 고객의 피부 및 적용 방법에 따라 다양하게 사용한다. 이것이 미용 종사자에게 맞지 않더라도 작업하는 경우가 많아 피부 질환을 겪는 경우가 많다. 아로마는 피부뿐만 아니라 호흡기를 통해 전달되기 때문에 환기를 주기적으로 하여 공기 정화를 하고, 마스크 등을 착용하여 질환을 예방하고 미용 종사자, 고객의 안전을 지킨다. 다음은 우리나라와 일본의 화학물질 위생관리 매뉴얼, 아로마의 부작용과 주의사항을 알아보도록 하자!

① 우리나라 위생관리 매뉴얼

제품을 사용할 때는 반드시 스파튤라를 사용하며, 사용 전 알코올 거즈로 소독한다. 화장품은 한번 소량을 덜어 내여 사용한 제품은 다시 용기에 담지 않으며, 보습용 제품은 외부 환경의 영향을 잘 받기 때문에 사용 즉시 뚜껑을 닫고 어둡고 서늘한 곳에서 관리한다. 특히 여드름 관리 전·후에는 손 씻기와 손 소독을 한 후 장갑을 끼고 제품을 만져야 한다.

피부 관리에 있어 화장품의 안전사고는 빈번히 발생하므로 농도를 숙지하여 사용하여야 한다. 아하(A.H.A)는 10% 범위 내 사용하고 다이아몬드 필링 등 물리적 작업을 하면, 그 범위를 피부 타입에 따라 농도를 낮게 한다. 이를 지키지 않으면 피부 표피가 과도하게 박피되어 손상을 입게 된다. 비타민C는 농도가 강하면 산에 의해 모세혈관 확장과 염증을 유발하기 때문에 주의한다. 또한 레티놀도 5%가 넘지 않도록 주의하고 레티놀 화장품을 사용 후에는 자외선을 피하는 것이 좋다.

② 일본 위생관리 매뉴얼(화학물질)

- 유해물질 위험 평가에 따라 장갑, 안경, 앞치마 그리고 호흡기관 안전 보호 장치 등을 하여야 하며 관련된 지침 물질안전보건자료(MSDS)를 참고하여 위생관리한다.
- 개인용 보호장비의 알맞은 착용, 유지 및 사용에 대해 직원교육 함.
- 피부 자극이 있을 시, 노출된 피부에 보호크림을 바르도록 함.
- 피부에 상처발생 시, 방수 기능의 붕대를 사용하여 상처를 보호함.

③ 아로마의 부작용과 주의사항

아로마는 인체에 유리한 영향을 주며, 많은 질병의 치료와 신이 주신 선물로 일컬을 정도로 신비한 효능을 가지며, 심리적으로도 안전감을 준다. 또한 아로마는 호흡기를 통해 체내에 작용하는 것으로 72시간 동안 효과를 보인다. 또한 항바이러스기능과 항균 기능, 항진균 기능을 동시에 얻을 수 있는 것으로 양약에서는 흉내 낼 수 없는 효능이며, 스테로이드 연고의 부작용이 심해지면서 더욱더 아로마에 대한 관심이 많아지고 대중적인 사랑을 받고 있다.

아로마는 질병 치료에 효과를 인정받아 대중의 인기를 받고 있다. 아로마는 질병 치료 외에 신경정신과 질환에도 80%의 심신 안정에 도움을 주고 있다. 적용되는 질환은 우울증, 정신분열증, 불면증, 불안증 등 효과를 보고 있으며, 감염성 질환, 피부 질환 등에 매우 높은 치유 성공률을 보여 많은 의료진과 피부미용 종사자가 연구하며 적용하고 있다. 그러나 아로마의 독성은 인체에 치명적일 수 있어 전문가에게 처방받는 것을 권장한다. 잘못된 사용 방법은 각종 피부 질환을 일으킬 수 있어 2차 감염에 노출될 수 있으므로 주의한다. 주로 구강, 피부 독성으로 섭취나 피부를 통해 흡수되며 투여된 양에 따라 간, 신장에 무리를 주고 구토, 두통, 호흡 곤란, 어지러움, 빈혈 등이 일어나며, 심하면 사망에 이르기도 한다. 그러므로 인체에 많은 도움을 주는 아로마 효능에 못지않게 독성과 부작용을 잘 숙지하여야 한다.

다음은 에센셜 오일에 대한 관리 및 주의사항이다.

- 에센셜 오일의 종류에 따라 부작용을 예방하기 위해 직원 교육함.
- 화장품 및 아로마에 대한 제조회사에서 제공하는 제품 성분과 부작용에 대한 자료 참고하여야 함.
- 에센셜 오일은 고객에게 사용하기 전에 폐치 테스트를 진행하여야 함.
- 에센셜 오일은 고객의 피부 반응에 따른 자극성, 민감성, 감광성, 특이 체질 등 고객 방문할 때마다 고객관리 차트를 관리하여야 함.
- 임산부, 심장병, 갑상선 질환자에게 사용 제한된 에센셜 오일은 주의하여야 함.
- 에센셜 오일은 사용 후 침구류를 교환하여 잔류와 피부 관련 감염 질환을 예방함.
- 에센셜 오일은 사용 후 매장에 잔류하지 않도록 환기와 공기청정기 등으로 쾌적한 환경을 유도함.
- 에센셜 오일은 사용 후에는 손 씻기로 청결 유지하여야 함.

(2) 개인위생 관리

피부미용 종사자는 자주 손 소독한 후에 제품을 다루어야 하며, 다양한 제품의 부작용을 막기 위해 장갑과 마스크를 착용하고 제품이 눈에 들어가면 깨끗한 물로 헹군 뒤 바로 병원에 내원하여야 한다. 특히 에센셜 오일로 패치 테스트를 통해 부작용이 있는 작업은 피하고 마스크 착용 등 호흡기를 보호한다.

2) 미용(네일)의 개인위생과 제품 관리

(1) 개요

네일미용은 현장에서 사용되는 다양한 화학물질로 네일 폴리쉬, 폴리쉬 리무버, 아크릴 릭파우더, 리퀴드프라이머, 에나멜 드라이, 글루, 젤, 글루 드라이어 등을 매일 반복적으로 사용되며, 심하게 노출되었을 때 호흡 곤란, 두통, 구토, 접촉성 피부염, 후두염 등이 발생한다. 특히 분진이 심해 네일 작업은 호흡기 질환이 나타날 수 있으며, 환기를 주기적으로 하고 가루 날림이 있어 청소기 사용을 자제하며, 청소 전에 물수건으로 오염 제거를 먼저 하여야 한다. 특히 공간이 작은 영업장이 많아 공기 정화를 할 수 있는 공기청정기 등의 사용을 권장하며, 필터 등을 주기적으로 갈아주어 세균의 번식을 막는다.

다음은 우리나라의 한국산업안전보건공단의 화학물질에 관한 주의사항을 네일미용에 맞게 매뉴얼 한 것과 일본의 화학물질 작업 시 주의사항이다. 잘 숙지하여 쾌적한 환경을 만든다.

① 우리나라의 위생관리 매뉴얼(화학물질)

- 작업장 안의 공기를 자주 환기하여 냄새가 잘 빠질 수 있도록 한다.
- 화학물질을 공기 중에 뿌리지 말아야 한다.
- 피부에 상처가 났을 때 비닐장갑을 착용해 병균 침투를 예방하고 오염된 장갑은 즉시 폐기처리 한다.
- 헤어 및 네일 제품은 화기성이 강한 제품들을 사용하므로 화재의 위험에 노출되지 않도록 주의한다.
- 네일 작업 시 가루 제품을 흡입할 수 있으므로 마스크를 꼭 착용하고, 보호안경을 착용한다.
- 네일 작업 시에는 가급적 콘택트렌즈를 착용하지 않도록 한다.
- 정해진 장소에서 음식물을 섭취한다.
- 모든 제품에 라벨을 붙여 잘못 사용하는 일이 없도록 한다.
- 화학제품들을 시원한 곳에 보관하고 철제 가구 속에 넣어 둔다.
- 사용하는 제품의 사용 방법을 반드시 읽고 따라야 한다.
- 재료 배합 시 용량을 정확히 하고 반드시 장갑과 보안경을 착용하도록 한다.
- 제품에 관한 정보를 모두 수록한 리스트를 만들어 화학약품을 취급하는 곳에 비치하도록 한다.

(화학물질 취급 시 주의사항)

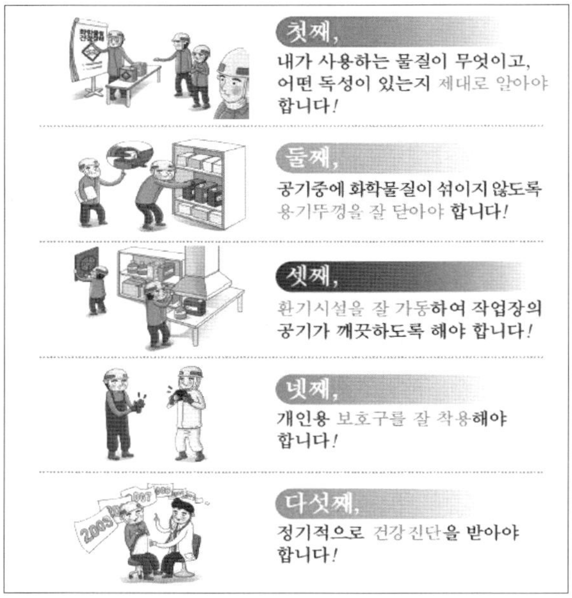

[그림 7-2] 화학물질 취급자 5대 건강 수칙 (출처: 한국산업안전보건공단)

② 일본 위생관리 매뉴얼(화학물질)

일본에서는 물질안전보건자료를 매년 발급하여 숙지하고 있다. 이것은 우리나라도 1년에 한 번 의무적으로 위생교육을 받을 미용업위생교육교재를 받는다. 매년 바뀌는 공중위생관리법 등 필요한 교재를 배부한다. 또한 일본에서는 직원교육에 대한 상세한 매뉴얼로 교육하여야 하는 것이 의무이다.

- 메칠 메타크릴레이트 단위체(액상)를 포함한 제품은 사용 자제
- 화학제품(약물)에 대한 물질안전보건자료를 업소 내 비치해 열람함.
- 물질안전보건자료을 1년에 1번씩 최신 자료로 바꾸어야 하며, 물질안전보건자료에 없는 제품일 경우에는 제조회사에 자료를 요청하여 열람하여야 함.
- 종사자에 대하여 안전한 장비 및 제품만을 구매사용 하도록 권고하며, 취급상 주의사항, 취급 요령을 숙지함.
- 휘발성 액체들의 적절한 보관과 취급 방법을 숙지함.
- 직원의 화학제품(약품) 및 개인용 보호구의 안전한 사용에 대해 교육함

(2) 개인위생 관리

네일미용에 종사자는 소독과 환기, 개인위생의 보호하기 위한 마스크, 작업복 등으로 보호 장비를 착용한다. 다음은 일본의 개인용 보호 장비에 대한 매뉴얼이다.

① 일본 위생관리 매뉴얼(개인용 보호 장비)

- 개인용 보호 장비의 알맞은 착용, 유지 및 사용에 대한 직원교육을 제공
- 피부 자극 시 노출된 피부에 보호 크림을 바르도록 교육
- 화학제품이 튈 경우를 대비해 안구 보호 장치와 신발 보호 장치 사용
- 콘택트렌즈 착용 시 안전 고글 또는 안경을 사용
- 콘택트렌즈 대신, 측면 보호 장치가 있는 안전 안경을 사용
- 장갑이 손상된 흔적이 보이는 즉시 새것으로 바꾸어 착용
- 제품 성분이 과다하게 노출되지 않도록 복장이 피부를 보호할 수 있도록 함.

Learning Point

1. 개인위생과 제품 관리 유의사항 1

1) 미용(피부)의 개인위생과 제품 관리

(1) 개요

피부미용 종사자는 각종 기기 사용과 화장품의 사용으로 접촉성 피부염, 지루성, 두드러기, 여드름을 유발

(2) 개인위생 관리

피부미용 종사자는 자주 손 소독 한 후에 제품을 다루어야 함.
다양한 제품에의 부작용을 피하기 위해 장갑과 마스크 착용
제품에 눈에 들어간 경우에는 깨끗한 물로 헹군 뒤 바로 병원에 내원 함.

2) 미용(네일)의 개인위생과 제품 관리

(1) 개요

화학물질이 심하게 노출될 경우에는 호흡 곤란, 두통, 구토, 접촉성 피부염, 후두염 등 발생

(2) 개인위생 관리 (11가지 사항)

네일미용에 종사자는 소독과 환기, 개인위생을 보호하기 위한 마스크, 작업복 등으로 보호 장비 착용

Quiz

1. 아로마의 효과가 아닌 것은?

① 질병 치료에 효과
② 감염성 질환에 효과
③ 피부 질환에 효과
④ 심신 안전에 효과
⑤ 24시간 동안 효과

정답: 5
해설: 아로마는 호흡기를 통해 체내에 작용하는 것으로 72시간 동안 효과를 보인다.

2. 에센셜 오일의 부작용을 예방하기 위한 조치가 아닌 것은?

① 에센셜 오일의 종류에 따라 부작용을 예방하기 위해 직원교육 함.
② 에센셜 오일은 고객에게 사용하기 전에 패치테스트를 진행하여야 함.
③ 에센셜 오일은 시술 후 침구류를 교환하여 잔류와 피부 관련 감염병을 예방함.
④ 에센셜 오일이 매장에 잔류하지 않도록 환기와 공기청정기 등으로 쾌적한 환경을 유도함.
⑤ 에센셜 오일은 임산부, 심장병, 갑상선 질환자는 질병 효과와 심신 안전에 필요

정답: 5
해설: 임산부, 심장병, 갑상선 질환자는 사용 제한된 에센셜 오일은 주의하여야 한다.

3. 미용(네일)의 개인위생 관리 중 적절하지 않는 것은?

① 피부에 상처가 났을 때에는 면장갑을 착용
② 화학 물질을 공기 중에 뿌리지 말아야 함
③ 작업장 안의 공기를 자주 환기
④ 네일 작업 시 마스크와 보호안경 착용
⑤ 재료 배합 시 용량을 정확히 하고 반드시 장갑과 보호안경을 착용

정답: 1
해설: 피부에 상처가 났을 때에는 비닐장갑을 착용해 병균침투를 예방하며 오염되었을 때는 즉시 버린다.

네일샵 종사자 10명 중 3명 조혈 관련 건강 이상… '헉'

**광주시 보건환경연구원팀, 네일샵 1곳 공기 질 분석 결과…
최다 검출 휘발성 유기화합물은 아세톤**

네일샵에서 가장 많이 검출되는 휘발성 유기화합물은 아세톤을 포함한 케톤류로, 총 휘발성 유기화합물의 70.5%를 차지했다. 다음은 에탄올 등 알코올류(25.4%)였으며 포름알데히드 · 톨루엔 등 유해 화학물질도 포함돼 있었다.

연구팀은 논문에서 "네일샵에서 사용하는 화학제품에 든 아세톤 · 에틸아세트산 · 톨루엔 등은 장기간 피부에 직접 닿을 경우 피부를 부식시킬 수 있으며, 장기간 흡입하면 어지럼증 · 구토뿐 아니라 호흡기 장애를 유발할 수 있다"며 "유해 물질로 오염된 실내 공기는 네일샵 종사자는 물론 고객 건강에도 악영향을 미칠 수 있다"고 기술했다.

이에 연구팀은 네일샵 직원 34명에 대한 건강검진을 실시했다. 7명(29.2%)이 조혈(造血) 관련 검사에서 재검 판정을 받았다. 이중 백혈구 수 이상이 5명, 혈색소와 혈구용적치 이상이 1명, 적혈구 수 이상이 1명이었다.

연구팀은 논문에서 "네일샵의 실내 공기 중에 휘발성 유기화합물이 고농도로 존재하므로 잦은 환기와 배기시설 설치 등 실내 공기의 지속 관리가 필요하다"고 지적했다.

출처: 메디컬투데이 김동주 기자 (2017-08-31)
http://www.mdtoday.co.kr/mdtoday/index.html?no=294598

기사를 읽고 생각해 봅시다.

[참고문헌]

소독 및 감염병학. 권오혁 외. 청구문화사(2014)

소독과 감염병학. 박지영외. 정담미디어(2014)

소독 및 전염병학. 송미라 외. 광문각(2011)

간호미생물학. 신영호 외. 한미의학(2012)

진단 임상미생물학. 김형락 외. 현문사(2008)

소독 및 감염병학. 김영권 외. 청구문화사(2003)

피부학. 한영숙 외 정담미디어(2005)

미용기기학. 김봉인 외. 지구문화사(2014)

미용생화학. 하병조 형성출판사(1999)

보건환경백서. 서울시보건환경연구원(2010

두개피 육모 관리학. 한국모발학회. 이화출판사, 대전(2006)

종합학과교본. 미용교재연구회. 유신문화사(2007)

환경보건학. 손부순 외. 동화기술(2012)

아로마테라피 텍스트북. 유강목. 크라운출판사(2006)

2016. MALDI-TOF MS분석법을 통한 클리퍼 모발분진 중 미생물 동정 미용종사자대상중심으로, 아시안뷰티화장품학술지, 염승선외 1

2013. 홍선이 외. 교육부. 한국능력개발원. 산업안전보건메뉴얼(미용)

한국의 진균 유병률 - 건강보험자료를 이용한 지난 5년간 자료분석 Prevalence of fungal infections using National Health Insurance data, from 2009-2013, South Korea, 윤희정, 최화영, 김영권, 송영준, 기모란

2012. 정기혜 외. 이·미용업 등의 위생 가이드라인 마련. 보건복지부 한국보건사회연구원.

2017. 1979년에 진단된 남매에서 발생한 황선, 대한의진균학회지, 김기홍 외 3

염승선. 2017. MALDI-TOF MS분석법을 통한 클리퍼 모발분진 중 미생물 동정 남성고객대상중심으로, 남부대학교 대학원, 박사학위논문

2004. 과학기술부. 미생물유전체활용기술개발사업단. 남극 세종기지에서 호냉성 신종세균 발견

한국산업안전보건공단. 화학물질 취급자 5대 건강 수칙, http:// www.kosha.or.kr

법제처 https://www.moleg.go.kr/

통계청 http:// www. kostat.go.kr

국립환경과학원 https://www.nier.go.kr

http://mid.ebs.co.kr/course/naver/preView?courseId=10005921&stepId=STEP10007017&lectId=LS0000000010204874 EBS <사이틴> 레벤후크의 현미경

2009. <의학> 인간피부는 박테리아 "동물원". 연합뉴스 '사이언스(Science)' 최신호(5월 29일)

2017. 이용재. 미용실-네일샵 유해물질 노출 위험. 코메디 닷컴

2018. 김도양.'프로바이오틱스 사망사건'안전성 논란 확산…건강기능식품 규제 강화해야. 투데이 언론 기사

2018. 박형기. 교실에 자외선 살균램프 켜 놓았다 학생들 실명 위기. 뉴스1 언론 기

2018. 김재련. 인천광역시 미용실·헬스장 실내 공기 질 조사 착수. 화장품 신문 뷰티누리 언론기사 http://www.beautynury.com//m/news/view/80513/cat/0)

2017. 김동주. 네일샵 종사자 10명 중 3명 조혈 관련 건강 이상…'헉'. 메디컬투데이 언론기사 http://www.mdtoday.co.kr/mdtoday/index.html?no=294598

2018. 류정일. 네일살롱 '환기시설' 의무화 추진. 한국일보

http://www.newsfreezone.co.kr/news/articleView.html?idxno=217120

2016. 한아름. 머리빗 세균 덕지덕지… 같이 쓰면 탈모-염증. 코메디닷컴 언론기사

http://kormedi.com/1217607/

2018. 최원희. 코리아뷰티타임즈 언론기사 https://blog.daum.net/choihee3380/1314

코흐의 공리 이미지 https://blog.naver.com/sanigen/221827320989

세균여과기 이미지 https://m.blog.naver.com/mecapyo/90030634694

2018~2020 검색 이미지 위키피디아 백과사전

바이러스의 구조 서울대학교병원 의학백과사전,

http://www.snuh.org/health/encyclo/view/4/2.do

미생물 온도에 의한 생육조건, See Hint com, 최낙연의 자료보관소

고압증기 멸균장치의 내부구조와 원리, TLV CO LTD

미용인을 위한

소독 및 감염병학

2021년 3월 10일 1판 1쇄 인 쇄
2021년 3월 15일 1판 1쇄 발 행

지 은 이 : 염승선 · 장선엽
펴 낸 이 : 박정태

펴 낸 곳 : **광 문 각**

10881
경기도 파주시 파주출판문화도시 광인사길 161
광문각 B/D 4층
등 록 : 1991. 5. 31 제12-484호
전 화(代) : 031) 955-8787
팩 스 : 031) 955-3730
E - mail : kwangmk7@hanmail.net
홈페이지 : www.kwangmoonkag.co.kr

ISBN : 978-89-7093-492-1 93590

값 : 22,000원

한국과학기술출판협회회원

불법복사는 지적재산을 훔치는 범죄행위입니다.
저작권법 제97조 제5(권리의 침해죄)에 따라 위반자는 5년 이하의 징역 또는 5천만원 이하의 벌금에 처하거나 이를 병과할 수 있습니다.